O RONCO E O CUTUCÃO DA MINHA MULHER

O RONCO E O CUTUCÃO DA MINHA MULHER

Uma história evolutiva e clínica do ronco e da apneia do sono

Manuscrito de Alberto Jorge Remesar Lopez

PandorgA

2016

Direção Editorial
Silvia Vasconcelos
Produção Editorial
Equipe Editoral Pandorga
Preparação
Alline Sales (AS Edições)
Revisão
Livia First
Tássia Carvalho
Fernanda S. Ohosaku
Diagramação
Vanúcia Santos (AS Edições)
Capa
Marcos Mancen

Texto de acordo com as normas do Novo Acordo Ortográfico da Língua Portuguesa (Decreto Legislativo nº 54, de 1995)

Dados Internacionais de Catalogação na Publicação (CIP)
Ficha elaborada por: Tereza Cristina Barros - CRB-8/7410

Remesar-Lopez, Alberto Jorge
O ronco e o cutucão da minha mulher: uma história evolutiva e clínica do ronco e da apneia do sono / manuscrito de Alberto Jorge Remesar Lopez. -- 1.ed. — São Paulo : Pandorga, 2016.
304 p. ; 16 x 23 cm.

Bibliografia.
ISBN 978-85-8442-145-9

1- distúrbios do sono. 2- Ronco. 3- Síndrome da apneia obstrutiva do sono - Evolução. 4. Síndrome da apneia obstrutiva do sono - Diagnóstico. 5. Síndrome da apneia obstrutiva do sono - Tratamento I. Título.

14.04/012-2016 CDD- 616.209

Índices para catálogo sistemático:

2016
IMPRESSO NO BRASIL
PRINTED IN BRAZIL
DIREITOS CEDIDOS PARA ESTA EDIÇÃO À
EDITORA PANDORGA
AVENIDA SÃO CAMILO, 899
CEP 06709-150 – GRANJA VIANA – COTIA – SP
Tel. (11) 4612-6404
www.editorapandorga.com.br

Dedico este livro a meus pais, Alberto (em memória) e Rosa, à minha mulher, Elitânia, e a nossos filhos, Diego e Gabriela.

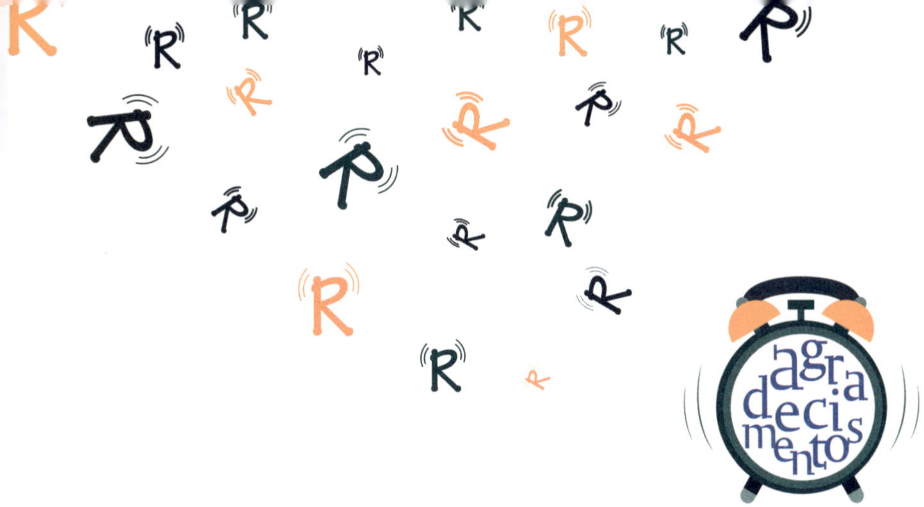

Agradeço enormemente a todos os autores que propiciaram, com seus trabalhos científicos e livros, a realização desta obra.

Agradeço aos revisores, Dr. Renato Pirani Ghilardi, Unesp, Campus de Bauru (primeira parte), Dra. Lia Rita Azeredo Bittencourt, Unifesp (terceira parte, exceto tratamentos), Dr. Pedro Felipe Carvalhedo de Bruin (terceira parte, exceto tratamentos), Dra. Cibele Dal Fabbro (aparelho intraoral), Dra. Fernanda Louise Martinho Haddad (tratamento cirúrgico).

Agradeço o Sr. Paulo Tremoceiro do Arquivo Nacional da Torre do Tombo pelas informações sobre o documento "Sentença a favor de El Rey contra os Pescadores desta Villa [Montemor-o-Velho] sobre a pescaria do Mondego".

Agradeço a Sra. Lisa Newbern do Yerkes National Primate Research Center (EUA) e ao Dr. Tetsuro Matsuzawa do Primate Research Institute of Kyoto University (Japão) pelas informações sobre o sono e o ronco em chimpanzés.

Agradeço ao Dr. Alcides Pissinatti do Centro de Primatologia do Rio de Janeiro (Instituto Estadual do Ambiente - INEA), que indicou o Yerkes National Pimate Research Center para buscar informações.

Agradeço ao Dr. José Guilherme Ottoni de Andrade pela leitura, críticas e recomendações sobre a primeira e segunda partes do livro e à Dra. Rosa Cláudia C. Fruchi de Matos pela leitura e pelos ensinamentos sobre a interação dos músculos envolvidos na respiração e na deglutição.

Agradeço ao Dr. Sergio Tufik pelo prefácio.

Quaisquer erros, interpretações inadequadas ou incoerências são de minha inteira responsabilidade.

Sumário

Prefácio

O sono é essencial para diversas espécies animais e entre elas, o ser humano. Dormimos um terço das nossas vidas e dependemos deste estágio de troca de consciência para termos uma saúde adequada. No sono, restabelecemos nosso equilíbrio e preservamos funções, como cognição, humor, metabolismo, imunidade, função cardiovascular e sexual, reprodutora, entre outras. Dormir mal, seja por um tempo insuficiente de sono, seja por despertares frequentes devido aos distúrbios que ocorrem durante o sono, pode levar a consequências adversas à saúde e diminuir a sobrevida do indivíduo. Neste livro, Dr. Alberto Jorge Remesar Lopez, psiquiatra com doutorado e experiência em Medicina do Sono, descreve de forma curiosa e peculiar a filogenia, patogênese, apresentação, consequências e tratamentos de um dos distúrbios de sono mais frequentes, a apneia obstrutiva do sono. Essa doença, cuja prevalência pode alcançar números alarmantes (um terço na população de determinada região), tem levado a sérios prejuízos de saúde, sendo os mais temíveis os acidentes de trânsito e os de trabalho, o infarto do miocárdio e acidente vascular encefálico. Infelizmente essa doença é ainda subdiagnosticada pelo desconhecimento médico a seu respeito, pela complexidade dos métodos diagnósticos e terapêuticos e pela falta de reconhecimento dos seus sinais e sintomas nos seus pacientes portadores. Roncar, parar de respirar durante o sono e ter sonolência excessiva durante a vigília são alertas para a presença da apneia obstrutiva do sono. Espero que este livro possa ser mais um instrumento de difusão e propagação da importância do sono e seus distúrbios.

Dr. Sergio Tufik, Presidente do Instituto do Sono

Introdução

É bastante comum homens e mulheres procurarem ajuda médica para eliminar o ronco, "incentivados" por cônjuges e filhos e, às vezes, por parentes ou companheiros de viagens. E, quando essas solicitações são ignoradas, pode ocorrer o "exílio" do roncador para outro quarto da casa ou para outro local nas viagens e até tornar-se objeto de chacota dos mais íntimos.

Uma das primeiras queixas do roncador é o cutucão que sente, geralmente dado pela mulher, logo no início do sono ou durante a madrugada. Esse aviso faz com que ele mude de posição e pare com o ronco — dormir de barriga para cima é a posição mais comum para que isso ocorra. Nos primeiros dias, meses ou até mesmo anos, a paciência de ambos é suficiente para se tolerarem à noite: para ela, a mudança de posição cessa ou diminui o ronco; para ele, ser acordado para mudar de posição é aceitável. No entanto, após algum tempo, há uma verdadeira disputa noturna pelo direito de cada um ao sono — tenho percebido que esse tempo vem se reduzindo com as crescentes informações sobre o tema nos mais variados meios de comunicação. Ela já não aguenta mais o ronco, também chamado de "sinfonia, ronqueira, barulheira, barulho, apito, motor de dois tempos, trator, urso"; ele fica muito irritado com os cutucões e com a voz que o declara culpado por roncar: "muda de lado, que você está roncando" ou "vira, que você já começou a roncar". E, como quem carrega o corpo é a cabeça, no dia seguinte, não há bom humor ou disposição que se mantenha. Para minimizar ou evitar essas situações, ela costuma se deitar antes ou ele muda para outro quarto. Infelizmente, nenhuma dessas soluções resolve a situação.

Outro distúrbio respiratório noturno, menos barulhento, mas muito perigoso e ainda pouco conhecido, é a apneia (parada respiratória) que ocorre durante o sono. Sua característica anômala, o cessar da respiração e do ruído, seguido pelo som grave da entrada abrupta de ar (resfôlego), denuncia seu surgimento. Essas apneias roubam o sono das pessoas a cada noite, e frações de viver bem são perdidas diariamente com consequências que, muitas vezes, atribuímos a outros fatores. Esses são os excelentes motivos para se procurar tratamento para o ronco e a apneia do sono.*

O título deste livro baseou-se no senso comum de que o ronco é um distúrbio essencialmente masculino; no entanto, as mulheres também roncam e têm apneia do sono. Em 1993, quando iniciei minhas atividades acadêmicas sob a orientação do Dr. Sergio Tufik (Universidade Federal de São Paulo – Unifesp), as diferenças de porcentagens encontradas entre homens e mulheres que roncavam eram

* O termo "apneia do sono" é utilizado como sinônimo de "apneia obstrutiva do sono". Além disso, quando utilizo o termo "síndrome", refiro-me à "síndrome da apneia e hipopneia obstrutiva do sono".

enormes, sendo a relação de 10:1. Além disso, não houvera até então nenhum estudo sobre a apneia do sono em mulheres. Coincidentemente, nesse ano, a **Dra. Terry Young e colaboradores** (EUA) e o **Dr. Thorarinn Gislason e colaboradores** (Islândia) publicaram estudos sobre a apneia do sono nos quais incluíram mulheres ou apenas mulheres na pesquisa islandesa, que contrariaram a crença vigente, pois o número de mulheres com apneia do sono era maior do que as conjecturas. Desde então, as pesquisas populacionais passaram a incluir as mulheres e confirmaram que a relação anterior entre homens e mulheres era falsa, sendo que ela se aproxima de 2,5:1 a 2:1. Todavia, o ronco e a apneia do sono ainda são considerados problemas masculinos em nossa sociedade. Talvez isso possa explicar porque, geralmente, os homens têm pouco ou nenhum constrangimento em relação ao ronco, ao contrário das mulheres que, aos primeiros sinais de ronco ou de reclamações, procuram tratamento médico – uma possível exceção são as mulheres na terceira idade, que não se preocupam tanto com isso ou porque seus familiares atribuem esse "problema" à idade avançada.

A crença de que o ronco e a apneia do sono são masculinos caiu; no entanto, esses distúrbios são essencialmente humanos ou também afetam outras espécies? Sabemos que outros animais também roncam e têm apneia do sono, como cachorros braquicefálicos e porcos obesos; contudo, eles são o "resultado" de extensas manipulações humanas, ou evolução dirigida, ao longo de séculos. Outras espécies selvagens também desenvolveram esses distúrbios ou fomos a única que o fez? Quais seriam elas? Como isso ocorreu? Quais mudanças fisiológicas e anatômicas propiciaram isso ao longo da evolução? Elas podem ser modificadas?

Na primeira e na segunda parte, relatarei algumas das modificações fisiológicas, anatômicas e funcionais que, de alguma maneira, estiveram associadas ao surgimento do ronco e da apneia obstrutiva do sono nos humanos, desde o uso do oxigênio para produzir energia até as diferentes alterações nas cabeças dos peixes, anfíbios, répteis, mamíferos e, finalmente, nos hominínios e humanos. Na terceira parte, apresentarei o conhecimento acumulado do ronco e da apneia do sono, com início na descoberta e história natural desses distúrbios do sono até os distintos tratamentos propostos.

Desejo que você goste.

1ª

Parte

Heranças

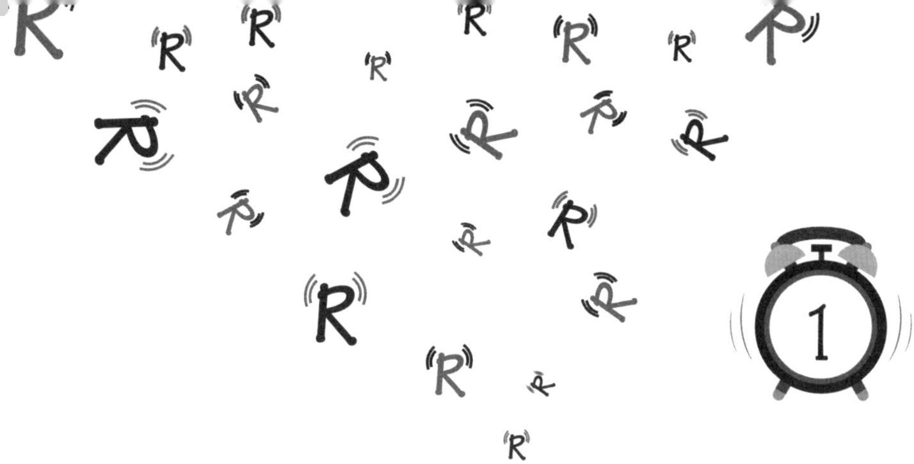

O início da vida

Durante o sono, os músculos da faringe (garganta) ficam mais flácidos e estreitam a passagem por onde o ar passa. Isso é fisiológico ou normal. Se esse estreitamento se acentuar por diversos fatores, o fluxo de ar fica mais rápido e, principalmente, o palato mole e a úvula (parte mole do "céu da boca" e a campainha, respectivamente) vibram e produzem o barulho característico conhecido como ronco. Algumas pessoas apenas roncam. Em outras, a garganta continua se fechando e a ventilação diminui, apesar do esforço respiratório crescente. Quando, finalmente, a garganta fecha por completo, a ventilação cessa, ou seja, não chega mais ar novo aos pulmões. Dessa maneira, ao não ocorrer a troca do oxigênio pelo gás carbônico nos alvéolos pulmonares, o oxigênio ainda contido no sangue diminui e o gás carbônico aumenta. Enquanto isso, diversos processos biológicos ("bionismos")* já estão em ação

* Não somos máquinas nem computadores, não temos *softwares, hardwares* ou qualquer outra analogia com máquinas ou artefatos construídos por nós. As imagens são extremamente importantes, mas também podem empobrecer aquilo a que nos

para resolver essa situação, pois não podemos conviver com a redução acentuada de oxigênio por mais do que quatro minutos, aproximadamente. Cada célula de nosso corpo depende dele para obter a preciosa energia vital. Então, apesar de o ronco e a apneia do sono surgirem devido ao estreitamento anormal da garganta durante o sono, são a redução gradual do oxigênio e o aumento de gás carbônico, com os consequentes aumentos dos esforços respiratórios e dos despertares, que desencadeiam as reações e a maioria das alterações anormais (fisiopatológicas) encontradas nessa síndrome.

A necessidade contínua de nossas células por esse gás, assim como a de todas as células animais e vegetais, encontra-se na base desse problema, porque o oxigênio fornece a energia necessária para que elas funcionem, ou seja, para que vivamos. E aqui retornamos ao passado muito, muito longíquo, em que, possivelmente, se iniciaram os processos evolutivos, mas sobre os quais podemos apenas conjecturar.

A história da formação da Terra, assim como a dos outros planetas do sistema solar, foi extremamente conturbada. Depois que se formou, há aproximadamente 4,567 bilhões de anos, chuvas intermináveis de meteoritos remodelaram sua superfície fluída; gases provenientes dos vulcões, que jorravam colunas de fumaça sulfurosa, nitrogênio e o gás carbônico (CO_2), impediam a saída do calor para o espaço exterior e transformaram a Terra em uma estufa planetária. Provavelmente, a vaporização de água era tão volumosa que as nuvens formadas eram gigantescas. A precipitação contínua das chuvas durante milhares de anos formou imensos oceanos primitivos, os futuros berçários

---

referimos ao abordar apenas um aspecto. Portanto, em vez de usar a expressão "mecanismo biológico", usarei, por derivação, a palavra "bionismo" (vida = bios + ismo) ao me referir a todos os processos biológicos, sejam micros ou macroscópicos.

onde se desenvolveriam todos os processos evolutivos que culminariam no surgimento das primeiras macromoléculas em condições de originar as células mais primitivas.*

Apesar da divergência acadêmica relacionada à origem desses primeiros compostos de carbono, surgidos há mais de 3,6 bilhões de anos, com certeza a vida evoluiu na Terra primitiva. Calor, descargas elétricas e raios ultravioleta sintetizaram essas moléculas, que podiam reagir entre si para formar moléculas mais complexas(1). As condições ambientais eram extremamente hostis, com temperaturas elevadas, locais com alta acidez ou, ao contrário, acentuada alcalinidade(2). Os oceanos em nada se assemelhavam aos atuais, lembravam mais uma sopa marrom, por causa do ferro vaporizado nos impactos com os asteroides, que reagia com a água e formava o óxido ferroso, acrescida de outros sais minerais e minérios dissolvidos. Mas foram em suas profundezas, provavelmente nas chaminés vulcânicas submarinas, que os primórdios celulares surgiram. Certamente, passou

* Mesmo com o consenso quase unânime de que todos esses eventos se originaram em nosso planeta, alguns cientistas teorizaram que a primeiras "sementes" de vida poderiam ter sido trazidas por meteoritos. Portanto, suas origens seriam "exógenas" em oposição à origem terrestre ou "endógena". Para **Lynn Margulis** e **Dorion Sagan**, autores de *Microcosmos*(3): "Contudo, tanto a teoria da 'geração espontânea' [endógena] como a da 'vida a partir dos meteoritos', não toca no ponto crucial: o de que o meio adequado para o lento desenvolvimento da vida a partir de matéria inanimada foi a Terra primitiva. Houve tempo e energia suficientes para que se formassem as combinações moleculares da vida a partir de ligações estimuladas pelo ambiente carregado de energia e sujeito a mudanças cíclicas. Além disso, as substâncias químicas não se combinam aleatoriamente, mas sim de forma ordenada. Não há necessidade de postular o improvável quando existem provas fartas do provável. A presença de compostos orgânicos em meteoritos apenas parece confirmar que um ambiente com alto teor de hidrogênio exposto a fontes de energia na presença de carbono – condições que certamente existiam no sistema solar, quem sabe no Universo –, pelas leis da química, produzirá os elementos básicos da vida. São as várias outras características singulares da Terra, como umidade, temperaturas amenas e propriedades gravitacionais, que tornaram o ambiente dela mais propício a essas moléculas do que o ambiente de outros planetas. As condições terrestres favoreceram mais certas combinações químicas do que outras, e com o tempo foi traçado um rumo".

muito tempo, e isso havia de sobra, até que surgissem enzimas que conseguiram sintetizar moléculas de lipídeos que se agregaram e formaram membranas celulares capazes de suportar as condições externas. Os mais antigos "vestígios" de vida bacteriana têm, aproximadamente, 3,5 bilhões de anos.

As bactérias foram células que sobreviveram e se multiplicaram nessas condições marinhas primitivas. Durante muitos milhões de anos, elas utilizaram compostos existentes nesse ambiente, mas a escassez progressiva levou-as a buscá-los cada vez mais próximos da superfície marinha. Possivelmente, aquelas capazes de se proteger dos raios ultravioleta (UV), ou de reparar seus danos, de maneira mais eficiente, sobreviveram. Além disso, desenvolveram bionismos que possibilitaram a manipulação da energia solar de modo a transferir elétrons das moléculas dos gases hidrogênio (H_2) e sulfeto de hidrogênio (H_2S, cujo cheiro é de ovo podre) para produzir energia química e armazená-la sob a forma de compostos de alta energia (trifosfato de adenosina ou *adenosine triphosphate* - ATP) para produção de novos compostos orgânicos usados das mais variadas formas, como a síntese de proteínas, movimentação, duplicação. Com isso, elas não dependeram mais das moléculas orgânicas preexistentes, pois eram capazes de sintetizá-las. Esse processo, chamado de fotossíntese sem a produção de oxigênio, transformou-as em bactérias fotoautotróficas[(4)]. A consequência disso foi a proliferação bacteriana. Supõe-se que os oceanos marrons e as rochas desnudas foram cobertos por quilométricos tapetes gosmentos e, possivelmente, coloridos, de bactérias[(5)].

Milhões de anos de consumo bacteriano e perda para o espaço do hidrogênio resultaram em escassez energética. Isso pode ter possibilitado que outros bionismos já existentes, mas usados por poucas bactérias, pudessem se sobressair. Certamente, as pressões ambientais podem suscitar respostas inesperadas nos seres vivos, contudo, nunca mágicas. E a maneira encontrada por um tipo de bactéria foi o uso do maior depósito de hidrogênio existente na Terra, a água (H_2O). Elas conseguiram descobrir essa "fonte de energia eterna" ao desenvolver a fotossíntese produtora de oxigênio. Em resumo: as bactérias utilizaram a luz solar nos centros de reação fotoquímica, tipo I e II, para desfazer a ligação eletroquímica existente entre os átomos de hidrogênio (H_2) e o de oxigênio (O) da molécula de água (H_2O) em íons de hidrogênio (H^+) e de oxigênio (O^-). A associação dos íons de hidrogênio às moléculas de dióxido de carbono (gás carbônico ou CO_2) formava compostos orgânicos que liberavam o gás oxigênio (O_2) para o meio ambiente. Essa nova maneira de obter energia aumentou enormemente a produção de moléculas de ATP e a possibilidade de sobrevivência e proliferação de seus descendentes. O gás oxigênio era apenas um produto residual que precisava ser excretado. Seu acúmulo gradativo repercutiria somente milhões de anos à frente.

Estima-se que essa solução surgiu há, aproximadamente, 2,7 bilhões de anos com as cianobactérias, provavelmente nas águas marinhas. Em trezentos milhões de anos, a concentração atmosférica de oxigênio passou de 0,00001% para 0,01% ou até mesmo 0,1% do nível atual no que se convencionou chamar de "Grande Evento Oxidativo". Seu sucesso evolutivo foi tão espetacular porque elas tinham todas as condições necessárias à sua disposição: presença de carbono inorgânico (CO_2), água (fornecedora de elétrons), luz solar, clorofilas (bionismos coletores de luz) e enzimas fixadoras de carbono[(4)]. Em outras palavras, elas dispunham de duas quase inesgotáveis fontes de energia, luminosa (Sol) e química (água), para produzir os próprios "alimentos" (moléculas orgânicas). Os níveis de oxigênio atmosférico continuaram aumentando até se estabilizar entre 5 e 18% dos níveis atuais há 1,8 bilhão de anos, apesar de as profundezas dos oceanos se manterem praticamente anóxicas[6].

Ainda há controvérsias sobre os impactos causados pelo aumento do oxigênio sobre as populações bacterianas existentes. Para a **Dra. Lyn Margulis**, o aumento do oxigênio dizimou bilhões ou trilhões de bactérias com sua toxicidade. Seria a primeira hecatombe sofrida pelos seres vivos neste planeta. Essa conjectura não é compartilhada por outros cientistas, incluindo o **Dr. Nick Lane**, cujos argumentos reuniu em seu livro *Oxygen — The Molecule that made the world* (*Oxigênio — A molécula que fez o mundo*, 2002)[7]. Para eles, as bactérias desenvolveram bionismos capazes de neutralizar as espécies reativas do oxigênio (EROs), conhecidas popularmente como substâncias oxidantes, usar o poder energético do oxigênio e, dessa maneira, prosperar, cobrir o planeta e — bingo! — escancarar as portas das mudanças que fizeram surgir células que utilizariam o oxigênio para produzir energia, muito mais energia – o acúmulo do oxigênio na atmosfera formou a camada de ozônio (O_3) e proporcionou a proteção necessária para que células mais complexas e organismos pudessem se desenvolver. A origem de nossas células a partir de bactérias consumidoras de oxigênio é a razão da dependência que temos desse gás para produzir energia sob a forma de ATPs. Portanto, somos herdeiros dessa linhagem bacteriana que usou o oxigênio como combustível. Em um capítulo da série *Jornada nas Estrelas*[8], um dos seres extraterrestres que o capitão Kirk e o Sr. Spock contataram chamou-os de bolhas de água, pela grande porcentagem dela existente em seus corpos. Eu acrescentaria: bolhas de água quente, cujo calor provém da combustão de moléculas orgânicas pelo oxigênio. Esse conjunto de situações singulares terrestres possibilitou que a vida surgisse e que se desdobrasse em milhões de espécies na Terra, transformando-a no planeta único e espetacular em que vivemos.

a evolução do sono em bactérias

O que é o sono? Por que dormimos? Essas perguntas certamente intrigaram e intrigam a todos e, de uma maneira ou outra, diversas respostas foram encontradas. Ainda que eminentes personagens históricas relatassem suas observações sobre a postura do sono em animais ao longo dos tempos, a busca a essas e muitas outras perguntas se originaram a partir do sono humano. Desde a pesquisa experimental sobre o sono iniciada pelo fisiologista alemão Ernst Otto Heinrich Kohlschütter (1837-1905), no século XIX, baseada na observação de dormentes, passando pelos primeiros registros eletroecefalográficos do sono feitos pelos fisiologistas americanos Alfred Lee Loomis (1887-1975), Edmund Newton Harvey (1887-1959) e GA Hobart, na década de 1930, até a descoberta dos movimentos rápidos de olhos durante o sono por Nathaniel Kleitman (1895-1999) e Eugene Aserinsky (1921-1998), em 1953, e posterior caracterização de suas fases (NREM e REM) e estágios do sono (1, 2, 3, 4 e REM),* várias descobertas foram feitas no sono humano. Portanto, já que os estudos comparativos com outras espécies têm forte influência antropomórfica(9), diferencia-se o sono, quando se realizam registros eletroencefalográficos para caracterizá-lo e compará-lo ao humano, dos estados assemelhados ao sono, quando os estudos se baseiam nas observações comportamentais desses animais.

* O sono humano compõe-se de duas fases, a do movimento rápido de olhos, em inglês, *rapid-eye movement* (REM) *sleep*, e a da ausência dos movimentos rápidos de olhos, em inglês, *non-rapid-eye movement* (NREM) *sleep*. Devido ao uso consagrado na literatura científica mundial, usarei as siglas inglesas REM e NREM para designar as fases do sono. Atualmente, a fase NREM divide-se em três estágios (1, 2 e 3), e a REM é composta apenas pelo estágio REM.

A busca pelos comportamentos assemelhados ao sono pode se estender a tempos imemoriais. Apesar dessa bruma temporal, possivelmente algumas bactérias tenham resguardado em seus genes partes dessa história. Essa procura exigirá dedicação, dinheiro, tempo e criatividade dos cientistas, pois, ainda que não seja possível estabelecer o momento inicial do surgimento desses comportamentos, pode-se refletir, baseado no conhecimento acumulado de distintas áreas, sobre quais as condições geobiológicas que possibilitaram o desencadeamento de bionismos que resultaram no que chamamos de sono.

Os ritmos de luminosidade e temperatura decorrentes da rotação terrestre provavelmente influenciaram desde o início os momentos da mais intensa atividade até a quase inatividade celular. Esta sujeição às condições externas foi essencial à sobrevivência dessas protocélulas e suas descendências. A formação de colônias ampliou enormemente as possibilidades de continuidade desses microrganismos e parece ter facilitado a divisão das múltiplas atividades celulares, possibilitando que diferentes pontos da colônia desempenhassem funções diferentes. Além das sujeições às distintas intensidades de luz e temperatura, elas, provavelmente, trocavam informações por meio de estímulos químicos.* Essa coordenação dos distintos locais da colônia pressupõe o aumento da complexidade para melhor aproveitamento dos nutrientes e diminuição das perdas. Em outras palavras, haveria momentos de alta atividade e de baixa atividade ("descanso"). Isso pode implicar que o desenvolvimento do futuro ciclo sono-vigília dos animais seja uma herança das protocélulas, estabelecido a partir das condições ambientais cíclicas existentes desde então[12].

* As cianobactérias estão entre as mais antigas bactérias existentes e tornaram-se o mais importante modelo para o estudo dos ritmos circadianos e no estudo da evolução da complexidade celular por meio da divisão do trabalho dentro de cada célula e na colônia. O modelo mais aceito para a evolução do ciclo circadiano claro-escuro baseia-se na hipótese de que as bactérias precisavam se proteger dos efeitos dos raios solares (raios ultravioleta ou UV), pois eles destruíam ou alteravam continuamente o DNA bacteriano e incapacitavam vários bionismos, levando-as à morte. Portanto, além do desenvolvimento de pigmentos protetores contra os raios UV, os processos extremamente sensíveis à luz eram realizados no período noturno[10,11].

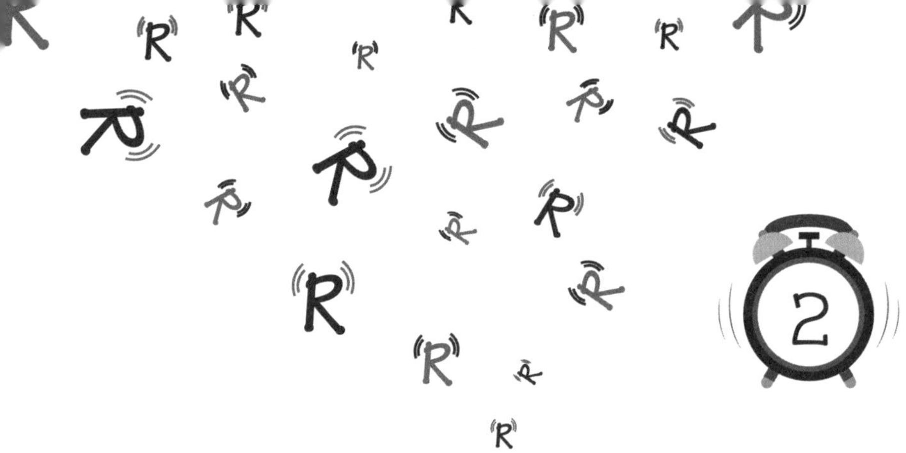

Os novos habitantes dos mares: os primeiros animais

Após o surgimento de bactérias fotossintéticas produtoras de oxigênio, ocorreram dois eventos biológicos que tiveram um extraordinário alcance evolutivo ao possibilitar a formação de organismos multicelulares e, em última análise, o desenvolvimento das outras espécies: a mitocôndria e a célula eucariótica.

A mitocôndria é uma das estruturas físicas da célula (organela intracelular), sendo responsável pela maioria da liberação de energia dos nutrientes para a formação da molécula de alta energia, o ATP, para sua utilização na célula. Por isso a mitocôndria também é chamada de "casa de força" celular[13]. A célula eucariótica contém um núcleo envolto por membrana, que o separa do citoplasma, e diversas organelas citoplasmáticas. Ela pode ser uma célula animal ou vegetal.* Estima-se que as primeiras células eucarióticas (eucariontes unicelulares) surgiram há, aproximadamente, 2 bilhões de anos e foram chamadas de protistas.

* Todas as células do nosso corpo são eucarióticas. As hemácias ou glóbulos vermelhos, apesar de não conterem núcleo quando maduras, são células eucarióticas porque ele existia quando elas eram jovens.

Os protistas originaram diversos grupos atuais, inclusive o dos animais. Esse subgrupo recebeu o nome de Protozoa, que, literalmente, significa "primeiros animais". Estima-se que tenham surgido entre 1,5 e 1,2 bilhão de anos atrás. Eram organismos unicelulares, eucarióticos, com mobilidade e, a maioria deles, aeróbicos. Seus tamanhos variavam de poucos mícrons (1 mícron = 0,000001 m) até alguns centímetros, e muitas espécies formavam colônias.

Nos corpos microscópicos das bactérias e protistas, a entrada e a saída de moléculas e íons ocorriam por difusão passiva.* Dessa maneira, protozoários com tamanhos de até 1 milímetro de diâmetro conseguiam satisfazer suas necessidades metabólicas e eliminar os detritos. Em protozoários maiores, naqueles com pseudópodes (alongamentos celulares utilizados para se movimentar) e nos que formaram colônias, esses bionismos tornaram-se insuficientes para satisfazer tais necessidades. Com isso, desenvolveram-se outros meios de entrada, circulação e saída de distintas moléculas e íons, como o oxigênio, a água, os açúcares, o gás carbônico e a amônia de seus corpos celulares[(14)].**

O sucesso dos protistas foi e é indubitável, sendo, inclusive, indispensáveis para a sobrevivência de inúmeras espécies,

* As bactérias aeróbias, mesmo utilizando a difusão passiva, já dependiam de moléculas transportadoras de oxigênio, as protoglobinas, que originaram as hemoglobinas nos animais, para aumentar a concentração desse gás no interior da célula, não dependendo apenas da difusão passiva. É provável que, com o aumento desse fluxo, as atividades celulares, incluindo mobilidade, crescessem e surgissem maiores oportunidades do sucesso na busca de alimentos, parceiros ou proteção.

** A obtenção, o transporte e a utilização dessas moléculas para o interior da célula são parte desses complexos bionismos, que as utilizam nas reações químicas e geram calor e detritos celulares que precisam ser eliminados (as moléculas produzidas e não utilizadas pela célula). Portanto, a respiração está indissociavelmente acoplada a um meio de transporte adequado de nutrientes para o interior da célula e dos detritos até o meio externo celular. Com isso, a evolução do sistema respiratório sempre esteve intimamente ligada à evolução dos sistemas circulatório e excretório, além da evolução dos sistemas nervoso, central e periférico.

incluindo a nossa. Os protozoários poderiam continuar apenas permanecendo como um dos subgrupos dos protistas não fosse por dois fatores determinantes pela guinada evolutiva, a descoberta de reprodução sexuada aliada à capacidade de formar colônias, originando seres multicelulares.

Apesar de formarem colônias, não havia células funcionalmente especializadas. Isso mudou quando um protozoário com um flagelo localizado posteriormente, ou premetazoário, que provavelmente formava colônias, conseguiu dividir-se assexuadamente (mitoses) várias vezes sem que, no entanto, a separação se completasse. Dessa maneira, as células-filhas não se apartavam, ao contrário, mantinham-se envolvidas e unidas por uma matriz extracelular. De alguma forma, conseguiram se reestruturar para que cada grupo de células pudesse desempenhar uma função distinta da de outras e transmitir essas distintas capacidades, agora reunidas sob um único corpo, para seus descendentes. Essa é a origem hipotética do primeiro metazoário ou protometazoário.

A maioria dos protozoários era muito pequena e muito bem adaptada ao seu meio ambiente marinho. Possivelmente, os protometazoários enfrentaram concorrência intensa para conseguir alimentos e para não serem eles mesmos a refeição de algum protozoário maior. Uma das possíveis soluções foi a de desenvolver corpos maiores, ou seja, crescer.

Quem viu o filme *A Sombra e a Escuridão*(15) talvez se recorde do trecho em que os leões atacaram à noite os homens internados no hospital e mataram vários deles, inclusive o médico. No dia seguinte, sentindo-se desprotegidos, os homens decidem ir embora e abandonam a construção da ponte ferroviária sobre o rio Tsavo (África). Após uma breve conversa, o engenheiro militar John Henry Patterson (Val Kilmer) e o caçador Charles Remington (Michael Douglas) concordaram que os leões os atingiram na capacidade de conduzir e proteger aquelas pessoas e que se levantar dependia apenas deles. Então, decidiram caçar os animais.

Enquanto seguiam as pegadas, Remington conta que "quando era pequeno havia um brigão na cidade deles que aterrorizava todo mundo. Contudo, ele tinha um irmão que era pior ainda... Como sempre, um deles estava na cadeia. O problema era quando eles se juntavam. Sozinhos, eles eram só brigões, mas juntos... eram de morte. Eram verdadeiros assassinos". À pergunta de Patterson sobre o que aconteceu com eles, Remington respondeu: "Bem, eu cresci".

Crescer, tornar-se mais forte e diferenciar-se foi a estratégia encontrada por nossos desconhecidos antepassados para enfrentar os "brigões" das redondezas. O crescimento corporal trouxe diversas vantagens, como a defesa contra predadores, principalmente dos protozoários; o consumo de partículas alimentares maiores; o aumento da velocidade, tanto para a fuga quanto para a predação; a redução na taxa metabólica quando se compara o consumo energético da massa de um protozoário ao da massa de um metazoário; a defesa contra danos de vários tipos, pois, se um animal é composto de diversos tipos de células ou se forma colônia, quando uma parte é agredida ou morta, poderá sobreviver graças ao auxílio ou à regeneração proporcionada por outras células[(16)].

Segundo os resultados obtidos do registro fóssil, diversos filos animais surgiram e diversificaram-se ao final do éon Proterozoico (2.500 a 570 milhões de anos), ao longo de aproximadamente 60 milhões de anos. Os registros mais antigos de possíveis animais fossilizados foram encontrados no sul da Austrália (Formação Trezona) e interpretados como sendo das primeiras esponjas. Estimou-se que tenham 665 milhões de anos[(17)]. Três outros locais, entre os pouco mais de vinte existentes ao redor do mundo,* tiveram importância extraordinária na procura por esses primeiros animais: os montes Ediacara, localizados no sudeste da Austrália; a região do Mar Branco, na Rússia, e a reserva de Mistaken Point, em Newfondland-Labrador, Canadá. Nessas rochas sedimentares, encontram-se os mais preciosos conjuntos dos prováveis primeiros animais que habitaram os mares e oceanos há aproximadamente 610 milhões de anos, cujos corpos moles, ou seja, desprovidos de conchas ou carapaças, se fossilizaram — apesar da complexidade desses organismos, ainda não há certeza de que foram precursores dos modernos filos.

Os animais se modificaram: de vermes a seres com coluna vertebral

A necessidade de respostas às perguntas "de onde viemos?" e "como surgimos?" sempre perseguiu a humanidade. Essa busca levou cientistas a locais onde pudessem encontrar pistas para esses questionamentos atávicos. Dois deles foram os geólogos **Adam Sedgwick** (Inglaterra, 1785-1873) e **Roderick Impey Murchison** (Escócia, 1792-1871). Eles fazem parte da galeria de expoentes da era de ouro da Geologia, quando os grandes períodos temporais foram definidos. Os dois começaram explorando a geologia da Escócia, em 1827. Após anos de trabalho, propuseram uma

* No Brasil, o registro fóssil neoproterozoico inclui várias localidades com ocorrência de estromatólitos (Grupo Bambuí-MG, Grupo Corumbá-MS, Grupo Macaúbas-MG, Formação Vaza-Barris-SE, dentre outros); acritarcas no Grupo Bambuí-MG; bactérias e nanobactérias na Formação Salitre-BA, e impressões fósseis de animais de corpo mole no Grupo Alto Paraguai-MT. Também foram encontrados fósseis de seres semelhantes a medusas no noroeste da Argentina e impressões de animais de corpo mole na região leste da Bolívia (**Era Neoproterozoica – FGEL**).

nova divisão geológica baseada nas rochas encontradas no condado de Devon ("Devonshire") e a denominaram de período Devoniano (416-359 milhões de anos atrás). No início da década de 1830, ambos estavam trabalhando nas rochas do País de Gales, quando Murchison descobriu e documentou um conjunto de fósseis bastante antigos, com poucos peixes e numerosa presença de trilobitas (artrópodes marinhos extintos), braquiópodes (lamparinas = animais marinhos com simetria bilateral e semelhante a mariscos), anelídeos (minhocas e outros seres parecidos) entre outros espécimes, e decidiu denominar esse período de Siluriano (443-416 milhões de anos atrás), uma homenagem aos Silures, uma tribo celta que vivia nas terras fronteiriças galesas, na época da invasão romana. Por sua vez, Sedgwick, cujo trabalho desenvolvia-se na região de Gales, percebeu que havia outro estrato, abaixo do Siluriano, ou seja, mais antigo e com uma enorme quantidade de fósseis animais, entre eles os trilobitas e os braquiópodes. Por tê-los encontrado no meio do País de Gales, decidiu homenageá-lo dando a esse período o nome latino para Gales, "Câmbria", período Cambriano (542-488 milhões de anos atrás). Inicialmente, companheiros de pesquisas, Sedgwick e Murchison passaram a disputar a supremacia da importância de seus achados perante os colegas. Estavam em jogo não apenas descobertas científicas, mas a possibilidade da eternização do nome de cada um como o responsável pela descoberta dos sedimentos onde foram encontrados os fósseis dos animais mais antigos. Essa crença só mudou com o surgimento, nas décadas seguintes, de outros sítios geológicos contendo fósseis mais remotos. Essa disputa cessou com o trabalho desenvolvido pelo geólogo inglês **Charles Lapworth** (1842-1920), que demonstrou, em 1879, que o período Cambriano (mais antigo) e o Siluriano (mais novo) faziam parte, juntamente com o período Ordoviciano (488-443 milhões de anos atrás) — termo cunhado por Lapworth em homenagem a uma tribo celta que também vivia em Gales e que se situava no meio dos outros dois períodos —, da era Paleozoica e que cada um continha uma fauna fóssil diferente das outras. Esses fósseis também foram achados no Canadá (Terra Nova), na Rússia (Sibéria), na China, nos Estados Unidos (Arizona) e no Brasil (Mato Grosso)[18].

Ainda que essas descobertas fossem maravilhosas, o surgimento "súbito" de fósseis animais complexos no período Cambriano trouxe enorme inconveniente aos cientistas, que procuravam explicar a origem da vida na Terra. **Charles Darwin** (1809-1882) expôs suas ideias sobre o assunto em seu livro *A origem das espécies*. Ele propôs que a seleção natural seria a responsável pelas mudanças que as espécies sofreram ao longo do tempo para sobreviver às novas condições ambientais e deixar descendência. Essa teoria foi duramente criticada em seu tempo e continua sendo atualmente. Uma das dificuldades de Darwin era explicar a aparente inexistência de formas intermediárias entre os fósseis encontrados e as espécies atuais. À época de Darwin, diversos sítios paleontológicos já foram descobertos. Mas eram de animais "completos". Se ele propunha que a seleção natural era a força por trás das modificações corporais necessárias às adaptações de ambientes mutáveis, por que nos locais descobertos só apareciam animais completamente estruturados, nunca formas intermediárias? Por saber que o aparecimento "súbito" desses animais nos registros fósseis e as ausências de animais intermediários, ou seja, que supostamente deveriam precedê-los, seriam usadas contra sua teoria, ele escreveu sobre as ausências desses fósseis de transição em seu livro[19].

As primeiras respostas para esse quase "mágico aparecimento" de animais com diversos graus de complexidade surgiram com a descoberta realizada por **Charles Doolittle Walcott** (1850-1927), em 1909, no Parque Nacional de Yoho, nas Montanhas Rochosas Canadenses (Colúmbia Britânica), em um local conhecido como "Burgess Shale".* Esses animais cambrianos viviam em mares rasos e foram preservados quando seus corpos ficaram aprisionados no solo marinho lamacento, que originaria a argila xistosa de Burgess. A complexidade, o tamanho e o número desses seres tornaram-se evidentes graças à mineralização de seus corpos, praticamente desconhecida até então; assim, esse surgimento aparentemente rápido suscitou a imagem de uma explosão. Muitos desses fósseis foram considerados "bizarros" por Walcott e seus colegas, que recolheram milhares deles. O paleontólogo e geógrafo americano **Preston Ercelle Cloud Jr.** (1912-1991) chamou esse surgimento abrupto de "evolução eruptiva" (1948). Em 1956, o paleontólogo alemão **Adolf Seilacher** identificou que houvera uma "radiação explosiva de traços de animais" durante o início do período Cambriano. Ao final dos anos 1970, devido ao poder dessa imagem, decidiu-se usar a expressão mais impactante "Explosão Cambriana" para designar esse surgimento relativamente rápido, em poucos milhões de anos, de seres complexos que representavam os mais importantes filos animais, entre eles, os cordados.

* Burgess Shale (Folhelho de Burgess) tornou-se o mais famoso sítio do período Cambriano, com diversos livros escritos por renomados paleontólogos, como o **Dr. Stephen Jay Gould** (1941-2002), de fósseis de animais de corpo mole e com carapaça. Essa reunião de estruturas corporais tão distintas, convivendo em um mesmo local, teve uma importância extraordinária para que se percebesse que a súbita "explosão cambriana" não existira, era apenas uma "ilusão" criada pela ausência de descobertas em outros sítios arqueológicos. Dessa maneira, encaixaram-se mais algumas peças que compõem esse complexo quebra-cabeça.

Os cordados foram os precursores dos vertebrados. Assim, o surgimento desses pequenos animais aquáticos foi outro ponto de virada na evolução das espécies. Até então, os animais tinham corpos moles, mas essa nova espécie desenvolveu uma estrutura anatômica diferente, a notocorda, o rudimento da coluna vertebral, característica dos animais vertebrados. A notocorda é um bastão flexível e incompressível, composto de tecido fibroso, localizado nas costas. Sua principal característica é a capacidade de se curvar sob tensão, fazendo com que o corpo possa se deslocar quando ocorre a contração ritmada e alternada da musculatura longitudinal — podemos perceber isso ao observar os peixes nadando. É a partir dela que se desenvolve a coluna vertebral, e seus resquícios formam os discos intervertebrais que permitem a mobilidade da coluna — quando os discos se deformam, podem causar dores nas costas. Além da notocorda, as outras estruturas típicas dos cordados são o cordão nervoso dorsal oco (estrutura derivada do ectoderme e que surge após o dobramento sobre si mesmo denominado de neurulação), as fendas faríngeas (aberturas na porção anterior do trato digestório que filtram os alimentos que entram pela boca com a água) e a cauda pós-anal (estrutura que impulsiona esses animais com mais eficiência através da água).

A história evolutiva dos cordados/vertebrados fascina-nos, sobretudo, porque fazemos parte dela. Desde o surgimento dos primeiros animais com essas características (protocordados) até os hominídeos, transcorreram mais de 550 milhões de anos. Existe, no nosso imaginário, a deferência por esses ancestrais, que se transforma em reverência conforme suas histórias se aproximam de nós. Embora as bactérias e outros microrganismos fossem os primeiros habitantes da Terra, além de tornarem a vida possível, a maioria das pessoas não sabe disso ou apenas acredita que elas sejam sinônimos de doenças. Por outro lado, quando olhamos o fóssil de um grande vertebrado, seja peixe, réptil ou mamífero, nossa admiração é inevitável. Além do tamanho, a proximidade parental desperta sentimentos difusos e variados, entre eles, o de respeito, poder e força por conquistar e dominar um mundo muitas vezes hostil, onde a capacidade de adaptação às novas situações e meios ambientes determinou a extinção ou a continuidade das espécies. Os fósseis descobertos ao longo dos séculos receberam variadas interpretações, e diversas dessas criaturas foram incorporadas às mitologias presentes em muitas culturas, como os dragões e as serpentes marinhas. A onda de excitação popular pelos grandes répteis, iniciada no século XIX, mantém-se alta até hoje. Novas descobertas ampliaram os conhecimentos sobre esses animais extintos, e o desenvolvimento de novas tecnologias levou às pessoas a oportunidade de conhecerem momentos de suas "vidas", desde o nascimento até a maneira como morreram. Todos esses conhecimentos e informações, revestidos em diversas ocasiões de entretenimento, remetem-nos sempre às nossas reais origens, a de que somos o resultado de um longo percurso evolutivo que começou com seres microscópicos e simples que foram capazes de se replicar, duplicar, diferenciar e usar sexo para isso.

O professor **Kenetth V. Kardong** propôs que a evolução dos primeiros vertebrados distinguiu-se pelo crescente modo de vida mais ativo proporcionado pelas mudanças anatômicas que permitiram a obtenção de mais alimentos com maior valor energético, cuja sucessão deu-se em três etapas: 1) pré-vertebrados, que obtinham seus alimentos por meio da suspensão na água; 2) ágnata (peixe sem mandíbula), que usava a bomba muscular para sugar os alimentos; 3) gnatostomo (peixe com mandíbula), que escolhia e se alimentava de presas maiores graças à boca muscular e à mandíbula[20].

É evidente que essa hipotética sucessão apresentada envolveu mudanças na anatomia da faringe. Nos cordados menos primitivos, a faringe já se expandira em uma cesta faringiana ou branquial, e as fendas foram multiplicadas, aumentando a área superficial exposta à passagem de água. Essa anatomia alimentar herdada pelos protocordados ainda trazia o inconveniente uso dos cílios, que impulsionavam fracamente a água com o plâncton para essas fendas; com isso, a filtração era lenta, e a quantidade de alimentos, pequena. O aparecimento de faixas musculares circundando a faringe e a substituição do colágeno por cartilagem das barras faríngeas foram duas tremendas inovações anatômicas nesses novos animais que irrompiam, na cena evolutiva, os peixes sem mandíbulas, ao possibilitar que comessem mais e pedaços maiores. Essas substituições ocorreram, provavelmente, de forma gradual, e foram necessárias para que houvesse melhor aproveitamento do que se convencionou chamar de "bomba muscular".*

Essa nova estrutura anatômica, com faixas musculares e barras cartilaginosas, readequou a função das fendas faríngeas, transformando-as em brânquias. Nos primeiros cordados, essas fendas foram utilizadas principalmente para a alimentação, já que a troca respiratória era mínima. Com

* Graças a esses músculos, a faringe contraía-se, aumentava o fluxo de água através das fendas faríngeas e, em consequência, a quantidade de alimentos filtrados. Ainda assim, a obtenção de mais alimentos era limitada pelas barras de colágeno da faringe, pela pequena contração muscular. Possivelmente, a crescente tensão sobre essas barras acarretou a substituição do colágeno pela cartilagem, tornando as contrações mais fortes, e eliminou o risco de sufocamento, já que a cartilagem garantia que a faringe tivesse sua forma anatômica restaurada.

o aumento do volume e da velocidade da água que entrava na boca, a pressão exercida pela musculatura faríngea e a resistência à sua passagem pelas fendas alongaram o tempo de exposição dos leitos capilares à água e contribuíram para que a troca de gases (oxigênio e gás carbônico) e a excreção de detritos celulares sanguíneos se tornassem mais eficientes. Dessa maneira, com a remodelação estrutural, funcional e fisiológica dessas fendas, as funções respiratória e excretória ampliaram-se e supriram as novas necessidades comportamentais desses predadores com melhores caracteres adaptativos ao seu meio, os peixes.

a evolução do sono em animais invertebrados

Há lacunas enormes no estudo do sono ou estados assemelhados ao sono* em animais invertebrados marinhos, ainda que ele, certamente, tenha surgido nesses animais. Por motivos tão distintos, como o fato de as pesquisas terem se iniciado e privilegiado o sono dos seres humanos e mamíferos em geral, as dificuldades técnicas para desenvolver equipamentos e sensores para que fossem utilizados no meio aquático, as maneiras de instalá-los para captar e registrar sinais eletroencefalográficos, ou mesmo gravar seus comportamentos, as investigações nesses animais ainda são incipientes.

* Os critérios utilizados para definir o sono e suas fases nos mamíferos e aves, com mudanças no EEG, EMG e EOG, não podem ser aplicados em animais invertebrados ou mesmo vertebrados sem córtex cerebral. Já que o sono dos mamíferos e aves também está associado a padrões comportamentais específicos, procuraram-se nos outros animais comportamentos que pudessem indicar que estavam se preparando para dormir ou que estavam dormindo. Com o objetivo de identificar esses comportamentos, **Campbell e Tobler**(21), revisaram mais de uma centena de estudos em distintas espécies, desde invertebradas até primatas, e definiram critérios comportamentais que indicariam que o animal estava dormindo. Em 2000, a **Dra. Joan Hendricks** e **colaboradores**(22) aumentaram esses critérios para incluir mudanças funcionais neurais relacionadas a esse estado, sendo eles: 1) a ausência de movimentos voluntários; 2) que seja espontâneo e como um ritmo circadiano; 3) que seja reversível ou que o animal acorde ao ser estimu-

O único estudo comportamental sobre o sono em um dos animais mais primitivos foi realizado na medusa (cnidário) por meio de telemetria e, possivelmente, estaria associado ao desenvolvimento de olhos com lentes(23). Apesar de não haver outros estudos com esses invertebrados, o surgimento do sono, não apenas de um "estado de descanso", ocorreria ainda em uma fase anterior à formação de um sistema nervoso central, já que neles o sistema nervoso é difuso, como redes de nervos, e agrupado em um anel central.
Ao final da década de 1960, foram realizados estudos com a lebre-do-mar (molusco) cujos comportamentos diários pressupuseram períodos de atividade e de estado assemelhado ao sono(24). Entretanto, não houve concordância de que esse repouso noturno corresponderia a um comportamento equivalente ao sono(25). Os resultados obtidos com dois outros invertebrados com sistema nervoso central, a sépia ou choco (molusco) e o lagostim (crustáceo), mostraram que esses animais apresentavam comportamentos associados ao sono também. Os autores do estudo com a sépia encontraram evidências sugestivas de uma analogia putativa do sono REM de aves e mamíferos nesse molusco. Na pesquisa com o lagostim, foram implantados eletrodos que mediram as ondas cerebrais. Observou-se que, durante o comportamento associado ao sono, ocorria a redução da frequência de ondas, isto é, elas se tornavam mais lentas, alteração que também ocorre no sono de mamíferos. Devido às diferenças da atividade elétrica do cérebro desse animal entre esse estado e o descanso, decidiram chamar esse estado de "sono verdadeiro"(26,27). Ao mesmo tempo que esses trabalhos levantaram muitas dúvidas, possibilitaram o recuo evolutivo do início desse estado fisiológico que chamamos de sono.

---

lado; 4) a postura para dormir deve ser específica para cada espécie e/ou o local do sono escolhido reduz a estimulação sensorial; 5) a dificuldade para acordar está aumentada; 6) há regulação por meio de bionismo homeostático que, por sua vez, é modulada pelo sistema circadiano; 7) surgem mudanças na função neural relacionadas a esse estado, inclusive com redução da entrada de estímulos sensoriais ao sistema nervoso central (SNC); 8) esse estado deve ser identificado como uma característica estável entre as espécies.

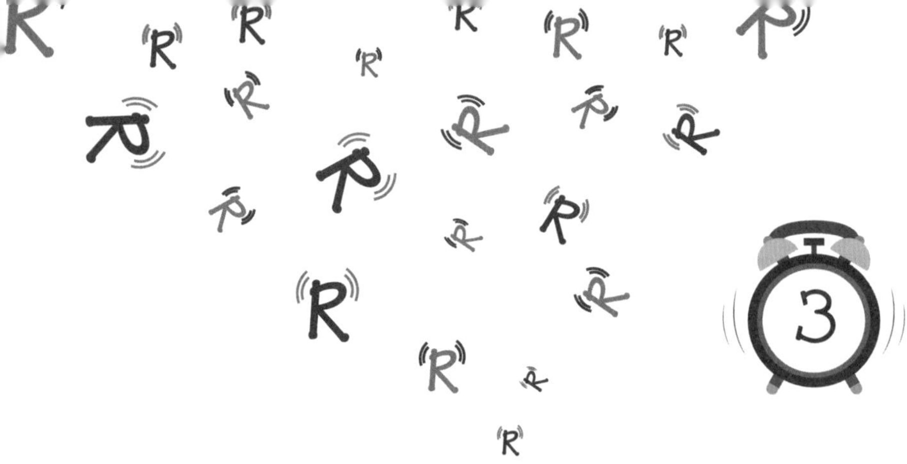

Os peixes

Os peixes nos encantam, tanto pela variedade de espécies, tamanhos, cores e comportamentos, quanto por habitarem um mundo enorme, ao mesmo tempo misterioso e inóspito. No entanto, a maioria de nós raramente teve a oportunidade de ver, mesmo na televisão ou em revistas, os únicos representantes vivos (lampreias e feiticeiras) dos primeiros peixes que nadaram e dominaram mares e rios por aproximadamente 100 milhões de anos, e praticamente foram extintos há 200 milhões de anos, os peixes agnatas ou sem mandíbula.*

* Atualmente, esses peixes despertam sentimentos opostos ao redor do mundo. Além de se assemelharem a cobras com bocas amedrontadoras, em alguns locais, as lampreias são odiadas por parasitarem peixes de grande valor comercial. Já em diversas cidades na Espanha, França e Portugal, elas são muito apreciadas, sendo realizados eventos gastronômicos entre os meses de fevereiro e abril. Neles, a pesca remonta ao período romano e em muitos locais ainda se utilizam técnicas parecidas. Durante o reinado do rei Dom João I, na Idade Média, sua captura trouxe dissabores aos pescadores portugueses da antiga vila de Montemor-o-Velho. Apesar de a Coroa Portuguesa deter a exclusividade da captura desses peixes, os pescadores do rio Mondego colocavam suas redes antes dos caneiros reais, ludibriando as exigências do reinado. A situação se tornou grave e os pescadores foram ameaçados por meio de uma sanção real, em 1423, de morrerem enforcados se fossem pegos (“**Sentença**

Os peixes que conhecemos e compramos herdaram uma característica anatômica que fez toda a diferença na disputa por alimentos e locais de alimentação com esses peixes e animais marinhos, a mandíbula. Ela teve tal impacto positivo que é considerada a mais importante mudança anatômica contribuinte para a evolução e espraiamento dos vertebrados[20]. O motivo é que, para muitos peixes agnatas, alimentos maiores, mais duros ou presas mais rápidas eram geralmente excluídos.* Além disso, a disputa com os peixes com mandíbulas, ou mandibulados, pelos mesmos nichos alimentares ou ao se tornarem suas presas, certamente contribuiu para a quase extinção dos peixes sem mandíbulas.** Os peixes mandibulados dividem-se em cartilaginosos (tubarões e arraias) e ósseos (todos os demais).

Os peixes ósseos deram origem a dois grupos, ou subclasses, extremamente importantes: os *Actinopterygii* ou actinoperígios (peixes com barbatanas raiadas), cujos representantes nadam em todos os mares, rios e lagos atuais, e são vendidos diariamente nas bancas dos mercados, supermercados e feiras ao redor do mundo; e os *Sarcopterygii* ou sarcopterígios (peixes com barbatanas lobadas, flexíveis ou carnudas***), que incluem os

---

a favor de El Rey contra os Pescadores desta Villa [Montemor-o-Velho] sobre a pescaria do Mondego"). **Arquivo Nacional da Torre do Tombo.** Livro 1 de Direitos Reais de D. João I, fólio 236. Microfilme nº 1020.

* Tente comer sem usar a mandíbula e as mãos; talvez você consiga raspar, lascar e sugar alguns alimentos.

** Certamente, 100 milhões de anos foi um longuíssimo tempo entre o surgimento desses dois grupos. Para podermos comparar, os dinossauros foram extintos há aproximadamente 65 milhões de anos e os hominídeos surgiram há aproximadamente 7 milhões de anos.

*** As barbatanas ou nadadeiras "lobadas" ou "carnudas" ligam-se às suas nadadeiras pareadas por meio de um único raio (osso) até a cintura escapular, sendo que o eixo principal da nadadeira é formado por um conjunto de raios ósseos com músculos entre eles que cresce para fora do corpo. Essa estrutura originará as patas nos animais e os braços e pernas nos humanos[28].

celacantos;* os dipnoicos (peixes pulmonados) e os tetrápodes ("quatro patas").**

Além da mandíbula, os sarcopterígios também desenvolveram os pulmões, originados a partir das vesículas gasosas.

a mandíbula revolucionária

É surpreendente como uma pequena mudança na estrutura anatômica da boca dos peixes possa ter contribuído tão fundamentalmente para o aparecimento de tantas novas espécies e influenciado, por meio da competição, os caminhos evolutivos de espécies predecessoras, alterando, definitivamente, suas possíveis histórias e estreitando as possibilidades de surgimento de outros filos, pois, atualmente, a quase totalidade dos vertebrados é de animais mandibulados.

A mandíbula é basicamente uma alavanca e, segundo o filósofo e escritor grego **Plutarco** (46 d.C 1-26 d.C.), **Arquimedes de Siracusa** (287 a.C.-212 a.C.) teria afirmado a Hierão, rei de Siracusa, acerca do poder desse instrumento: "Dê-me uma alavanca e um ponto de apoio e eu levantarei (ou moverei) o mundo"[(29)]. Afora o exagero dessa afirmação, a alavanca é uma ferramenta excepcional. Os peixes com mandíbulas não moveram a Terra; contudo, movimentaram

* Esses animais foram considerados extintos até a descoberta de um espécime em águas profundas próximo às Ilhas Comoro, no Oceano Índico, em 1938. Apesar de ser considerado um "fóssil vivo" à época, pois mudou muito pouco nos últimos 65 milhões de anos, ele já era conhecido pelas populações insulares dessa região, pelo menos desde o século XVII, muito antes de quaisquer descobertas de fósseis actinopterígios e sarcopterígios. Em 1998, outra espécie foi descoberta na Indonésia[(30)].

** Os estudos filogenéticos mais recentes indicam que os peixes que originaram os tetrápodes têm uma origem mais próxima dos peixes pulmonados modernos que dos celacantos, e a divergência entre esses dois grupos a partir de um ancestral comum ocorreu rapidamente na escala temporal[(31)]

a roda evolutiva em seu favor e venceram a disputa evolutiva ao utilizarem-na para diversificar o tipo, aumentar a quantidade e melhorar a qualidade de alimentos, pois presas maiores, mais duras e até mesmo mais rápidas tornaram-se fontes alimentares comuns.

As pesquisas sugerem que a mandíbula se originou de um dos pares de arcos branquiais anteriores, e há duas teorias para explicar esse desenvolvimento: a serial e a composta. Segundo a teoria serial, ou morfológica clássica, a mandíbula desenvolveu-se com a transformação do primeiro arco branquial, talvez também do segundo, de um peixe agnata. O próximo arco originou o arco hioide, e os outros, as brânquias, cuja função é respiratória. A teoria composta foi proposta pelo paleontólogo sueco **Anders Erik V. Jarvik** (1907-1998) e afirma, baseada nos crânios fósseis e no desenvolvimento embrionário de peixes, que as espécies que originaram os peixes mandibulados tinham dez arcos branquiais — terminal, premandibular, mandibular, hioide e outros seis sem nomes específicos —, sendo que os quatro primeiros arcos se reorganizaram, por meio de fusões e perdas, e formaram os arcos da mandíbula e do hioide. Os outros seis arcos, ou arcos branquiais, mantiveram sua função respiratória[(20)].

Seja qual for sua origem, o desenvolvimento das características que resultaram na mandíbula não foi linear, sendo possivelmente apenas mais uma das diversas variações que estavam ocorrendo no padrão crânio-encefálico basal dos peixes sem mandíbulas mais primitivos. Aparentemente, o aparecimento de placodes nasais levou ao surgimento de narinas pareadas em algum desses peixes primitivos sem mandíbulas. Isso desencadeou mudanças no crânio que, por sua vez, originaram a mandíbula — ainda que as feiticeiras sejam também peixes sem mandíbula, elas apresentam um padrão de desenvolvimento dos placodes semelhantes ao dos peixes mandibulados e, com isso, há uma passagem comunicando o meio externo à faringe, o que não ocorre nas lampreias[32].*

O desenvolvimento subsequente da faringe nesses peixes esteve diretamente relacionado à presença da mandíbula. O hioide ou aparato hioide, derivado de partes dos arcos hioide e primeiro branquial, situava-se atrás da mandíbula e sustentava o assoalho da boca[20]. Os arcos branquiais respiratórios, ou guelras, localizados atrás da boca, são ordenados com os números um, dois, três etc., assim como cada bolsa ou fenda branquial situada imediatamente atrás de cada arco — cada arco é articulado e originou nos tetrápodes diversas estruturas anatômicas[33]. Possivelmente, essas transformações sustentaram as necessidades respiratórias crescentes decorrentes da intensificação da atividade comportamental dos peixes sem mandíbulas, como a alimentação e o aumento da velocidade do nado[34].

Nos peixes mandibulados, as brânquias assumiram quase que exclusivamente a função respiratória, e parcialmente a excretória com a saída de gás carbônico, amônia e outros dejetos celulares. A ventilação das brânquias é impulsionada por meio de contrações musculares sequenciais da boca e do opérculo,** denominada de "bomba dupla" (fases de sucção e de força). Dessa forma, a água flui em uma única direção de maneira quase contínua

* As narinas primitivas eram sacos, ou melhor, passagens com receptores olfativos que captavam e distinguiam diversas substâncias contidas nas águas que entravam e, em seguida, saíam, não havendo comunicação com a boca.

** O opérculo é uma estrutura óssea semelhante a uma tampa, situada na lateral da cabeça do peixe, que se deve levantar para olhar a cor das lamelas: se estiverem vermelhas, o peixe está próprio para consumo, ou "fresco"; caso contrário, desista da compra.

pelas brânquias[35].* Com isso, o número de músculos envolvidos na respiração desses peixes aumentou e isso requereu que mais nervos cranianos controlassem e coordenassem esses movimentos[36]** Essas mudanças contribuíram para aumentar a captação de oxigênio da água e impulsionar comportamentos mais ativos e predatórios.***

* No futuro, essa maneira de sugar água para obter oxigênio servirá como modelo para os primeiros tetrápodes, os anfíbios.

** Um dos peixes mais impressionantes que utilizam a bomba bucal para obter o oxigênio da água e do ar (aspiração) é o pirarucu (Arapaima gigas), ou peixe-vermelho, do tupi-guarani, um peixe encontrado em águas brasileiras. Para **Dr. Randall e colaboradores**[37], ele é "o melhor exemplo que temos de uso simultâneo das ventilações aspirativa e bomba bucal". Apesar de necessitar da bomba bucal para ventilar as brânquias, a maior parcela do oxigênio provém do ar aspirado usado para ventilar a vesícula de ar (bexiga natatória), tornando-o um peixe respirador aéreo obrigatório. Pode até parecer estranho para a maioria dos leitores que um peixe morra afogado se não respirar ar, mas esse fato é conhecido por aqueles que o pescam. Esses pescadores geralmente o procuram em várzeas dos rios amazônicos. Quando observam bolhas na superfície, colocam redes e esperam até que suba à tona, o que ocorre entre dez e vinte minutos, para matá-lo[38].

*** O oxigênio dissolvido na água é quase 1/30 do mesmo volume contido no ar. Além disso, na água, por ser quase mil vezes mais densa e viscosa que o ar, os gases difundem-se 10 mil vezes mais lentamente. Mesmo com essa aparente dificuldade na captação de oxigênio imposta pelo meio aquático, as necessidades metabólicas dos peixes são supridas adequadamente pelas brânquias, sendo os mais bem-sucedidos vertebrados de todos os tempos. Existem diversas razões para isso: são animais hetereotérmicos, portanto suas necessidades metabólicas são menores quando comparadas às dos animais homeotérmicos; o arranjo estrutural e fisiológico das lamelas branquiais pode ser alterado para que mais dessas possam ser irrigadas pela água (fluxo de contracorrente em relação ao sangue), o epitélio das guelras é mais fino que o dos pulmões e contém altos níveis de anidrase carbônica, sendo capazes de trocar cátions ($Na+/H+$ ou $NH4+$) e ânions ($HCO3^-/Cl^-$), entre outras. Além disso, elas eliminam o gás carbônico para que o pH corporal permaneça estável, pois alterações fora de margens fisiológicas resultam em alteração das proteínas e perda de função, e a amônia ($NH3$), mais tóxica que a ureia[39].

Os peixes ósseos, os pulmões písceos e a origem dos peixes com quatro patas

Talvez pareça estranho ler sobre pulmões em peixes, mas isso é verdadeiro: os peixes foram os primeiros animais a possuir pulmões. Portanto, todos os vertebrados terrestres, inclusive nós, herdaram os pulmões de peixes que respiravam ar.

Baseados em estudos de que os peixes com nadadeiras raiadas primitivos e os peixes pulmonados respiram ar usando pulmões, presume-se que pulmões eram uma característica primitiva de todos os peixes ósseos. Acredita-se que eles se desenvolveram a partir de um par extra de bolsas formadas atrás do conjunto padrão de bolsas brânquicas na garganta e que foram usadas como câmaras de ar em muitos desses peixes. Por serem essencialmente pulmões, alguns deles as retiveram e as usaram regularmente para respirar ar(28,40).

Esse "pulmão písceo" surgiu como um apêndice ou brotamento do tubo digestório (faringe) para que o ar captado pudesse ser armazenado temporariamente até que houvesse a troca do gás oxigênio pelo gás carbônico. Localizava-se lateralmente na região dorsal, junto às outras bolsas faríngeas. Considera-se que esse novo órgão foi um dos motivos do sucesso dos peixes ósseos, pois, ao conseguirem regular o volume de gases contido nele, eles podiam subir ou descer na coluna de água sem utilizar as barbatanas, economizando, assim, energia. A consequência disso foi o aumento da manobrabilidade aquática e, posteriormente, da diversidade(41).*

* Possivelmente, também por razões energéticas, na maioria dos peixes ósseos, esse pulmão primitivo modificou-se posteriormente na bexiga natatória(35).

Provavelmente, da mesma maneira que os peixes que mantiveram a ventilação pulmonar engolindo ar, como alguns peixes primitivos de nadadeiras raiadas e os pulmonados ou dipnoicos, os peixes que originaram os tetrápodes podem ter agido de forma parecida ao colocar o focinho para fora da água para sugar o ar. Além disso, o pulmão desses peixes deslocou-se da posição dorsal para a ventral e duplicaram-se, sendo essa a razão de os tetrápodes terem geralmente dois pulmões. Essa persistência comportamental aliada às mudanças anatomofisiológicas e ambientais provavelmente disponibilizaram mais oxigênio para esses ancestrais písceos. Com o passar do tempo e em sucessivas espécies, a obtenção de oxigênio extra pode ter sido um dos fatores que influiu positivamente na sobrevivência e descendência dessas espécies até serem substituídas por outras mais bem adaptadas ou com sorte suficiente para continuarem vivas após alguma das catástrofes que assombraram a vida em nosso planeta.

O nome dipnoico foi criado pelo professor e naturalista alemão **Johann Friedrich Theodor Müller** (1822-1897),* em 1844, porque esses peixes podiam respirar pelas brânquias e pelos pulmões (do grego, *dipnos* = dois pulmões). Os primeiros peixes pulmonados surgiram, provavelmente, no início do período Devoniano, por volta de 400

* **Johann Friedrich Theodor Müller** ficou mais conhecido como **Fritz Müller**, veio para o Brasil em 1852 e permaneceu na atual cidade de Blumenau (Santa Catarina) até assumir o cargo de professor em Florianópolis. Cientista incansável, transformou-se no mais importante defensor de Darwin e sua teoria sobre a evolução e seleção natural das espécies, publicada no livro *A Origem das Espécies*, fora de seu círculo íntimo. A sua contribuição com a publicação do livro *Für Darwin* (Para Darwin) foi decisiva para a aceitação da teoria evolutiva na Alemanha, e depois para os países de língua inglesa, que Darwin recorreu diversas vezes aos conhecimentos do professor Fritz, pedindo que o ajudasse a esclarecer pontos difíceis da teoria. Por tudo isso, era chamado de "Príncipe dos Observadores" por Darwin. Apesar de corresponderem-se durante dezessete anos, nunca se encontraram[42].

milhões de anos, e nadavam em mares; contudo, 60 milhões de anos depois, seus fósseis só foram encontrados em locais de água doce. Os estudos mais recentes indicam que sua capacidade de respirar ar evoluiu de forma independente da dos outros peixes sarcopterígios; portanto, não são considerados os ancestrais dos tetrápodes terrestres. Apesar de sua diversidade, atualmente, sobreviveram três gêneros encontrados somente em lagos e rios da África, América do Sul e Austrália. O representante americano é a piramboia, comum no Pantanal e nas bacias dos rios Amazonas e Prata. Ela foi "descoberta" no Brasil e estudada pela primeira vez pelo naturalista austríaco **Johann Von Natterer** (1787-1843), em 1836, durante sua expedição científica em terras brasileiras, por ocasião do casamento da arquiduquesa Leopoldina com o então príncipe Pedro, futuro imperador do Brasil. Ficou desconcertado ao analisá-la, pois, além das guelras, tinha pulmões. O nome científico que esse estranho peixe recebeu refletiu esse embaraço: *Lepidosiren paradoxa* ou "anfíbio paradoxalmente escamado". Os indígenas também o achavam "diferente", por isso seu nome em tupi, piramboia, significa peixe-cobra, por sua semelhança com esses répteis. Esses peixes respiram por meio de guelras; contudo, durante o período de seca, escavam o leito, entocam-se e respiram utilizando a boca, as narinas e os pulmões. Apesar de ter sido a primeira espécie de peixe pulmonado descrito pelos cientistas europeus, é a menos conhecida e estudada. Geralmente, os ribeirinhos as matam, pois atacam o gado e os humanos. É bastante utilizada como isca viva para a pesca de outros peixes, contudo, a principal restrição ao seu uso é a dificuldade para segurá-la, pois secreta muco que a deixa extremamente escorregadia.

Os primeiros fósseis de peixes tetrápodes são do início do período Devoniano e foram encontrados na China. Além dos pulmões e do par de narinas externas que se comunicam com o palato primário* por meio das narinas internas (palatais) ou cóanas,** esses peixes desenvolveram barbatanas com forte estrutura esquelética e muscular, que possibilitava melhor manobrabilidade na água — no futuro, essa estrutura seria capaz de transformar-se em braços e pernas nos vertebrados terrestres[43]. Dentre os primeiros e mais bem-sucedidos membros dos tetrápodes, o fóssil do *Eusthenopteron foordi* talvez seja o mais conhecido. Ele vivia em águas marinhas no final do período Devoniano e os melhores fósseis desses animais foram encontrados em um estuário localizado no Parque Nacional de Miguasha (Quebec, Canadá). No final do século XIX, surgiram os primeiros relatos sobre a possível equivalência entre as estruturas ósseas das nadadeiras desses peixes do passado e os ossos dos tetrápodes. Alguns anos mais tarde, em 1925, o fazendeiro canadense **Joseph Landry** enviou o fóssil de peixe muito bem preservado, encon-

* Geralmente, quando nos referimos ao palato, estamos falando do palato secundário ("céu da boca"), presente nos mamíferos e crocodilos, do qual trataremos mais adiante. O palato primário surgiu muito antes, nos peixes, e é o teto ou parte superior da cavidade bucal. Na maioria deles, essa estrutura é uma abóboda baixa sem aberturas ou comunicações com o meio externo[44].

** As narinas internas ou cóanas desenvolveram-se nos peixes sarcopterígios (ancestrais dos tetrápodes e peixes pulmonados), sendo também chamados de peixes coanados. Antes deles, a água entrava pelas duas narinas anteriores, percorria um pequeno canal (saco nasal) recoberto por epitélio olfativo, onde era "sentida", e depois saía pelas narinas posteriores; portanto, não existia qualquer ligação com a boca. A partir dos sarcopterígios, a narina anterior transformou-se na narina externa, por onde agora entrava ar, a narina posterior desapareceu e modificou-se em ducto lacrimal, que captava e eliminava o excesso de água usada para umedecer os olhos, e surgiu a narina interna, ou cóana, um curto canal que conduzia o ar da narina externa à boca, que era enviado aos pulmões por meio de contrações musculares da faringe. A passagem direta do ar à boca aliada à nova posição dos olhos no topo da cabeça permitiu que esses peixes retirassem da água não só a boca, mas as narinas para engolir o ar e ventilar os pulmões[45].

trado nessa mesma área, ao Museu Sueco de História Natural. Aparentemente, assemelhava-se a tantos outros fósseis que ele já enviara ao museu, no entanto, ao analisá-lo minuciosamente, o paleozoólogo **Anders Erik Vilhelm Jarvik** (1907-1998) descobriu que se tratava de um espécime surpreendente, pois indicava que pertencia ao grupo dos peixes com nadadeiras lobadas, isto é, em suas nadadeiras frontais ele pôde identificar ossos que se assemelhavam ao úmero, ulna e rádio (ossos dos braços dos tetrápodes); nas nadadeiras posteriores, ossos assemelhavam-se ao fêmur, à fíbula e à tíbia (ossos das pernas dos tetrápodes). Além disso, observou que as duas cápsulas nasais ligavam-se ao palato por meio das narinas internas — esses orifícios permaneceram e foram chamados de cóanas nos tetrápodes. A perseverança do trabalho do **Dr. Jarvik** ao longo de décadas preencheu uma lacuna inestimável na busca da origem dos tetrápodes. Um fóssil estimado entre 380 e 370 milhões de anos mostrava, sem qualquer dúvida, que os membros dos tetrápodes, assim como os pulmões, engendraram-se muito antes e não apresentavam qualquer relação com o caminhar sobre a terra. Considera-se, atualmente, que o grupo do *Eusthenopteron*, apesar das características tetrapodomorfas, foi descartado como o grupo ancestral dos tetrápodes.

A diversificação do grupo dos tetrápodes continuou e os fósseis desse período mostraram claramente que as transformações anatômicas se aprofundavam, isto é, seus corpos (crânios, troncos e membros) distanciavam-se das formas písceas ancestrais e assemelhavam-se cada vez mais às dos primeiros anfíbios, como observado nos peixes denominados de *Panderichthys*, considerado um grupo de transição, pois, apesar de serem peixes, já apresentavam características dos tetrápodes, como a presença de articulação lobada e estruturas semelhantes a dígitos. Acredita-se que também nadavam em águas marinhas, como seus ancestrais. Por motivos não esclarecidos, os prototetrápodes disseminaram-se para águas salobras e doces, e por volta de 365 milhões de anos atrás se encontravam distribuídos quase que globalmente nas regiões tropicais e subtropicais dos continentes Eurasiano (América do Norte, Groenlândia e Europa), Gondwana (América do Sul, Austrália, Antártida, África, Nova Zelândia, subcontinente da Índia) e na atual China.

Suas histórias, assim como as de milhares de outras espécies, sofreriam um revés extraordinário com as mudanças ambientais que ocorriam mundialmente. Em um período considerado relativamente curto, por volta de 1,5 milhão de anos, entre 365 e 363,5 milhões de anos, um, talvez, dois eventos ocasionaram uma das cinco mais importantes extinções em massa deste planeta. A primeira hipótese para essa mortandade relaciona-se à redução da temperatura nos mares e oceanos devonianos — estima-se que a temperatura média mundial nesse período era de 20 °C, portanto, mais alta que a atual —; a segunda refere-se à possível redução de oxigênio nas águas marinhas. Por um desses motivos, isolados ou associados, avalia-se que, aproximadamente, 90% dos plânctons tenham desaparecidos. Por constituírem a base da cadeia alimentar, seu desaparecimento desencadeou a extinção da maioria das outras formas de vida, incluindo muitos dos peixes pulmonados e dos primeiros grupos tetrápodes, como o *Eusthenopteron* e o *Panderichthys*. As causas relacionadas a essa destruição massiva receberam o nome de "eventos de Kellwasser". Ainda assim, o grupo que originou os tetrápodes sobreviveu. Após a destruição em massa no Devoniano, os peixes com características de tetrápodes sobreviventes, que viviam inicialmente em águas costeiras e depois foram para locais de água doce, como lagos, rios e pântanos, e podiam sair da água por um curto tempo para alimentar-se ou fugir de outros peixes predadores maiores, irradiaram-se novamente em diversas localidades ao redor do mundo[46, 47].

A história evolutiva dos tetrápodes ainda apresenta lacunas à espera de fósseis que possam preenchê-las; no entanto, acredita-se que a transição dos tetrápodes aquáticos (peixes semelhantes a anfíbios) para os terrestres foi impulsionada por mudanças anatômicas, fisiológicas e comportamentais usadas para obter alimentos (pequenos animais) de um local comparativamente menos perigoso e disputado que o meio aquático, e tornou-se uma "rota de fuga", em situações de perigo frente aos diversos predadores. Com isso, aumentaram-se as chances de sobrevivência e de perpetuação desses animais, principalmente entre aqueles que conseguiam passar mais tempo fora da água à procura de pequenos animais. Uma hipótese recente sobre um desses motivos foi a facilitação ou aumento da termorregulação. Animais maiores como os que estavam surgindo conseguiam aumentar seu metabolismo quando expostos ao sol, com isso, podiam correr mais, seja para capturar presas ou escapar de outros predadores[48,49].

Todos esses peixes-anfíbios ainda apresentavam guelras e eram animais aquáticos, contudo, observou-se que, à medida que se tornavam mais anfíbios e menos peixes,* refletiam essas mudanças na forma como respiravam, alimentavam-se e locomoviam-se: seus crânios perdiam as formas písceas; as guelras reduziam de tamanho, possivelmente como consequência do aumento da respiração pulmonar; o respirador ficava maior, sugerindo a mudança no tipo de captura da presa de sucção para agarrar; as costelas ficavam mais largas para sustentar o peso desses animais fora da água; a coluna vertebral modificava-se para que esses animais conseguissem sobreviver às condições terrestres e as nadadeiras assemelhavam-se cada vez mais a patas e ao surgimento de pulsos e tornozelos, possibilitando deslocamentos curtos em terra. **Dr. Neil Shubin** escreveu em seu livro *A história de quando éramos peixes*[(50)] como essas mudanças fascinantes sucederam nesses peixes de tal forma que todos os descendentes terrestres respiram por meio de pulmões e usam seus quatro membros para caminhar, correr, saltar, agarrar, lutar, oferecer, entre outras tantas ações.

As transformações respiratórias necessárias ao surgimento dos tetrápodes terrestres podem ter se iniciado já com o surgimento de bolsas brânquicas extras que se converteram em um pulmão primitivo ainda nos peixes ósseos e continuaram com a evolução de pulmões nos tetrápodes. Contudo, a utilização de apenas o pulmão como principal órgão para a ventilação aérea (oxigênio) e a eliminação de gás carbônico foram tão importantes e de difícil resolução que, além do longo período de transição, um grupo intermediário se desenvolveu e irradiou, o dos anfíbios.

Por não haver soluções fantásticas no desenvolvimento de novas espécies, essas substituições certamente se iniciaram com o desenvolvimento de pulmões e a mudança da bomba bucal píscea para ventilá-los. Já que as atividades musculares associadas à ventilação das brânquias são similares tanto nos peixes pulmonados quanto nos teleósteos, presume-se que os mesmos músculos que ventilavam as brânquias também forçavam o ar para os pulmões ou bexiga de ar. Para que isso ocorresse, e diferente da bomba dupla dos peixes, o opérculo devia permanecer fechado, pois, do contrário, o ar seguiria para as brânquias, não para os pulmões.

Nos peixes pulmonados, o complexo palatal, envolvido na abertura do opérculo, está fusionado ao crânio; essas duas mudanças também ocorreram nos peixes sarcopterígios, pois os vertebrados terrestres não têm opérculo nem bomba opercular. Essas reorganizações ilustram bem como as modificações no desenho corporal são geralmente feitas a partir das estruturas existentes. Apesar de os primeiros vertebrados terrestres (anfíbios) respirarem ar, muito menos viscoso e resistente que a água, as pressões geradas pela bomba bucal para que o ar seja engolido e adentre as vias aéreas são altas, ao contrário do que se poderia imaginar, para sobrepujar o atrito nos estreitos ductos aéreos e inflar os pulmões.

A transição dos peixes-anfíbios para os anfíbios envolveu a permanência do dispositivo bucal e o desaparecimento do opercular da bomba dupla da ventilação píscea, com isso, os anfíbios usam sua boca para engolir ar — somente a partir dos répteis o ar foi aspirado, não mais engolido[(39)]. Apesar de os anfíbios modernos usarem esse tipo de respiração para ventilar seus pulmões, algumas descobertas nos fósseis dos primeiros tetrápodes indicam que eles não a utilizavam, já que as costelas não são necessárias para que o ar chegue aos pulmões. Portanto, a ventilação bucofaríngea não seria, provavelmente, primitiva, e sim uma característica recentemente adquirida[(51)].

Os pulmões e as barbatanas lobadas possibilitaram que os vertebrados deixassem o meio aquático e ocupassem os mais distintos locais em terra firme. Inicialmente, desenvolveram-se peixes semelhantes a anfíbios. Em seguida, surgiram os primeiros tetrápodes terrestres ou anfíbios, ainda que intimamente ligados a esse meio. A partir dos répteis, o meio aquático fora deixado para trás e as margens de lagunas, estuários de rios e lagos tornaram-se estreitas para esses novos colonizadores terrestres. Esse novo meio repleto de presas, desafios e oportunidades transformou-se no Eldorado dos tetrápodes.

a evolução do sono em peixes

Se deixarmos de lado a hipótese de que os primeiros compostos orgânicos ou mesmo células simples vieram do espaço, a vida surgiu nos mares e oceanos primitivos, tornando-se o único lugar onde os mais variados organismos cresceram e se desenvolveram ao longo de milhões de anos, antes que os primeiros artrópodes tenham saído de suas águas para colonizar a terra. Assim como ocorre com os animais invertebrados, há um vazio na investigação do sono nos vertebrados mais primitivos, os peixes sem mandíbulas. Quais segredos guardam sobre a evolução do sono nos animais vertebrados? Aguardemos as futuras pesquisas para descobrir.

Entre os peixes mandibulados, os estudos sobre os comportamentos assemelhados ao sono têm como modelo experimental um peixinho de água doce comumente encontrado em aquários chamado de paulistinha ou peixe-zebra, cujas características comportamentais, anatomofisiológicas (em relação ao sono, o sistema nervoso písceo é consideravelmente análogo ao tronco cerebral mamífero) e farmacológicas assemelham-se àquelas do sono dos mamíferos, apesar de serem animais pecilotérmicos ou de "sangue frio"[(52, 53)].* Por seus distintos hábitats e desafios, os peixes desenvolveram variados bionismos, que incluem desde comportamentos assemelhados ao sono até a ausência dele[(54)].

* Estes peixinhos tropicais de água doce tornaram-se as mais recentes estrelas não apenas no estudo dos diversos bionismos do sono, mas nos de várias doenças, já que, por serem pequenos, exigem espaços físicos reduzidos, a taxa de reprodução é alta, a manutenção é fácil e econômica, o genoma já foi sequenciado e apresentam semelhanças estruturais com os mamíferos por serem animais vertebrados[(55)].

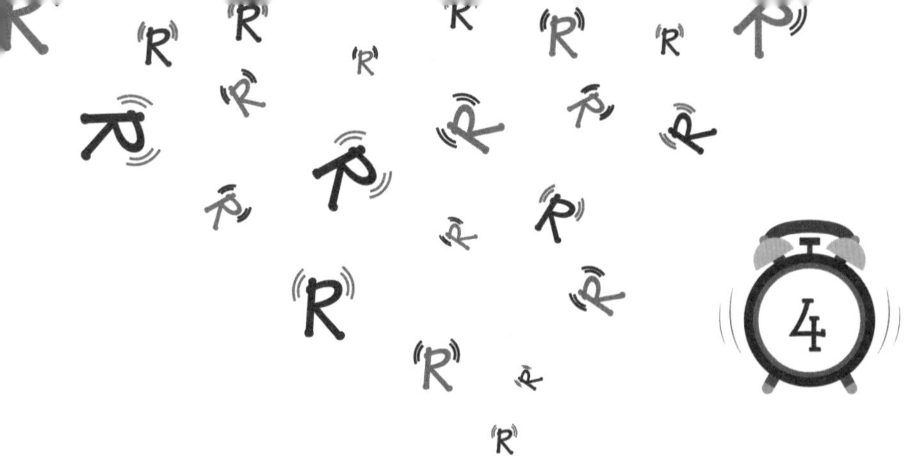

Os primeiros tetrápodes terrestres: anfíbios e répteis

Os protoanfíbios e anfíbios

Peixes-anfíbios ou anfíbios-peixes? Que extraordinária transição! Os fósseis de um dos primeiros protoanfíbios conhecidos, o *Ichthyostega*, foram encontrados na região leste da Groenlândia a partir de 1929. Apesar de nenhum deles ser completo, descobriu-se que ele respirava por meio dos pulmões, tinha patas carnudas, que permitiam que caminhasse sobre terra firme, e cauda vestigial coberta de escamas. Apesar dessas características, os estudos mais recentes indicam que ainda não estava completamente adaptado ao meio terrestre e que ainda utilizaria as brânquias para troca de gases (oxigênio e gás carbônico) e eliminação de outras substâncias[51].*

* A transição da água para o ar impôs duas limitações distintas na homeostasia do gás carbônico e da regulação ácido-base, ambas relacionadas às brânquias e por cujas funções foram responsáveis durante milhões de anos. Portanto, desenvolveram-se bionismos substitutivos para que os animais pudessem sobreviver sem depender do meio aquático. Essas mudanças foram graduais e envolveram provavelmente várias espécies.

Os primeiros tetrápodes considerados realmente anfíbios surgiram no período Carbonífero (359-299 milhões de anos atrás) e irradiaram-se intensamente impulsionados pelas mudanças anatômicas, fisiológicas e comportamentais nos milhões de anos seguintes em um novo ambiente onde não havia praticamente concorrentes. Certamente, uma das principais contribuições decorreu das transformações dos arcos mandibular e hioide que permitiram a completa independência da respiração aquática e o uso exclusivo da respiração pulmonar. O desaparecimento das guelras e do opérculo foi causado pela alteração anatômica do arco mandibular, reformulando e descaracterizando a cabeça típica dos peixes. A perda das guelras representou um passo hercúleo em direção à terra, já que, nos peixes, elas não são apenas utilizadas para a respiração, a troca de gás carbônico pelo oxigênio, mas também para a eliminação do nitrogênio, na regulação iônica e na entrada e saída de água; portanto, essa perda implicou que outros órgãos, como o rim e a glândula nasal, assumissem essas funções. As mudanças do arco hioide possibilitaram o surgimento do pescoço e, com isso, houve o enorme aumento da mobilidade da cabeça, a sustentação e a mobilidade da língua e a suspensão da laringe — essas ações foram auxiliadas pelos arcos mais caudais, os ex-arcos branquiais, sendo que eles, provavelmente, originaram também os anéis traqueais.

Apesar de serem muito abundantes e dominarem o cenário terrestre por, aproximadamente, 150 milhões de anos, entre 345 e 195 milhões de anos atrás, os anfíbios ainda dependiam da água ou de ambientes extremamente úmidos, entre outras coisas, para a reprodução — o significado de anfíbio é vida dupla.

Os anfíbios "herdaram" dos peixes sarcopterígios a ventilação pulmonar, mas, em vez de manter a boca aberta para sugar o ar, como fazem os peixes pulmonados, eles aspiram o ar pelas coanas ao expandir inicialmente a cavidade bucal. Em seguida, a glote se abre rapidamente e libera o ar contido nos pulmões através das coanas, que se fecham. Imediatamente, ocorre uma série de elevações e depressões do assoalho da boca (oscilações bucais) que conduzem o ar fresco pela glote até os pulmões — tanto a expansão da cavidade bucal quanto essas oscilações são auxiliadas pelos movimentos do aparelho hioideo. Assim que todo o ar passa, a glote se fecha novamente para impedir que ele retorne e que possa ocorrer a troca de oxigênio pelo gás carbônico. Tão logo a glote se fecha, o processo se reinicia. Tanto as oscilações bucais quanto as ventilações dos pulmões são produzidas pelos mesmos músculos, diferindo apenas na força de suas contrações e na posição das coanas e glote. Os mesmos nervos craniais (V, VII, IX e X) dos peixes mandibulados inervam todos os músculos envolvidos na ventilação anfíbia (bucal, faríngea, glote e coanas); contudo, um fato ainda não completamente delineado é que a evolução da respiração aérea provavelmente exigiu que outro centro respiratório central, ou mesmo outros, assumisse essa função. Com isso, as fibras descendentes do tronco cerebral puderam transmitir para os motoneurônios espinhais esses novos padrões motores, possibilitando o desenvolvimento da ventilação mais complexa dos anfíbios. Essa mudança foi fundamental para que a ventilação passasse de deglutitória a aspirativa a partir dos répteis(35, 36).

A ventilação pulmonar por meio da deglutição do ar é usada pela grande maioria dos anfíbios desde seu surgimento, sendo provável que a eliminação do ar contido nos pulmões, durante a expiração, fosse auxiliada pela contração da musculatura abdominal. Depois de 50 milhões de anos do surgimento dos primeiros anfíbios, um desses grupos, o dos antracossauros, os supostos ancestrais dos répteis, substituiu esse padrão ventilatório por outro, o aspirativo, muito mais eficiente porque, a cada inspiração, entrava mais ar nos pulmões. Isso foi possível porque as costelas ficaram mais largas e resistentes, e os músculos intercostais e abdominais, mais fortes.

Répteis: os desbravadores continentais

Ao longo de quase 150 milhões de anos, os anfíbios surgiram, diversificaram-se e ocuparam variados ambientes de águas rasas e terrestres e, então, ao final do período Permiano (299-251 milhões de anos atrás), declinaram. A principal causa desse acontecimento pode ser atribuída ao sucesso de seus descendentes, os répteis, que evoluíram no início do período Carbonífero (359-299 milhões de anos atrás)[(56)].

Existem várias características anatômicas que diferenciam os primitivos répteis dos anfíbios; contudo, a mais básica e diferenciada mudança relacionou-se ao modo como se reproduziram, por meio do ovo amniótico, o conhecido ovo de galinha. Apesar de os anfíbios serem os primeiros vertebrados terrestres, nunca se tornaram completamente independentes do meio aquático porque, entre outros motivos, necessitam dele para se reproduzir. Seus ovos gelatinosos precisam da água para desenvolver-se, respirar e eliminar os resíduos, além de não ressecar. No ovo amniótico, o embrião está envolto em membranas (âmnio) e protegido do ressecamento pela casca dura. Nele estavam contidos a água e o alimento necessários ao seu desenvolvimento e, através da casca, ocorriam as trocas gasosas e a eliminação de dejetos. O desenvolvimento desse ovo foi tão crucial para o sucesso dos tetrápodes que todos os descendentes o utilizam, sendo chamados de amniotas.* Apesar de sua importância, alguns cientistas discordam de que foram necessários para a adaptação dos tetrápodes à vida em terra seca[30].

Ainda não foram encontrados fósseis de animais com características intermediárias entre os anfíbios e os répteis, e uma das consequências dessa ausência é a suposta mudança abrupta no tipo de ventilação pulmonar entre eles, da deglutição de ar (anfíbios) para a aspiração do ar (répteis). Assim como Darwin teve de lidar com a falta de fósseis mais antigos que pudessem confirmar sua teoria, a descontinuidade entre esses dois grupos de animais é fictícia, pois existe um vazio temporal de aproximadamente 40 milhões de anos entre eles. Possivelmente, os ancestrais dos répteis utilizaram um bionismo respiratório intermediário entre os dois, como fazem alguns lagartos que utilizam também a garganta para bombear o ar (bomba gular). A diferença entre eles relaciona-se ao desenvolvimento de costelas nos répteis, que participam na ventilação pulmonar devido aos estímulos respiratórios iniciados pelos músculos intercostais que atuam sobre a caixa torácica — os répteis não têm diafragma. Devido ao aumento dessa complexidade e variedade ventilatória, o suprimento nervoso dos répteis pode provir do X e XII pares de nervos cranianos, e da medula

* Nos mamíferos, além do desenvolvimento no ovo, como ocorre com os ornitorrincos e as equidnas, apareceram animais cujos filhotes nascem desenvolvidos (= vivíparos) e completam-no em uma bolsa (marsupial, do grego *marsípion*, ou "pequena bolsa"), como os gambás e os cangurus; ou se desenvolvem no interior do corpo desses animais, os placentários, como os morcegos, os golfinhos e os humanos.

espinhal (nervos espinhais ou raquidianos). A respiração aspirativa trouxe enormes vantagens ao dissociar a alimentação da respiração e, dessa forma, permitiu que a língua e a cabeça se adaptassem aos mais variados tipos de alimentação, inclusive capturando presas maiores e mais duras, e que diferentes bionismos ventilatórios surgissem(35, 36, 57).

Os répteis compartilharam com os anfíbios os domínios terrestres durante 40 milhões de anos; no entanto, ao se diversificarem e se espraiarem por terras, mares e céus, disputaram com os anfíbios os nichos existentes, ou apenas ocuparam os vazios e, ao fim desse período, suplantaram-nos em número, tamanho e hábitats e ganharam a primazia terrestre. Seu sucesso foi tão grande que, desde seu aparecimento, há aproximadamente 320 milhões de anos, foram raros os grupos de animais que se aventuraram a sair das águas, e geralmente ocuparam regiões costeiras ou tornaram-se terrestres em ilhas onde a competição com os ocupantes nativos era menor(30).

Segundo o registro fóssil, no período Carbonífero (359-299 milhões de anos atrás) ou até mesmo antes, os répteis dividiram-se em dois grupos, os sinapsidas e os diapsidas, cuja distinção relaciona-se classicamente à presença de uma abertura, nos sinapsidas, ou duas, nos diapsidas, na região temporal do crânio(56)* O grupo dos sinapsidas ("arcos fundidos") é constituído por dois grupos principais, o dos pelicossauros, no período Carbonífero médio (315-307 milhões de anos atrás), e o dos terapsídeos, no início do Permiano (299-251 milhões de anos atrás).

Observaram-se, a partir de fósseis de alguns terapsídeos, características relacionadas ou presentes nos mamíferos,

* Os diapsidas têm uma história evolutiva riquíssima e originaram, dentre os grupos mais conhecidos, os dinossauros, os répteis modernos e os pássaros (sauropsidas).

como a postura corporal, os tipos de dentes, os ossículos do ouvido e a presença do palato secundário; com isso, foram chamados por alguns paleontólogos de "répteis semelhantes aos mamíferos". Provavelmente, essa denominação tinha a intenção de acentuar a ligação desses seres com os mamíferos e mostrar a antiguidade desse grupo para o público leigo, geralmente fascinado com as histórias e as exposições sobre os dinossauros. Realmente, essa expressão atraiu o interesse da imprensa e do público; contudo, estreitou enormemente a visão sobre os sinapsídeos ao excluir toda a diversidade oriunda desse grupo.

No final do período Permiano e início do Triássico, por volta de 251 milhões de anos atrás, havia uma enorme quantidade e diversidade de terapsídeos, carnívoros e herbívoros, pequenos e enormes, espalhados pelas terras do supercontinente Pangeia.* Seus fósseis foram encontrados na África do Sul, Rússia, nas Américas do Norte e Sul, China e até na Antártica[(56)]. Desafortunadamente para a maioria dos seres vivos, aquáticos e terrestres, o mundo estava prestes a conhecer a maior de todas as mortandades, a extinção do Permiano-Triássico, ocorrida por volta de 251 milhões de anos atrás. Essa extinção é conhecida como a "mãe de todas as extinções"[(58)]. Estima-se que 96% de toda a vida marinha e 70% dos vertebrados terrestres sucumbiram. A catástrofe foi tão grave e extensa que até mesmo os insetos foram dizimados.

Um dos grupos de terapsídeos sobreviventes foi o dos teriodontes ("dentes de fera"), dos quais evoluíram os cino-

* Pangeia (do grego, *pan* = todo; *gea* = terra) foi uma das reuniões de terras existentes (supercontinente) que ocorreu ao longo da história geológica de nosso planeta. Sua formação começou há aproximadamente 300 milhões de anos, sendo que, 100 milhões de anos depois, voltou a se fraturar nos atuais continentes.

dontes ("dentes semelhantes ao de cão"), transformando-se nos animais terrestres dominantes no início do Triássico. Todos os cinodontes têm muitas características encontradas nos mamíferos, como a dentição completamente diferenciada capaz de mastigar vários tipos de alimentos, as alterações da crista sagital e dos arcos zigomáticos que formavam uma fenda temporal que foi aumentando progressivamente e as alterações de ossos craniais que, possivelmente, resultaram na mandíbula mamífera e nos ossículos do ouvido médio. Outra estrutura anatômica que se desenvolveu gradualmente a partir dessas mudanças ósseas foi o palato secundário, já que nos cinodontes mais primitivos ele ainda era incompleto.*

Os cinodontes irradiaram-se intensamente durante o período Triássico médio e tardio; contudo, ao final desse período, entre 40 e 50 milhões de anos, diversas linhagens desses animais reduziram seus tamanhos, transformaram-se em insectívoros ou mesmo onívoros com hábitos noturnos.** Observaram-se nos fósseis que os traços anatômicos se assemelhavam cada vez mais aos dos mamíferos, a ponto de um deles originar efetivamente os mamíferos(59).***

* Inicialmente, nos peixes ancestrais dos peixes pulmonados e tetrápodes (rhipidistianos) surgiram passagens nasais que atingiam a boca através de aberturas pareadas no palato primário, as narinas internas ou cóanas(60).

** Os motivos que causaram a redução do tamanho dos cinodontes ainda não foram esclarecidos. A explicação mais plausível para isso foi a concorrência dos sauropsídeos terrestres, que os substituíram como os predadores dominantes. Ao final do Triássico, os cinodontes estavam extintos, e, dos diversos grupos que se originaram dos cinodontes, o único que conseguiu sobreviver foi o dos mamíferos. Somente após a extinção dos dinossauros, os mamíferos prosperaram.

*** Algumas características herdadas dos cinodontes pelos mamíferos estão diretamente relacionadas à busca das origens do ronco e da apneia do sono em humanos, como a transformação do músculo diafragma, do palato secundário e das conchas nasais. Contudo, essas alterações surgiram em consequência das exigências diárias e, em longo prazo, necessárias à sobrevivência de cada indivíduo e espécie, e estão associadas à mastigação e ao surgimento da homeotermia ou endotermia. Por motivos

Os anfíbios e a maioria dos répteis engolem seus alimentos inteiros ou em grandes nacos; com isso, a respiração é interrompida momentaneamente. Conforme os répteis cinodontes mudavam ou desenvolviam novas estruturas anatômicas, como dentes especializados em rasgar, triturar e mastigar, o palato secundário,* os alimentos abocanhados poderiam ser menores e reduzidos mecanicamente pelos dentes, pois começara a formar um corredor exclusivo para a passagem do ar até a faringe. Dessa maneira, com o surgimento de duas câmaras distintas para as passagens de alimentos e ar, a deglutição interferia cada vez menos na respiração (ventilação) e elas podiam ocorrer ao mesmo tempo. Além disso, observou-se que as conchas nasais simples dos répteis, apenas cobertas com epitélio olfatório, e a narina interna localizada anteriormente mudaram de função e posição nos cinodontes. À medi-

ainda não esclarecidos, nossos ancestrais reptilianos conseguiram obter vantagens nas situações adversas que outros grupos de cinodontes não obtiveram. Por isso, os mamíferos são o único grupo de cinodontes sobreviventes.

* Graças ao palato secundário, os mamíferos conseguiram reduzir o tempo dessa pausa respiratória e o da digestão alimentar. Ao mastigar pedaços menores de alimentos e quebrá-los ainda mais mecanicamente com os dentes, a respiração só cessava no momento da deglutição. Além disso, a digestão já se iniciava na boca por meio de enzimas, o que reduzia o tempo de absorção e aumentava a quantidade de energia disponibilizada, principalmente para o elevado consumo de animais homeotérmicos. Outro ponto fundamental, os filhotes de mamíferos sugam o leite produzido por suas mães. Possivelmente, esses são os motivos para o palato secundário ser composto inicialmente de uma parte óssea (palato duro) seguida de outra (palato mole), composta por mucosa e músculos (tensor e levantador do véu palatino ou palato mole), que regulam a posição do palato mole durante a deglutição, formando um selo temporário entre os palatos primário e secundário, conduzindo os alimentos para a faringe e impedindo o refluxo dos alimentos para as cóanas. Da mesma forma, para que ocorra a sucção do leite, a pressão no interior da boca deve ficar abaixo da pressão atmosférica ("pressão negativa") e isso só é possível com a obstrução temporária entre esses palatos. Se isso não ocorresse, a sucção seria ineficiente, pois o ar entraria pelas cóanas, e parte do leite poderia refluir por essa via desencadeando tosse e prejudicando ainda mais a alimentação. Dessa maneira, ao serem criados corredores distintos para a entrada e saída de ar e alimentos, os mamíferos puderam obter os benefícios da mastigação e da sucção do leite materno sem prejudicar a ventilação aérea[61].

da que a narina interna retrocedia, criava uma cavidade nasal na qual se projetavam lâminas ósseas ou cartilaginosas de suas paredes, cobertas com epitélio respiratório (conchas ou turbinas). Em paralelo, o palato secundário se desenvolvia em direção à linha média (passe a língua no palato duro ou "céu da boca" e perceba que há uma fina depressão onde essas duas lâminas ósseas se encontram). Possivelmente, tais transformações decorreram do aumento da ventilação pulmonar causado pela elevação do metabolismo mesmo em descanso desses animais devido à endotermia. Essas mudanças anatômicas e fisiológicas também ocorreram nas aves. A explicação mais razoável para isso se deve ao risco potencial de perda de água e calor corporais que o aumento da frequência respiratória impôs a esses animais com a evolução da endotermia.* Com o surgimento dessas estruturas aparentemente simples e com pouco gasto energético, os corpos puderam recuperar parte da água e do calor por meio de troca intermitente por contracorrente, ou seja, no momento que o ar entra, ele é filtrado, aquecido e umidificado; antes de sair, a água e o calor contidos nele são parcialmente recuperados. Se não houvesse esse bionismo, a endotermia, um dos pilares da sobrevivência e da irradiação dos mamíferos, poderia ser insustentável e, provavelmente, não estaríamos aqui[(20, 62, 63)].

Outra mudança importante ocorreu nos pulmões. Desde os primeiros anfíbios, a estrutura interna dos pulmões assemelhava-se à da colmeia, daí o padrão faviforme ou

* Os animais endotérmicos são conhecidos popularmente como animais de "sangue quente". Essa alteração metabólica permitiu que tivessem uma vida muito ativa e explorassem hábitats que os animais pecilotérmicos, ou "animais de sangue frio", não conseguiam.

faveolar, eram pares e conectavam-se à faringe (sistema digestório) pela traqueia, composta por anéis cartilaginosos que impediam o fechamento da via respiratória. Nos répteis, o padrão faviforme se manteve; contudo, eles cresceram e aumentaram a relação entre a superfície e o volume conforme seus corpos tornavam-se maiores. Possivelmente, a partir dos cinodontes, o padrão faveolado foi substituído pelo alveolar. Com isso, o aumento do número de pequenas unidades de trocas gasosas (alvéolos), com maior relação entre a área de superfície e o volume, aliado ao fato de serem elásticos, permitiu que as trocas respiratórias fossem mais eficientes e a um baixo custo metabólico. O número de inspirações necessárias (ventilação) para que o sangue ficasse adequadamente suprido de oxigênio (perfusão) reduziu quando comparado aos répteis e anfíbios. Essas alterações foram fundamentais para sustentar o elevado metabolismo endotérmico e o aumento das necessidades de oxigênio que provavelmente se iniciava nesses animais e que os mamíferos herdaram.

A terceira modificação legada dos cinodontes pelos mamíferos foi a separação completa das cavidades torácica e abdominal por tecido muscular, o diafragma. Esse músculo largo e plano é o principal responsável pela ventilação mamífera. Nos répteis, o diafragma pode ser constituído por septo não muscular ou mesmo não existir, e as separações dessas cavidades variam de parcial a total; por isso, eles se valem das mais variadas formas de expandir e comprimir os pulmões, como os movimentos das costelas e músculos intervertebrais, do fígado para atuar como um pistão para auxiliar a ventilação dos membros(37).

a evolução do sono em anfíbios e répteis

Os estudos sobre o sono de anfíbios são escassos. A maioria deles foi realizada com anuros (sapos de forma geral). Foram observados comportamentos assemelhados ao sono associados à atividade de baixa amplitude e alta frequência no eletroencefalograma (EEG) de alguns desses animais. Esses registros representam a atividade cerebral associada ao sono NREM — em outro estudo realizado com a salamandra, não se identificaram ondas encefálicas associadas ao sono, apesar de se confirmar que ela estava em estado de descanso. Não foi confirmada a presença de sono REM em nenhum desses animais.

Em relação ao sono em répteis, alguns deles apresentavam comportamentos característicos associados ao sono NREM (postura estereotipada semelhante ao sono, maior dificuldade para acordar, aumento compensatório do tempo de sono após ficar mais horas acordado e ondas cerebrais que desapareciam após o despertar), mas em outras espécies não foi possível identificar esse tipo de sono. Há controvérsias em relação ao sono REM, pois, embora alguns cientistas tenham encontrado em alguns desses animais elementos associados ao sono REM, como a atonia muscular e a ativação do EEG, estudos recentes não confirmaram esses achados.

Em resumo, os anfíbios e os répteis parecem ter o sono NREM, mas não o REM[65].

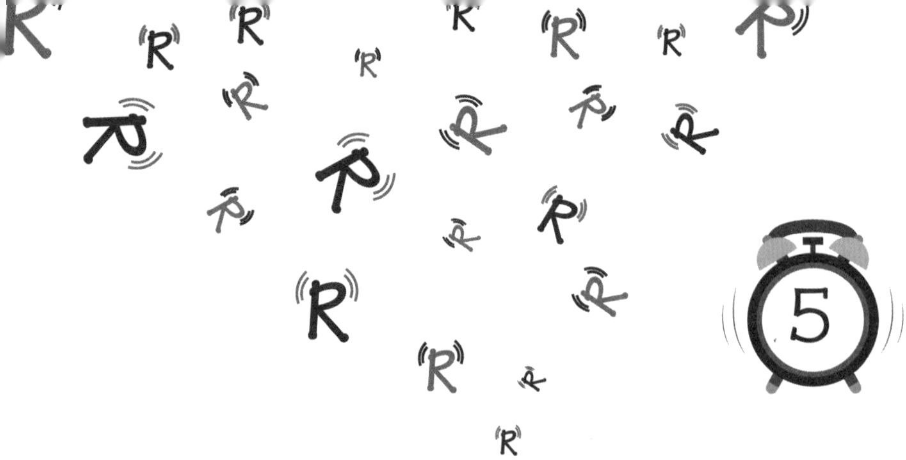

Os mamíferos

Nos últimos anos, apesar da busca árdua pelo mais antigo e primitivo mamífero, os poucos fósseis encontrados engendraram muitas controvérsias; ainda assim, houve avanços importantes. Estima-se que surgiram no final do período Triássico, entre 205 e 210 milhões de anos, talvez até mais cedo, por volta de 225 milhões de anos.* Eles tinham o tamanho de um camundongo e sua anatomia ainda apresentava características dos cinodontes — além de seu porte reduzido, tinham hábitos noturnos. Mesmo após milhões de anos disseminando-se pela Europa, Ásia, África e América do Norte, eles não ultrapassaram o tamanho de um cachorro de porte médio. Presume-se que a principal causa disso fora a acirrada competição com outros animais muito maiores e ferozes.

* Apesar das parcas e ainda polêmicas informações sobre esses protomamíferos, sabe-se que surgiram quando o grupo que originou os dinossauros estava florescendo, e que conviveram com eles por, aproximadamente, 150 milhões de anos durante a Era Mesozoica (251-65,5 milhões de anos atrás).

Toda essa situação mudou com a queda de um meteoro na península de Yucatán (México), há aproximadamente 65,5 milhões de anos, que extinguiu parte da vida terrestre, incluindo os dinossauros não aviários e a maioria desses mamíferos. Essa extinção, ocorrida na transição dos períodos Cretáceo e Triássico,* mudou o cenário evolutivo completamente, sendo que a balança da vida pendeu para os mamíferos sobreviventes. Apenas alguns grupos sobreviveram à catástrofe cósmica, os quais originaram todos os mamíferos existentes, os monotremados, marsupiais e placentários(65).

Os mamíferos apresentam características que os distinguem dos outros vertebrados, contudo, as mudanças anatômicas do sistema respiratório foram pequenas quando comparadas às dos ancestrais anfíbios e reptilianos. Possivelmente, todas essas restruturações foram herdadas dos cinodontes e serviram ao modo de vida de animais capazes de enfrentar os mais variados ambientes terrestres graças à homeotermia. Pode-se inferir isso a partir do esquadrinhamento dos fósseis e dos mamíferos vivos mais primitivos, em que se encontraram uma abertura nasal óssea, um palato ósseo secundário, uma faixa muscular (diafragma), separando a cavidade torácica da abdominal, arcos costais geralmente restritos ao tórax e pulmões alveolares. Desde então, esse sistema manteve-se praticamente inalterado.

A segunda parte é a ponte entre as heranças bioquímicas, fisiológicas e anatômicas que recebemos desde os primeiros seres vivos (primeira parte) e os conhecimentos

* Dentre todas as cinco grandes extinções ocorridas na Terra, certamente essa é a mais conhecida e divulgada, apesar de não ter sido a mais devastadora, por causa da mortandade causada entre os dinossauros. Além deles, foram extintos animais terrestres, como mamíferos primitivos, répteis e insetos, animais marinhos (invertebrados e vertebrados) e plantas.

acumulados nas últimas décadas que resultaram nas tremendas descobertas sobre o ronco e a apneia obstrutiva do sono (terceira parte). Escrevo, nos três capítulos seguintes, sobre o grupo do qual fazemos parte, as transformações que ocorreram em nossos ancestrais que resultaram em mudanças na anatomia das nossas vias aéreas superiores e a partir de qual deles poderiam ter surgido esses problemas respiratórios noturnos que afetam milhões de pessoas ao redor do mundo.

a evolução do sono em mamíferos

O sono dos mamíferos, mais especificamente dos placentários, é o mais estudado. Qualquer aspecto do sono, fosse comportamental, eletrofisiológico, fisiológico ou homeostático/funcional, foi investigado inicialmente nesses mamíferos. Por motivos antropocêntricos, consideramos o sono humano como "padrão-ouro"; portanto, buscamos identificar nas outras espécies, mamíferas ou não, os mesmos elementos, ou assemelhados, encontrados em nosso sono, como os estágios NREM e REM. Para isso, faz-se o estudo poligráfico completo do sono, que consiste em avaliações eletrofisiológicas do NREM e REM, que são identificados por meio do eletreoencefalograma (EEG).* Com isso, constatou-se que ele varia tanto entre os diversos grupos de mamíferos (monotremados, marsupiais e placentários) quanto entre suas diversas ordens e espécies. Por exemplo, nos monotremados (ornitorrinco e equidna), considerados os mamíferos mais primitivos, durante o sono assemelhado ao REM, ocorrem movimentos oculares rápidos e o tônus

* Esse tipo de estudo só é possível quando o animal investigado apresenta os quatro principais componentes do sono (comportamental, eletrofisiológico, fisiológico ou homeostático/funcional), como sucede com os mamíferos e aves. Sua demonstração nesses dois grupos, mas não nos répteis, pode indicar que houve um ancestral comum aos dois que já apresentava padrões de sono parecidos ou que essas semelhanças se devam à evolução convergente deste estado, isto é, mesmo que parecido, o sono evoluiu de maneira independente a partir de ancestrais nos mamíferos e nas aves[66].

muscular está reduzido, mas as características ondas rápidas e de baixa amplitude, que refletem a ativação cerebral, estão restritas ao tronco cerebral — nos adultos dos marsupiais e placentários, elas se propagam para o prosencéfalo. E a maior parte do tempo de sono desses animais é desse sono REM. Já a presença de ondas lentas, caraterísticas do sono de ondas lentas (SOL) e restritas ao prosencéfalo, ocorrem ao mesmo tempo que ocorrem os sinais característicos do REM. Segundo as palavras do Dr. Jerome M. Siegel referindo-se ao sono da equidna: "Parece que o tronco cerebral estava em um estado semelhante ao sono REM, enquanto o prosencéfalo estava em um estado de sono NREM"[(67)].

Para os mamíferos, o sono é uma necessidade básica, uma função fisiológica essencial à vida. Quando ratos foram privados durante alguns dias de forma total ou parcial dos estágios do sono, ou seja, dormiram menos tempo que o necessário ou não conseguiram atingir esses estágios, ficaram mais estressados, sonolentos, cansados, com sinais de apatia, lesões de pele, aumento da ingestão alimentar, perda de peso, aumento do gasto energético, redução da temperatura corporal durante os últimos estágios da privação e morte. Para os autores desses estudos, o significado dessas alterações, que eles chamaram de síndrome da privação do sono, não é inteiramente claro e parece associar-se à necessidade do sono para a efetiva termorregulação[(68)]. Em 2009, os resultados de um estudo com pombos e ratos privados de sono revelaram que os pombos, diferente dos ratos, não apresentaram os sinais e sintomas associados à síndrome da privação do sono. E, quando adormeceram, o padrão de recuperação do sono foi similar. Ainda assim, os autores sugeriram algumas possíveis explicações, mas sem chegar a nenhuma conclusão — a associação entre o sono e a termorregulação sugerida anteriormente não se comprovou, pois as duas espécies são homeotérmicas[(69)]. Surpreendente. Aguardemos futuros trabalhos que possam desvendar os motivos dessas diferenças.

O sono dos mamíferos compõe-se de duas fases distintas, o sono REM e o sono NREM, que se alternam em ciclos ao longo da noite. Ainda que essas fases sejam desencadeadas por estruturas e transmissores neurológicos diferentes, o que sugere funções fisiológicas distintas, elas estão fisiologicamente integradas.* Além disso, ele pode ocorrer preponderantemente em um episódio (sono monofásico) ou em diversos deles (sono polifásico) nas 24 horas[70].

O sono dos primatas antropoides adultos (gorilas, chimpanzés, humanos) é considerado monofásico, ou um episódio de sono nas 24 horas, e noturno[71].

* A redução ou eliminação de uma das fases por quaisquer meios não aumenta o tempo de duração da outra fase e traz prejuízos às suas funções e ao desempenho geral do animal. Além disso, tão logo consegue dormir adequadamente, há aumento inicial da fase que foi privada e, depois, da outra[70, 72].

Referências da primeira parte

(1) **Deamer D e Weber AL**. Bionergetics and life's origins. Cold Spring Harb Perspect Biol, 2(2): a004929, 2010.

(2) **Glansdorff N, Xu Y e Labedan B**. The last universal common ancestor: emergence, constitution and genetic legacy of an elusive forerunner. Biol Direct, 3: 29, 2008.

(3) **Margulis L, Sagan D**. A Animação da Matéria. Capítulo 2: 40-49. Microcosmos. Quatro bilhões de anos de evolução microbiana. Editora Pensamento-Cultrix Ltda, 2004. p.44. Tradução Mirtes Frange de Oliveira Pinheiro.

(4) **Rothschild LJ**. The evolution of photosynthesis...again? Philos Trans R Soc Lond B Biol Sci, 363(1504): 2787-801, 2008.

(5) **Margulis L, Sagan D**. O Desvendar do Microcosmo. Capítulo 4: 58-71. Microcosmos. Quatro bilhões de anos de evolução microbiana. Editora Pensamento-Cultrix Ltda, 2004. p. 69.

(6) **Sessions AL, Doughty DM, Welander PV, Summons RE, Newman DK**. The continuing puzzle of the great oxidation event. Curr Biol, 19(14): R567-74, 2009.

(7) **Lane N.** Oxygen. The molecule that made the World. Oxford University Press. 374 p. 2002.

(8) **Paramount Pictures** - Star Trek.

(9) **Timo-Iaria C**. Evolução histórica do estudo do sono. Medicina e Biologia do Sono, 1: 1-6. Sergio Tufik (organizador). Ed. Manole, 2008.

(10) **Johnson CH, Stewart PL e Egli M.** The cyanobacterial circadian system: from biophysics to bioevolution. Annu Rev Biophys, 40: 143-67, 2011.

(11) **Rossetti V e Bagheri HC**. Advantages of the division of labour for the long-term population dynamics of cyanobacteria at different latitudes. Proc Biol Sci, 279(1742): 3457-66, 2012.

(12) **Krueger JM.** What exactly is it that sleeps? The evolution, regulation and organization of an emergent network property. Evolution of Sleep. Phylogenetic and Functional Perspectives. Chapter 4: 86-106. Cambridge University Press. Ed. McNamara P, Barton R. A., Nunn C. L., 2010.

(13) **Guyton AC, Hall JE**. A célula e suas funções. Capítulo 2: 11-26. Tratado de Fisiologia Médica, 11ª Edição, 2006. Editora Saunders Elsevier.

(14) **Ruppert EE, Fox RS, Barnes RD**. Protozoa. Cap. 3: 26-67. Zoologia dos Invertebrados. Uma abordagem funcional-evolutiva. 7ª edição, 2005. Tradução: Dr. Fábio Lang da Silveira. Ed. Roca.

(15) **Paramount, 1996** - A Sombra e a Escuridão.

(16) **Ruppert EE, Fox RS e Barnes RD**. Introdução aos Metazoa. Cap. 4: 68-88. Zoologia dos Invertebrados. Uma abordagem funcional-evolutiva. 7ª edição, 2005. Tradução: Dr. Antonio Carlos Marques. Ed. Roca.

(17) **Maloof AC, Rose CV, Beach R, Samuels BM, Calmet CC, Erwin DH, Poirier GR, Yao N e Simons FJ**. Possible animal-body fossils in pre-Marinoan limestones from South Australia. Nat Geosci, 3(9): 653-9, 2010.

(18) **Silva CR**. Geodiversidade do Brasil: conhecer o passado, para entender o presente e prever o futuro. Rio de Janeiro: CPRM, 2008. 264 p.

(19) **Darwin C**. A Origem das Espécies. Capítulo VI - Dificuldades da teoria, p. 235-75, 2004. Martin Claret. Tradução John Green.

_______. A Origem das Espécies. Capítulo X – Imperfeição dos registros geológicos, p. 391-422, 2004. Martin Claret. Tradução John Green.

(20) **Kardong KV**. Chapter 7: Skeletal system: the skull: 240-93. Vertebrates. Comparative Anatomy, Function, Evolution. Sixth Edition, 2012. Mc Graw Hill Company. p. 245, 252 e 281.

(21) **Campbell SS e Tobler I**. Animal sleep: a review of sleep duration across phylogeny. Neurosci. Biobehav Rev, 8(3): 269-300, 1984.

(22) **Hendricks JC, Sehgal A e Pack AI.** The need for a simple animal model to understand sleep. Prog Neurobiol, 61(4): 339-351, 2000.

(23) **Kavanau JL**. Is sleep's supreme mystery' unraveling? An evolutionary analysis of sleep encounters no mystery; nor does life's earliest sleep, recently discovered in jellyfish. Med Hypotheses. 66(1): 3-9, 2006.

(24) **Strumwasser F**. The cellular basis of behavior in Aplysia. J Psychiat Res, 8(3): 237-57, 1971.

(25) **Hoshino K**. Aspectos filogenéticos do sono. Medicina e Biologia do Sono, 2: 7-23. Sergio Tufik (organizador). Ed. Manole, 2008.

(26) **Frank MG, Waldrop RH, Dumoulin M, Aton S e Boal JG**. A preliminary analysis of sleep-like states in the cuttlefish Sepia officinalis. PLoS One, 7(6): e38125, 2012.

(27) **Ramón F, Mendoza-Angeles K e Hernandez-Falcon J**. Sleep in invertebrates: crayfish. Front Biosc (Schol Ed.), 4: 1190-200, 2012.

(28) **Clack JA.** Introduction: the origin and evolution of tetrapods, 1: 2-26. Gaining ground: the origin and evolution of tetrapods — 2 ed, 523 págs. Indiana University Press, 2012. p. 23.

(29) **Bassalo JMF.** Arquimedes: Físico, Matemático, Inventor e Engenheiro Militar. Seara da Ciência. Curiosidades da Física (www.seara.ufc.br/folclore/folclore78.htm).

(30) **Laurin M.** Conquest of land. Data from extant vertebrates. How vertebrates left the water: 2: 45-54. University of California Press, 2010. p. 47.

(31) **Long, JA.** The ghost fish and other primeval predators. Chapter 10: 174-87, 2011. The rise of fishes: 500 million years of evolution — 2 ed. The Johns Hopkins University Press, p. 187.

(32) **Kuratani S**. Evolution of the vertebrate jaw: comparative embryology and molecular developmental biology reveal the factors behind evolutionary novelty. J Anat, 205(5): 335-4, 2004.

(33) **Hildebrand M e Goslow G**. Aparelho respiratório e bexiga natatória. Capítulo 13: 219-237. Análise da Estrutura dos Vertebrados. Segunda edição, 2006. Atheneu Editora São Paulo Ltda. Tradução: Ana Maria de Souza e Érika Schlenz.

(34) **Mallat, 1996 – citado por Kardong KV**. Chapter 13: The digestive system: 503-44. Vertebrates. Comparative Anatomy, Function, Evolution. Sixth Edition, 2012. Mc Graw Hill Company, p. 509-510.

(35) **Kardong KV.** Chapter 11: The respiratory system: 413-50. Vertebrates. Comparative Anatomy, Function, Evolution. Sixth Edition, 2012. Mc Graw Hill Company. p. 421, 424, 430, 432-33.

(36) Taylor EW, Leite CAC, McKenzie DJ e Wang T. Control of respiration in fish, amphibians and reptiles. Braz J Med Biol Res, 43(5): 409-424, 2010.

(37) Randall DJ, Burgreen WW, Farrell AP, Haswell MS. Mechanisms of ventilation. Chapter 4: 77-105. The evolution of air breathing in vertebrates. Cambridge University Press, 1981, p. 97, 100.

(38) Vídeo do Jornal das 10 da Globo News sobre a pesca do pirarucu.

(39) Randall DJ, Burgreen WW, Farrell AP, Haswell MS. Gas transfer: the transition from water to air breathing. Chapter 2: 11-51. The evolution of air breathing in vertebrates. Cambridge University Press, 1981.

(40) Clack JA. From fins to feet: transformation and transition, 6: 187-258. Gaining ground: the origin and evolution of tetrapods — 2 ed, 523 págs. Indiana University Press, 2012. p. 237.

(41) Long, JA. Strangers in the bite: Dipnomorphans. Chapter 11: 188-207, 2011. The rise of fishes: 500 million years of evolution — 2 ed. The Johns Hopkins University Press.

(42) Barracco MA e Zillig Z. Parceiro de Charles Darwin. Scientific American – Brasil. Edição 84, 2009. Duetto Editorial.

(43) Long, JA. Big teeth, strong fins. Chapter 12: 208-22, 2011. The rise of fishes: 500 million years of evolution — 2 ed. The Johns Hopkins University Press.

(44) Kardong KV. Chapter 13: The digestive system: 503-44. Vertebrates. Comparative Anatomy, Function, Evolution. Sixth Edition, 2012. Mc Graw Hill Company. p. 505.

(45) Kardong KV. Chapter 17: Sensory organs: 671-713. Vertebrates. Comparative Anatomy, Function, Evolution. Sixth Edition, 2012. Mc Graw Hill Company. p. 676.

(46) **Laurin M**. How can we reconstruct evolutionary history? How vertebrates left the water: Cap. 1 p. 1-44. University of California Press, 2010.

(47) **Laurin M**. Paleontological context. How vertebrates left the water: Cap. 3, p. 55-72. University of California Press, 2010.

(48) **Carroll R**. The rise of amphibians: 365 million years of evolution. The Johns Hopkins University Press, 2009. Cap , 3, p. 49-54.

(49) **Laurin M.** Synthesis and conclusion. How vertebrates left the water. University of California Press, 2010. Cap. 7, p. 163-166.

(50) **Shubin N**. A história de quando éramos peixes: uma revolucionária teoria sobre a origem do corpo humano. p. 1-191. Editora Campus/Elsevier, 2008.

(51) **Laurin M.** Adaptations to life on land. How vertebrates left the water: 6: 135-59. University of California Press, 2010.

(52) **Hendricks JC, Sehgal A e Pack AI**. The need for a simple animal model to understand sleep. Prog Neurobiol, 61(4): 339-351, 2000.

(53) **Allada R e Siegel JM.** Unearthing the Phylogenetic Roots of Sleep. Curr Biol, 18(15): R670–9, 2008.

(54) **Kavanau JL.** Schooling by continuously active fishes: Clues to sleep's ultimate function. Evolution of Sleep. Phylogenetic and Functional Perspectives. Chapter 3: 57-85, 2010. Cambridge University Press. Ed. McNamara, Barton e Nunn.

(55) **Silveira TR, Schneider AC, Hammes TO.** Zebrafish: modelo consagrado para estudos de doenças humanas. Cienc Cult, 64(2): 4-5, 2012.

(56) **Carroll R.** The origin of amniotes: escape from the water. Chapter 7, 193-208. The rise of amphibians: 365 million years of evolution. The Johns Hopkins University Press, 2009. p. 193, 205 e 208.

(57) Brainerd EL e Owerkowicz T. Functional morphology and evolution of aspiration breathing in tetrapods. Respir Physiol Neurobiol, 154(1-2): 73-88, 2006.

(58) Lane N. Oxygen. The Molecule that made the World. Oxford University Press. 374 p. 2002. p. 22.

(59) Kemp TS. The Origin and Radiation of Therapsids. Forerunners of Mammals. Chap 1: 3-28, 2012. Ed. Chinsamy-Turan A. Indiana University Press, p. 21-24.

(60) Kardong KV. Chapter 13: The digestive system: 503-44. Vertebrates. Comparative Anatomy, Function, Evolution. Sixth Edition, 2012. Mc Graw Hill Company. p. 505.

(61) Rose KD. The origin of mammals. Cap. 3, p. 42-47. The Beginning of the Age of Mammals. The Johns Hopkins University Press, 2006, p. 44.

(62) Hurum JH e Chinsamy-Turan A. The radiation, bone histology, and biology of early mammals. Forerunners of Mammals. Chap 10: 242-270, 2012. Ed. Chinsamy-Turan A. Indiana University Press.

(63) Ruben JA, Hillenius WJ, Kemp TS e Quick DE. Forerunners of Mammals. Chap 11: 273-286, 2012. Ed. Chinsamy-Turan A. Indiana University Press.

(64) Thakkar MM e Datta S. Ecological The evolution of REM sleep, cap. 9: 197-217, 2010. Evolution Sleep. Phylogenetic and Functional Perspectives. McNamara P, Barton RA e Nunn CL editores. Ed. Cambrigde.

(65) Rose KD. Introduction. Cap. 1, p. 1-22. The Beginning of the Age of Mammals. The Johns Hopkins University Press, 2006, p. 2.

(66) McNamara P, Nunn CL, Barton RA. Introduction: p. 1-11. Evolution of Sleep. Phylogenetic and Functional Perspectives. Cambridge University Press. Ed. McNamara P, Nunn CL, Barton RA, 2010.

(67) Siegel JM. Sleep in Animals: A State of Adaptative Inactivity. Cap. 10: p. 126-138, 2011. Principles and Practice of Sleep Medicine. Fifth Ed. Kryger MH, Roth T e Dement WC, editors. Elsevier Saunders.

(68) **Rechtschaffen A, Bergmann BM, Everson CA, Kushida CA e Gilliland MA**. Sleep deprivation in the rat: X. Integration and discussion of the findings. 1989. Sleep, 25(1): 68-87, 2002.

(69) Newman SM, Paletz EM, Obermeyer WH e Benca RM. Sleep deprivation in pigeons and rats using motion detection. Sleep, 32(10): 1299-312, 2009.

(70) Capellini I, Preston BT, McNamara P, Barton RA e Nunn CL. Ecological constraints on mammalian sleep architecture, cap. 1: 12-33. Evolution Sleep. Phylogenetic and Functional Perspectives. McNamara P, Barton RA e Nunn CL editores. Ed. Cambrigde, 2010. p. 15-18.

(71) Nunn CL, McNamara P, Capellini I, Preston BT e Barton RA. Primate sleep in phylogenetic perspective, 6: 123-144, 2010. Evolution Sleep. Phylogenetic and Functional Perspectives. McNamara P, Barton RA e Nunn CL editores. Cambrigde Ed., p. 134.

(72) Rechtschaffen A, Bergmann BM, Gilliland MA e Bauer K. Effects of method, duration, and sleep stage on rebounds from sleep deprivation in the rat. Sleep, 22(1): 11-31, 1999.

2ª Parte

a linhagem humana

6

Hominínios e humanos

O cientista sueco **Carlos Nilsson Lineu** (1707-1778) classificou nossa espécie como *Homo sapiens* (do grego, *homo* = mesmo, *sapiens* = saber), possivelmente por acreditar que somos o pináculo dos seres vivos, pois, assim como praticamente todos os cientistas à época, ele era, inicialmente, um criacionista[1]. Porém, ao olhar nosso passado e aceitar que, além das capacidades cerebrais, tivemos uma sorte tremenda para que pudéssemos um dia nos classificar como a espécie "que sabe que sabe" (*Homo sapiens sapiens*), é necessário humildade e senso de irmandade, pois somos a última espécie humana.

Há, aproximadamente, 16 milhões de anos, no meio da época do Mioceno (23-5 milhões de anos atrás), a Terra sofreu um resfriamento e, como consequência, as enormes florestas tropicais encolheram e surgiram extensas áreas de gramíneas e árvores pequenas e esparsas, conhecida como savana — provavelmente havia diferentes tipos de hábitats dispersos e intercalados em uma mesma área. Ao final do Mioceno e início do Plioceno (5-1,8 milhões de anos atrás), a temperatura global se elevou. Ao final dessa época e na do Pleistoceno (1,8 milhão-11 mil anos atrás), as temperaturas ao redor do mundo caíram novamente e extensas áreas de tundra e floresta boreal atingiram regiões temperadas, e o deserto do Saara, ao norte da África, aumentou bastante. Essas reduções na temperatura e umidade globais tornaram extensas áreas áridas e mudaram a estrutura da vegetação, aumentando as áreas de pastagem — mesmo com esse resfriamento, houve períodos de relativo aquecimento das temperaturas e de alterações da cobertura vegetal em regiões distintas do planeta. Como, efetivamente, essas mudanças climáticas atuaram na evolução dos ancestrais humanos e quais alterações comportamentais e culturais foram necessárias para que eles sobrevivessem são questões em aberto, já que alguns comportamentos e habilidades para explorar e variar distintos hábitats já estavam presentes desde o início da evolução humana[2].

Os estudos genéticos e antropológicos indicam que os primeiros homininíos surgiram a partir do mesmo ancestral que o dos chimpanzés entre 4 e 8 milhões de anos[3] — o hipotético último ancestral comum (UAC). Contudo, por motivos ainda desconhecidos, o que ocorria ocasionalmente, caminhar sobre duas pernas (bipedalismo) transformou-se na maneira de locomover-se — acredita-se que o caminhar dos chimpanzés conhecido como andar com os nós dos dedos (*knuckle-walking*) surgiu após essa divisão. Há aparentes desvantagens do bipedalismo em relação à locomoção por quatro patas — isso é fácil de constatar quando corro com nossa cachorrinha de estimação, pois sou mais lento, esforço-me muito mais, meus movimentos são mais grosseiros e, quando tropeço, os machucados são inevitáveis; além disso, de vez em quando, surgem dores nas costas. Nossos ancestrais viviam em árvores; portanto, não precisavam de velocidade, e sim de destreza para percorrê-las e subi-las rapidamente quando necessário. Não havendo necessidade de velocidade, a enorme vantagem seria poder permanecer sobre as pernas posteriores, o maior tempo possível, e usar as patas anteriores para apanhar alimentos até nos galhos mais finos ou mesmo parecer maior para enfrentar outros de sua ou de outra espécie. Isso certamente traria enormes vantagens, inclusive sexuais, que seriam transmitidas aos seus descendentes. Se esse tipo de andadura tiver se iniciado enquanto ainda viviam nas árvores, como parece ter ocorrido, antes de as florestas encolherem, ele trouxe benefícios até então desconhecidos quando tiveram de percorrer as áreas abertas das savanas. No solo e nesse tipo de terreno, a velocidade é fundamental. Ao não dispor dessa vantagem evolutiva, nossos ancestrais podiam apanhar qualquer alimento que estivesse ao alcance, carregá-lo para locais seguros e, quando necessário, até agarrar paus e pedras para disputar essa comida com outros carniceiros e se defender. Além disso, nessa posição, podiam permanecer atentos aos predadores que se aproximassem e sair correndo quando fosse preciso. Alguns especialistas também consideram que a incidência de raios solares sobre os corpos cada vez mais despidos de pelos seria menor.

Estima-se que 22 espécies surgiram a partir do grupo hominínio; contudo, não somos descendentes diretos de todas, como poderíamos supor, pois a evolução desse grupo não foi linear, com uma espécie originando outra para, logo em seguida, se extinguir. Somos todos primos. Talvez, a imagem mais adequada seja a do galho de árvore que origina diversos outros, sendo que a maioria dessas espécies evoluiu e permaneceu no continente africano.* Dentre elas, a mais comentada é Lucy, uma fêmea *Australopitecus afarensis*, cuja idade estimada é de 3,2 milhões de anos. Ela recebeu esse nome porque, enquanto comemoravam, ao entardecer, a descoberta de diversas partes desse fóssil, ouvia-se alta e repetidamente pelo campo a música dos Beatles, "Lucy in the Sky with Diamonds"[(4)]. Em 1978, a antropóloga britânica **Mary Leakey** (1913-1996) e sua equipe descobriram um conjunto de pegadas pertencentes à espécie de Lucy no sítio Laetoli (Tanzânia) — provavelmente, as divulgações mundiais dessas pegadas só perderam para as deixadas na Lua, em 1969, pelo astronauta americano **Neil Alden Armstrong** (1930-2012). Essas pegadas demonstraram que o *Australopitecus afarensis* era bípede, pelo menos em parte do tempo, e demoliram a crença de que os primeiros homininíos só caminharam sobre duas pernas após o crescimento cerebral e o desenvolvimento de ferramentas[(5)].

Até pouco tempo, acreditava-se que o *Homo erectus* fora a primeira espécie a deixar terras africanas e dispersar-se pela Eurásia, principalmente por causa do aumento cerebral, do seu tamanho e da capacidade de caminhar ereto[(5)]. No entanto, o que impediria os outros proto-humanos de fazê-lo? Possivelmente haveria vários motivos; contudo, segundo a conjectura feita pelo **Dr. Clive Finlayson**, "parece altamente provável que foram proto-humanos com pequenos cérebros que, em algum momento entre 3,5 e 1,77 (quando nós os encontramos em Dmanisi, Geórgia), primeiro se aventuraram pelos novos hábitats de savana da Ásia. Eles

* Dois livros muito interessantes para entender e visualizar a galeria de homininíos já desaparecidos são *The Last Human* (O último humano), de G. J. Sawyer e Viktor Deak[(6)], e *From Lucy to Language* (De Lucy à linguagem), de Donald Johanson e Blake Edgar[(4)].

estavam bem à frente do H. erectus"[7]. Não adentraram essas novas terras como conquistadores ou colonizadores, apenas como andarilhos-exploradores à procura de abrigo e da próxima refeição. As mudanças climáticas ocorridas há 1,8 milhão de anos, no Pleistoceno, levaram à evolução do *Homo erectus* a partir desses primeiros humanos. Para a maioria dos cientistas, eles originaram outras espécies ao longo desse período, reunidas sob o nome de *Homo heidelbergensis*, que produziram as duas últimas espécies do gênero humano, os Neandertais e os ancestrais dos humanos modernos[7]. Os estudos mais recentes sobre a época em que os Neandertais se separaram dos ancestrais que originaram nossa linhagem ainda são bastante imprecisos e podem variar de 400 a 800 mil anos[8].

Estima-se que o *Homo neanderthalensis*, ou homem de Neandertal, divergiu de outro grupo de hominínios há aproximadamente 640 mil anos[9] em regiões de florestas, savanas, muitas ao redor de áreas úmidas, da Eurásia/Oriente Médio[10]. Apesar disso, os primeiros fósseis dessa espécie foram encontrados na Bélgica (1829) e em Gibraltar (1848). Contudo, somente receberam esse nome em 1863, quando o geologista irlandês **William King** (1809-1886) afirmou, em uma reunião da British Association, que os fósseis descobertos em Feldhoffer Grotto, no vale do rio Neander (Alemanha), em 1856, pertenciam a uma nova espécie humana. Em 1864, ele publicou o estudo no qual sustentava que o "homem de Neander" não era um humano moderno, mas outra espécie humana, mais primitiva, que ele chamou de *Homo neanderthalensis*[11].

Os Neandertais foram considerados durante muito tempo e retratados inúmeras vezes como brutamontes estúpidos, os "homens das cavernas" da mitologia moderna. No entanto, as novas evidências revelaram que estavam adaptados ao seu tempo e meio ambiente, inclusive produzindo ferramentas necessárias ao seu dia a dia. Supôs-se que eles eram incapazes de falar, então três descobertas mudaram essa convicção. Na primeira, encontrou-se o fóssil de um osso hioide de Neandertal em Israel[12], que possibilitou a reconstrução mais adequada de sua posição na garganta em relação às outras partes, sugerindo que os Neandertais desenvolveram as estruturas anatômicas que lhes permitiram falar — como esperado, houve acalorado debate ao redor desse achado e sua interpretação nos meses e anos seguintes. A segunda descoberta veio de uma área completamente não relacionada. Em 2001, foi publicado um estudo que mostrava que a translocação do gene FOXP2 em uma pessoa causara prejuízos na fala e linguagem; portanto, ele estaria envolvido no processo do desenvolvimento da fala e linguagem — observou-se que as pessoas que apresentam essas alterações têm enorme dificuldade para falar ou construir frases. Esse gene permite o controle neurológico sutil da movimentação dos músculos da boca e da laringe, sendo fundamentais para o desenvolvimento da fala e linguagem. Apesar de esse gene ter sido identificado em diversas classes de animais, incluindo mamíferos, aves, sapos e peixes, somente os seres humanos conseguiram desenvolver a linguagem. Quando se compararam os genes FOXP2 dos humanos aos de chimpanzés, observou-se que apresentavam apenas duas alterações de aminoácidos na sequência proteica[13]. Em 2007, uma equipe de pesquisadores europeus confirmou que os Neandertais tinham a mesma mutação do gene FOXP2 encontrada nos humanos modernos e, com isso, teriam condições neurológicas que lhes permitiriam falar. Provavelmente, essa mutação surgiu antes da separação dos Neandertais e os ancestrais dos humanos modernos entre 300 e 400 mil anos atrás[14]. Na terceira delas, constatou-se que o osso hioide encontrado em Israel apresentava características histológicas e comportamento microbiomecânico que se assemelhavam aos ossos hioides dos humanos modernos e eram usados de forma similar. Mesmo que não se tenha certeza, esses achados sugerem que os Neandertais podiam falar[15].*

Os últimos Neandertais foram extintos entre 25 e 30 mil anos atrás, e seus últimos remanescentes foram encontrados no sul da Espanha. Segundo estudos genéticos, o ancestral comum entre humanos e Neandertais surgiu há, aproximadamente, 706 mil anos, e essas duas espécies dividiram-se há 370 mil anos[16]. Estudos recentes do genoma Neandertal confirmaram que houve descendência entre eles e os humanos modernos[17].

Em 2011, atingimos o impressionante número de 7 bilhões de pessoas vivendo na Terra. Somos descendentes de um pequeno grupo de seres humanos que evoluiu na África a partir de humanos mais arcaicos (*Homo sapiens* arcaico), há aproximadamente 200 mil anos, possivelmente do grupo do *Homo heidelbergensis* que permanecera nesse continente após a saída de outro(s) grupo(s) que se deslocou(aram) em direção à Ásia e Europa e originou(aram) o

* Os humanos modernos falam e, provavelmente, os Neandertais também falavam. Os resultados obtidos com fósseis do *Homo heidelbergensis* sobre as características esqueléticas de seus ouvidos externo e médio e a reconstrução do seu trato vocal apoiam a percepção de que a fala humana já estava presente nesses hominínios[18]. Então, em qual ancestral desenvolveu-se essa capacidade? Já que os chimpanzés não falam e, possivelmente, nosso ancestral comum também não o fizesse; então, ela desenvolveu-se em alguma das espécies que surgiu após esse ancestral comum e antes do *Homo heidelbergensis*. Mas, em qual delas? Talvez nunca saibamos, mas também é razoável especular que as pesquisas nessa ou em outras áreas possam contribuir para revelar esse mistério!

Homo neanderthalensis. Provavelmente, os primitivos *Homo sapiens* se aventuraram para fora de terras africanas, pela primeira vez, há 125 mil anos, coincidindo com o aumento da temperatura e de melhores condições ambientais entre 130 e 100 mil anos atrás[19-21]. Infelizmente, após milhares de anos vivendo em terras do Oriente Médio, a situação ambiental piorou e tornou-se mais seca e fria; com isso, entre 90 e 80 mil anos atrás, esses pioneiros foram extintos — mesmo com o recrudescimento das condições climáticas, os registros da presença de Neandertais nessa área persistiram durante todo esse tempo[19].

O grupo principal que permanecera na África sobreviveu e originou os ancestrais dos humanos modernos. Entre 75 e 70 mil anos atrás, o clima global tornara-se inóspito novamente. O frio intenso retirou umidade do ar e, com isso, as chuvas ficaram escassas e o meio ambiente transformou-se enormemente quando as florestas encolheram, as savanas secaram, o deserto do Saara se expandiu e os níveis marinhos reduziram-se drasticamente. Para piorar essa situação, o vulcão Toba, na ilha de Sumatra (Indonésia), entrou em erupção, e suas cinzas impediram a entrada de luz solar durante anos, afetando diversas regiões do mundo — os especialistas chamaram isso de "inverno vulcânico". Os humanos quase foram extintos em um evento conhecido como efeito de gargalo de garrafa.* Após essa dizimação, nossos ancestrais proliferaram nos 20 mil anos seguintes e se deslocaram para diversas áreas da África,

* O efeito de gargalo de garrafa é um evento evolucionário no qual uma porcentagem significativa da população de uma espécie morre ou não consegue se reproduzir, causando redução radical no número de indivíduos dessa população. A consequência disso é a perda da variabilidade genética. As principais causas são os desastres naturais, doenças, predação, redução do hábitat e da migração. Em situações extremas, ocorre a extinção da espécie.

principalmente as regiões costeiras. Um pequeno grupo, talvez algumas dezenas ou poucas centenas, saiu das regiões norte e leste africanas e, pela segunda vez, entre 60 e 50 mil anos[22], deslocou-se para o continente asiático (Arábia Saudita). Os pais da nossa Humanidade caminharam e usaram todo meio de transporte disponível para conhecer, viver, crescer e povoar os recônditos da Terra. As mais bem documentadas dessas incursões foram encontradas na Índia, Austrália e Eurásia, onde, por volta de 45 mil anos atrás, encontraram-se pela segunda vez com os Neandertais[23].

Ainda que o cientista sueco **Lineu** classificasse o ser humano como o suprassumo das espécies, somos mais uma das espécies que se desenvolveu neste planeta. A última da espécie humana. Ainda assim, ferimo-nos e matamo-nos ao longo da nossa história por motivos "nobres" e "banais", como a cor da pele, da "raça" ou grupo étnico, crenças divinas, políticas ou quaisquer outras. Esquecemos que éramos um só povo quando iniciamos nossas viagens aos distintos pontos da Terra e que foi pela cooperação e não pela divisão que sobrevivemos. Talvez seja por isso tão difícil de explicar o paradoxo que vivemos quando aceitamos, e até mesmo incentivamos em algumas ocasiões, que as amarras psíquicas que nos impedem de causar dor, sofrimento e morte sejam suspensas para que possam ser sentidas como necessárias naquele momento, mas somos intransigentes na defesa da Humanidade quando as ameaças têm outras origens.

Somos muito jovens como espécie e temos muitas perguntas que nos angustiam. Algumas se dirigem ao nosso passado, principalmente sobre nossa origem, sejam elas reais ou míticas; outras, para o futuro: por quanto tempo seremos capazes de sobreviver e se deixaremos nosso planeta e viveremos em outros planetas, talvez nos tornando outra espécie, o *Homo sapiens galacticus*. Ainda assim, nunca houve, há ou haverá melhor possibilidade de sobrevivência para nós que a da cooperação e de que vivermos agrupados trouxe enormes benefícios mesmo com as dificuldades inerentes a isso. Esse é o motivo pelo qual cidades, apesar da enorme necessidade de cooperação de todos, ainda são o melhor lugar para se viver. Mais do que não esquecer é lembrar que somos uma só espécie, um só povo que conseguiu sobreviver porque nossos antepassados tiveram a esperança de que, juntos, conseguiriam superar as adversidades do presente e do futuro.

7

as transformações na anatomia humana das vias aéreas superiores

A "via aérea" humana "inclui a cavidade nasal, as partes nasal e oral da faringe, a laringe, traqueia, brônquios e suas ramificações finais nos pulmões"[24]. Ela é organizada classicamente em vias aéreas superiores e inferiores, se as estruturas estão fora (nariz, palatos duro e mole, faringe e laringe) ou dentro (traqueia, brônquios e pulmões) da cavidade torácica. Com exceção dos pulmões, onde ocorrem as trocas gasosas, as outras estruturas são utilizadas como condutos para a passagem do ar, ou ventilação.

Ao compararmos as vias aéreas superiores dos chimpanzés com as nossas, as duas espécies vivas e mais próximas geneticamente da família hominídea, constatamos muitas semelhanças e poucas diferenças anatômicas. Isso já era esperado, pois descendemos de um ancestral comum[3]. Provavelmente, essas diferenças surgiram, em um primeiro momento, com os reposicionamentos graduais da cabeça sobre o pescoço vertical e as reduções de tamanho dos dentes caninos e incisos; em seguida, para abrigar cérebros maiores, dentes menores e faces verticais; finalmente, as cabeças ficaram arredondadas, as faces, menores e retraídas, e o mento surgiu[25]. Essas reorganizações das estruturas cranianas mudaram a via aérea superior humana; com isso, perdeu-se o focinho, a faringe se alongou, a laringe, provavelmente em duas etapas, e o osso hioide permaneceram em posição mais baixa no pescoço e o nariz cresceu. Apesar de o nariz humano proeminente ser a mais perceptível diferença anatômica entre o nosso sistema respiratório e dos chimpanzés, ela foi a última das mudanças iniciadas com a reorganização craniana. Essas modificações anatômicas na linhagem humana, fossem na forma ou no posicionamento, foram necessárias a fim de acomodar as funções antigas (deglutição e respiração) e as novas (fonação e fala) que as espécies homininías desenvolveram. Além de possibilitar o surgimento da fala, esses rearranjos também desencadearam os distúrbios respiratórios noturnos (ronco e apneia do sono).

O nariz e as cavidades nasais

Talvez o nariz seja a primeira estrutura anatômica que percebemos quando olhamos outra pessoa. Esse é o motivo pelo qual as bruxas nos contos têm um nariz enorme e aquilino, sendo que muitos carregam uma verruga para acentuar a fealdade e o caráter maligno delas. Afora os preconceitos embutidos, o nariz reflete o desenvolvimento humano e suas variações anatômicas, nada mais.

O nariz é a cavidade externa, protuberante, onde começa o sistema respiratório humano. Além desse compartimento e a partir da abertura piriforme, outro se estende para dentro da caixa craniana, a cavidade nasal interna. Três de seus ossos (etmoide, maxila e palatino) são recobertos por tecido epitelial mucoso altamente vascularizado (ou mucosa nasal) e originam as paredes (conchas nasais ou turbinas nos outros mamíferos) dos três corredores (meatos) estreitos por onde o ar inspirado se aquece e umidifica, sendo que, ao sair, parte da água e do calor é retida nessas paredes(26).*

Atualmente, somos a única espécie que tem nariz proeminente, uma característica derivada única do gênero *Homo*. Nos grandes símios, e nos primeiros hominínios, as faces são protuberantes e os narizes, achatados, largos e sem câmaras nasais externas. Ao longo da nossa linhagem, a face foi se encurtando, e a mucosa nasal, diminuindo, o que reduzia sua capacidade de aquecer e umidificar o ar inspirado, ou de reter água e calor quando ele saísse — os animais com focinhos e longas conchas nasais não têm esses problemas. Aparentemente, a solução surgiu com o crescimento do nariz. Essa mudança aliada à estreita passagem entre as câmaras externas e internas causada pela válvula nasal, à posição mais inferiorizada das narinas e, possivelmente, ao redirecionamento das conchas nasais, aumentou o turbilhonamento do fluxo aéreo e as trocas de água e calor, alterações que melhoraram o aquecimento e o umedecimento do ar inspirado e reduziram o sentido do olfato(27).

* Os pelos nasais são a primeira defesa dessa via ao reter as partículas de sujeira e alguns microrganismos aspirados. Toda via aérea é recoberta por uma membrana mucosa ciliada, cujo muco serve para mantê-la úmida e prender os microrganismos e a sujeira que não foram barrados nos pelos do nariz, massa que poderá ser engolida e destruída pelo sistema digestivo ou expelida com a tosse. O formato das conchas, a proximidade entre suas paredes e o septo nasal e a carga positiva dessa membrana também aumentam a possibilidade de segurá-los.

Até poucos anos, a explicação mais aceita era a de que o crescimento do nariz decorrera das mudanças ambientais e migrações para locais mais frios. Essa hipótese baseou-se tanto na análise dos ossos faciais fossilizados do *Homo erectus*, o ancestral dos Neandertais e humanos modernos, que sugeriam ter sido a primeira espécie hominínia na qual o nariz se desenvolveu, quanto na crença de que ele resultara de dois fatores: a migração dos trópicos para locais mais frios e secos e o esforço físico elevado devido à caça em tais ambientes(28,29). Apesar de atraente, ela é contestada por estudos com animais, humanos (Neandertais e modernos) e fósseis.

Constatou-se que animais árticos e primatas que vivem em áreas muito frias têm focinhos mais estreitados, possivelmente para aumentar a temperatura e a umidade do ar inspirado. Já os animais adaptados a áreas quentes ou áridas têm focinhos com áreas nasais relativamente grandes(30).

A crença de que os narizes largos e grandes e os supostos seios paranasais aumentados dos nossos "primos" Neandertais eram uma adaptação ao ambiente frio europeu foi utilizada para confirmar que os narizes protuberantes apareceram em resposta às condições ambientais desfavoráveis pelas quais nossos ancestrais passaram. Um pensamento circular. A descoberta de que eles evoluíram em áreas quentes do Oriente Médio e só depois migraram para localidades mais frias fraturou essa ideia, pois esse padrão de nariz é condizente com essas regiões quentes e áridas. Além disso, as avaliações recentes demonstraram que os tamanhos dos seios paranasais Neandertais não eram maiores que os dos humanos modernos(31).

As cavidades nasais dos humanos modernos que vivem em climas frios-secos são relativamente maiores e mais estreitas quando comparadas àquelas dos humanos que vivem em climas úmidos-quentes. Ainda que essas mudanças nasais dos climas frios-secos possam aumentar o contato do ar inspirado com a mucosa nasal, devido aos aumentos da turbulência aérea e da proporção superfície-volume na parte superior da cavidade nasal, as diferenças são relativamente modestas[(32)].

Por fim, descobertas recentes na África do Sul sugerem que essa protrusão se iniciou em uma espécie mais antiga, o *Australopithecus sediba*, "um forte candidato potencial a ancestral do gênero *Homo*"[(33)]. Se isso for confirmado, talvez a hipótese inicial possa ser invertida, ou seja, as mudanças craniais que levaram à protrusão nasal ajudaram nossos ancestrais a enfrentar as viagens em direção ao desconhecido.

O nariz, com suas conchas nasais e válvula nasal, é a primeira estrutura anatômica que dificulta ou cria resistências à passagem do ar (as outras são a faringe e a laringe). Contudo, os narizes não são iguais. Suas distintas formas são heranças familiares resultantes das adaptações aos distintos meios ambientes. Com a mobilidade humana iniciada em épocas longínquas, iniciaram-se modificações no desenho nasal de origem para atender às necessidades de fluxo aéreo nos variados meios ambientes, com as mais variadas temperaturas e porcentagens de umidade.

Da mesma maneira que variações anatômicas nasais possibilitam que maiores ou menores volumes de ar sejam ventilados, as obstruções parciais ou totais do nariz influenciam negativamente o fluxo aéreo*. Quando a ventilação ocorre somente pelas narinas, com a boca fechada, além de favorecer a filtração, aquecimento e umidificação do ar,

* Se você comprimir uma das narinas, o tempo necessário para "encher o pulmão" será maior do que quando as duas estão livres ou desobstruídas. Agora, obstrua gradualmente as duas. Conforme a passagem do ar fica mais estreitada, seus esforços respiratórios aumentarão até o ponto de o ar inspirado ser insuficiente para suprir as necessidades de ar e você abrirá a boca.

ela também impede que o palato mole e a língua se transformem em obstáculos à passagem do ar. As superfícies do palato mole, língua, mucosas são úmidas e o contato entre elas forma uma fina película que dificulta a separação — são as forças adesivas de superfície. Quando a boca permanece fechada, o palato mole adere à base da língua e auxilia no contato da língua com a mucosa da cavidade bucal/oral, mantendo-as unidas. No entanto, se ela permanecer aberta, tanto o palato mole quanto a língua ficam "livres" e se projetam para trás, reduzindo o espaço por onde o ar passa, situação que se acentua enormemente durante o sono. Outro agravante, além de maior perda de água e a sensação desagradável de boca seca, pode ocorrer: a língua e o palato mole podem agir em posição mais posterior e dificultar ainda mais a fluidez do ar, em vez de auxiliá-la.

Enquanto você respira apenas pelo nariz com a boca fechada, sua mandíbula permanece ligeiramente afastada da maxila e, com isso, aumenta o espaço interno para que a língua se acomode adequadamente sobre o assoalho bucal. Essa posição, além de confortável, aumenta o espaço atrás da língua; quando a língua é grande ou a mandíbula está situada em posição mais posterior, esse espaço diminui e compromete a via aérea. Porém, se sua boca permanece aberta, a mandíbula fica em posição mais baixa e posterior, a língua e o osso hioide são puxados para trás, estreitando a garganta (faringe) e dificultando a passagem de ar[(34)].

A faringe e a via faríngea

Quando olhamos a boca bem aberta no espelho, vemos lá no fundo uma porção da faringe, conhecida comumente como garganta. Ela faz parte do sistema digestório e é composta por um conjunto de músculos, cujos movimentos coordenados de contração carreiam os alimentos parcialmente digeridos na boca e os líquidos até o esôfago e o estômago. Estritamente falando, esses músculos são constritores em razão de sua origem e função. Após o surgimento da respiração aérea, a faringe expandiu suas funções. As diversas mudanças anatômicas que ocorreram em nossa linhagem possibilitaram o desenvolvimento da fala. Isso deve ter exigido um controle neurológico maior da musculatura faríngea para que essas três funções pudessem acontecer de maneira adequada. Assim, em vez de usar a palavra faringe, usarei o termo "via faríngea" para englobar o conjunto de músculos que permitem exercer todas essas atividades. Sendo assim, suas principais ações visam manter essa via aberta e/ou enrijecida. Eles são os músculos genioglosso (língua), do palato mole e do osso hioide.

A via faríngea permanece aberta praticamente o tempo inteiro. Ela fecha-se quando deglutimos, regurgitamos, eructamos e falamos. Enquanto estamos acordados, todas essas capacidades faríngeas são mantidas principalmente pelo controle neuromuscular contínuo do nervo vago originado no sistema nervoso central (SNC).*

O comprimento dessa via varia de 12 cm nas mulheres a 14 cm nos homens e estende-se da base do crânio à sexta vértebra cervical, sendo que os dois terços iniciais desse conduto muscular são abertos, pois se comunicam anteriormente com as fossas nasais, a boca e a laringe, fechando-se

* Durante o sono, esses estímulos se reduzem e a própria massa muscular relaxada tende a diminuir a passagem do ar por essa via. Em algumas pessoas, por diversos motivos, o estreitamento acentua-se e propicia o surgimento do ronco e das paradas respiratórias (apneias do sono)[(34)].

em seguida para continuar com o esôfago. Conforme desce e passa por cada uma delas, recebe o nome associado — nasofaringe (epifaringe), orofaringe (mesofaringe) e laringofaringe (hipofaringe) — e estreita-se, começa com 3,5 cm de largura e reduz-se a 1,5 cm na junção com o esôfago.*

Para a quase totalidade dos mamíferos, a maior porção se estende logo após a boca em um ângulo obtuso (aberto) na maioria das posições, facilitando a passagem dos alimentos. A partir dos primatas, a posição da coluna vertebral em relação à base do crânio mudou e, com isso, a cabeça saiu de uma posição mais anterior para ficar mais elevada. Esse novo posicionamento foi mais acentuado nos humanos (Neandertais e modernos) e acredita-se que o bipedalismo e a necessidade de equilibrar o crânio sobre a coluna vertebral foram os responsáveis por isso. Como consequência, o ângulo de transição entre a nasofaringe e a orofaringe fechou-se para aproximadamente 90 graus nos humanos, isto é, a nossa garganta é quase perpendicular à boca, o que dificultou a deglutição dos alimentos e a entrada de ar, mudanças anatômicas que transformaram a faringe humana no segundo local de resistência natural à passagem do ar.

Assim como a posição da coluna em relação à base do crânio foi se alterando nas espécies hominínias a partir do ancestral comum aos chimpanzés, os rearranjos anatômicos das vias aéreas superiores também surgiram por etapas. Provavelmente, esses reposicionamentos foram possíveis com o alongamento da via faríngea. Dessa forma, a laringe pôde descer além do que possivelmente já ocorrera com esse último ancestral (*vide a seguir*). Com a nova posição bípede e ereta, a mandíbula recuava e a língua

* A faringe é dividida em três segmentos: nasofaringe (turbinas nasais — palato mole), orofaringe (palato duro — base da epiglote) e hipofaringe (base da língua — laringe).

ficava mais curta e arredondada, favorecendo ainda mais o rebaixamento da laringe e do osso hioide. No entanto, esse alongamento faríngeo afastou a epiglote (cartilagem da laringe) do palato mole, deixando todos os homininios suscetíveis ao engasgamento e sufocamento alimentar — quando os alimentos são deglutidos, a epiglote eleva-se e desvia os alimentos da entrada da laringe. Esse é o motivo de não podermos respirar enquanto engolimos, porque corremos riscos de morte e de infecção pulmonar[(29)].

Por sua vez, essas mudanças anatômicas (alongamento faríngeo nos humanos adultos e a perda do contato da epiglote com o palato mole) criaram uma área com enorme espaço que funciona como caixa de ressonância à passagem do som produzido pelas pregas vocais e transformado em voz. Assim, a via faríngea humana transformou-se em uma passagem importante para o desempenho das funções de deglutição, de respiração e de fonação.

Enquanto escrevia sobre as novas funções dessa via, lembrei-me de uma série de televisão da década de 1960 que eu e muitos garotos adorávamos, *Viagem ao fundo do mar*[(35)]. Nela, o submarino atômico de pesquisas científicas SeaView, comandado pelo Almirante Nelson e pelo Capitão Lee Crane, carregava o Subvoador, um misto de submersível e aeronave. Além das aventuras protagonizadas pelo SeaView e sua tripulação, ver uma nave em forma de raia que navegava pelo mar e céu com tanta rapidez era fantástico. Essa maravilha tecnológica das engenharias naval e aeronáutica parece estar distante da nossa realidade, mas a musculatura da faringe, comandada pelo sistema nervoso central, conseguiu um feito extraordinário ao desempenhar essas três funções fundamentais e necessárias à nossa existência e sobrevivência. Esses malabaristas musculares continuamente contraem e relaxam para que possamos respirar, deglutir e falar. Como os artistas circenses com seus movimentos combinados, os músculos que regulam a posição do palato mole, da língua, do osso hioide e das paredes faríngeas pôstero-laterais também produzem efeitos distintos na largura da via aérea quando contraem isoladamente ou em conjunto com outros músculos e desencadeiam ações de outros músculos no momento em que são solicitados. Talvez o exemplo mais flagrante seja o dos músculos que ancoram o osso hioide, pois é o único osso humano que não se articula com qualquer outro ou estrutura cartilaginosa. A consequência disso é que, ao servir de ancoragem para diversos músculos, ele muda de posição conforme eles contraem e relaxam e, com isso, alteram a largura da via aérea.

a laringe

Quando sentimos a garganta "arranhar", é comum que alguém recomende algum tipo de gargarejo para aliviar a dor e a sensação desagradável. O gargarejo é produzido quando o líquido que fica em nossa boca e garganta é movimentado, mas não engolido, pelo ar que sai da laringe.

A laringe surge como um broto no início do desenvolvimento embriológico da faringe, quando sua parede ventral se transforma em um sulco mediano denominado laringotraqueal. Em seguida, suas paredes se aproximam até se fecharem, transformando-se no tubo laringotraqueal, que, por sua vez, originará a laringe, a traqueia, os pulmões e uma porção do esôfago. A passagem entre esse tubo e a faringe tem a forma de fenda (glote primitiva), onde, mais tarde, se desenvolverão as pregas vocais, e cuja entrada será guardada pela cartilagem epiglote.

A laringe é composta de cartilagens (tireoide, cricoide, aritenoides, corniculadas, cuneiformes e epiglote), músculos e ligamentos — o único osso que prende a laringe é um osso móvel, o hioide, situado acima dela. Ela assemelha-se a uma válvula que impede a entrada de alimentos ou corpos estranhos na traqueia durante a deglutição. Também se fecha enquanto fazemos um esforço ou levantamos um objeto pesado para reter o ar no tórax e, dessa maneira, permitir que ele que atue como uma estrutura rígida e fixa para os músculos que se originam nele(36). Devido às características anatômicas e ao posicionamento da laringe humana, é considerado o terceiro obstáculo natural à ventilação.

A posição da laringe nos primatas recém-nascidos, assim como nos outros mamíferos, é elevada e permite ao palato mole entrar em contato com a epiglote, protegendo, dessa forma, a via respiratória. Contudo, com o passar dos meses, ela abaixa nos bebês de chimpanzés e de humanos. O segundo descenso ocorre durante a adolescência.*

Por muitos anos, a ideia prevalente foi que o rebaixamento completo da laringe, também conhecido como "grande descenso", com o afastamento do palato mole da epiglote, somente sucedia nos humanos e relacionava-se à nossa capacidade de falar(37). Além de um possível viés evolutivo, essa ideia baseou-se em diversos estudos anatômicos de primatas adultos mortos e preservados em formol(38), que

* Nos bebês humanos, isso ocorre entre 4 e 6 meses. Esse posicionamento permanece igual para ambos os sexos até a puberdade, quando ocorrem outro pequeno descenso e o aumento da laringe nos homens — nas mulheres, mantém-se inalterada e, com isso, os sons femininos são mais agudos.

mostravam que o palato se sobrepunha à epiglote, portanto, não ocorria o segundo descenso. Em 2003 e 2006, **Dr. Nishimura e colegas** [39,40] publicaram dois estudos utilizando ressonâncias magnéticas em chimpanzés com idades infantil e juvenil que mostraram que o descenso da laringe ia além do que se acreditava e atingia posição na garganta semelhante àquela nos humanos. Com isso, conforme mostraram as imagens, constatou-se que o palato mole já não tocava a epiglote, mesmo nos mais jovens[39].

Ainda que as trajetórias durante o desenvolvimento da configuração do trato vocal supralaríngeo (TVS) sejam diferentes entre chimpanzés e humanos, o segundo estudo confirmou esse descenso[40]. Mesmo assim, o arranjo desse trato nos chimpanzés se assemelha mais ao dos macacos que ao dos humanos[38,40]. A explicação mais plausível para essa diferença deveu-se ao achatamento facial nos humanos, com a redução do prognatismo e da projeção característica dos primatas, e não pelo descenso laríngeo por si. Esse rearranjo anatômico empurrou para trás e modificou diversos ossos craniais, como a maxila, o palato, o etmoide e a mandíbula. Em relação à mandíbula, além do recuo, houve a redução no tamanho, a expansão lateral ficou em uma posição mais baixa, que, por sua vez, rebaixou a posição do osso hioide[37,40]. Já que essa mudança tendia a comprimir a faringe, o que certamente prejudicaria a deglutição e a respiração, os outros ossos (a maxila, o palato, o etmoide) tornaram-se mais curtos[41]. Essas alterações fizeram com que as porções horizontal (TVSh = dos lábios até a faringe) e vertical (TVSv = da faringe até as cordas vocais) do trato vocal supralaríngeo em humanos ficassem com tamanhos aproximadamente iguais, isto é, a razão entre o comprimento da cavidade oral e o da faríngea é aproximadamente 1:1[37]. Segundo **Dr. Nishimura e colaboradores**, esses descensos ocorreram ao longo da evolução em pelo menos duas etapas. Inicialmente, em um ancestral antropoide comum aos macacos e hominoides existentes (gorilas, chimpanzés e humanos), a laringe deslocou-se para baixo e afastou-se do osso hioide[42]. A segunda etapa sucedeu quando esse osso descendeu para uma posição inferior em relação ao palato[39, 40].

Apesar da ideia prevalente nas últimas décadas de que haveria uma pressão evolutiva para o desenvolvimento das estruturas anatômicas que possibilitaram o surgimento da fala humana[41], ela é refutada, pois, ao longo da evolução dos primatas, homininios e humanos, houve a tendência à redução do prognatismo e projeção faciais. Portanto, parece improvável que essa reorganização facial objetivasse o aparecimento da fala. Em vez disso, é quase certo que ela se originasse por motivos mais prosaicos, para acomodar funções como a respiração, a deglutição e a vocalização, e só então foi aproveitada posteriormente (exaptação) por um dos descendentes da linhagem humana no desenvolvimento da fala[40,43].

O osso hioide

Apesar da enorme importância desse osso, pouquíssimas pessoas ouviram ou leram sobre ele. Os médicos, principalmente os patologistas, são as poucas prováveis exceções. E a razão é bastante macabra: em metade das pessoas que são enforcadas ou esganadas, o osso hioide costuma ser quebrado[44].

O osso hioide, ou o aparato hioide, derivou do segundo e partes dos terceiros arcos branquiais dos peixes mandibulados e sustentava a língua e o assoalho da boca[45]. Desde os répteis, sofreu poucas modificações — no crânio de um humano adulto, são poucas as estruturas que se originam dele, entre elas, o próprio osso hioide e os ossículos do ouvido. Apesar de ele não fazer parte das vias aéreas superiores, contribuiu de forma decisiva para que as mudanças anatômicas na linhagem humana se concretizassem por causa da sua estreita ligação com a faringe e a cartilagem tireoidiana (laringe).

O osso hioide nos humanos está posicionado abaixo da margem inferior do corpo da mandíbula, à altura das vértebras cervicais 3 e 4 (C3 e C4), e acomoda-se abaixo da base da língua. Já nos chimpanzés, ele posiciona-se na parte superior da margem inferior do corpo mandibular e fica atrás da base da língua[46]. Essa posição mais anteriorizada e elevada do osso hioide no pescoço dos chimpanzés ocorre para alojar o saco aéreo abaixo dele. Com isso, ele mantém firmemente o osso hioide próximo à mandíbula e conecta-se com a traqueia; no local de contato entre eles, surge uma discreta cavidade (bula hioidea), como um baixo relevo, no osso hioide.

Nós não temos saco aéreo, mas certamente ele estava no ancestral comum aos chimpanzés e aos humanos modernos. A bula hioidea foi encontrada no osso hioide de um fóssil de *Australopithecus afarensis*, com idade estimada de 3,3 milhões de anos, um ancestral hominínio[47]. Os fósseis de ossos hioides encontrados na Espanha tinham, aproximadamente, 530 mil anos e pertenceram provavelmente ao *H. heidelbergensis*. Além de serem similares aos hioides dos humanos modernos, não tinham a bula hioidea, ou seja, certamente não tinham saco aéreo[48]. Com isso, estima-se que a perda do saco aéreo ocorreu entre o *A. afarensis* e o *H. heidelbergensis* (600 mil anos)[49]. Isso implica que, assim como nós não o temos, os Neandertais também não o tinham, conforme constatado nos ossos hioides encontrados nas cavernas de Kebara (Israel)[12] e de El Sidrón (Espanha)[46].*

O osso hioide, além da mandíbula, é uma das principais estruturas ósseas craniofaciais que determinam o tamanho da via aérea, já que diversos músculos se prendem nele. Sua forma característica em ferradura ou U reúne um osso maior (corpo) e quatro menores voltados para a frente da garganta. Situa-se 2 a 3 cm abaixo da margem inferior da mandíbula e acima da laringe, sendo sustentado pelos ossos temporais por meio de músculos e ligamentos; e, por sua vez, sustenta a cartilagem tireoidiana. Por ser o único osso que não se articula com nenhum outro, ele pode mudar de posição conforme os diversos músculos da língua e da laringe, que se inserem nele, contraem e relaxam. Ou seja, o hioide sobe e desce, é empurrado para a frente e para trás. Os músculos que constituem as vias aéreas superiores mantêm relações complexas entre si e por meio do osso hioide para sustentar suas diversas funções. Dessa maneira, ele atua como uma alavanca móvel e transfere as forças desencadeadas pelas contrações para movimentar estruturas adjacentes, como a traqueia e a faringe. Por exemplo, a tração para a frente mantém desobstruída a porção da faringe comum à via aérea e podemos observar isso quando

* Os debates sobre suas características, posições no pescoço etc. foram intensos desde a descoberta desse primeiro osso e dos posteriores. A principal divergência envolve a possibilidade ou não de os Neandertais falarem como os humanos modernos. O estudo realizado por **D'Anastasio e colaboradores**[50] com ossos hioides de Neandertais (caverna de Kebara, Israel) e de humanos modernos reforçou essa possibilidade.

abrimos a boca ou flexionamos o pescoço, pois estreitamos a faringe e sentimos dificuldade para engolir — possivelmente, essa mobilidade contribuiu para que a laringe pudesse mudar de posição e ocorresse o alongamento da faringe a partir da perda do saco aéreo.

8

O desenvolvimento do ronco e da apneia do sono nos homininios e humanos

Desde a separação do ancestral comum aos humanos modernos e chimpanzés, surgiram pouco mais de duas dezenas de espécies na linhagem humana, e as informações que temos sobre elas e os meios em que viveram são surpreendentes. Desafortunadamente, a maioria das estruturas que compõem as vias aéreas superiores não se fossiliza, e as poucas que poderiam fazê-lo são raras. Mesmo assim, e ainda que não se tenha a resposta, é interessante especular dentre quais prováveis homininios extintos surgiram o ronco e a apneia do sono. Ou, fazendo alusão ao título do livro, quem foi que levou o primeiro cutucão da mulher para parar de roncar?

A espécie da família hominídea mais próxima de nós são os chimpanzés. Eles poderiam ajudar-nos a entender como as modificações nas estruturas da cabeça e das vias aéreas superiores auxiliaram ou determinaram o aparecimento desses distúrbios do sono em nossa espécie. Ainda assim, não há qualquer observação ou estudo sobre eles nos chimpanzés. Dentre os centros de pesquisas com os quais entrei em contato e os que responderam por e-mail sobre o ronco e apneia do sono em chimpanzés, a **Sra. Lisa Newbern** do Yerkes National Primate Research Center (EUA) informou que os pesquisadores dessa instituição não estudaram o sono em chimpanzés, e o **Dr. Tetsuro Matsuzawa** do Primate Research Institute of Kyoto University (Japão) nunca observou apneias em chimpanzés (vídeos enquanto dormiam) e não teve experiência em ouvir o ronco nos chimpanzés. Logo, por enquanto, podemos descartar o ronco e apneias do sono em nossos "primos" mais próximos ainda vivos.

Então, é possível que, apesar do descenso laríngeo e do alongamento faríngeo, eles não apresentem esses distúrbios por causas das outras diferenças anatômicas em relação aos humanos. Dessa forma, podemos apenas teorizar baseados em algumas informações disponíveis que o ronco e as apneias do sono se iniciaram após a perda do saco aéreo em nossa linhagem, por volta de 600 mil anos, possivelmente entre o *A. afarensis* e o *Homo heidelbergensis*(49).

A procura pelos primórdios anatômicos que levaram ao surgimento do ronco e da apneia do sono por vezes parece caminhar em paralelo ao desenvolvimento da fala humana.* Ainda assim, eles podem tê-la precedido, pois esses distúrbios foram desencadeados pelas mudanças anatômicas e funcionais que ocorreram nas cabeças e vias aéreas superiores de nossos ancestrais. Ou seja, o ronco e a apneia do sono foram, provavelmente, os "efeitos colaterais" dessas modificações. Dentre as mais importantes e citadas anteriormente estão

* Para o **Dr. Lieberman**(51), o desaparecimento do saco aéreo nos humanos estaria relacionado ao controle da fala.

os descensos da laringe e do osso hioide, o alongamento da faringe, o recuo da mandíbula, o achatamento da face e o arredondamento da língua.

O alongamento da faringe causado pelo descenso da laringe é apontado como a causa primordial para o surgimento da apneia obstrutiva do sono nos humanos[41]. Essa mudança seria realmente a responsável por esses distúrbios ou o conjunto de alterações apontadas anteriormente aliadas às reduções acentuadas dos estímulos nervosos para a faringe durante o sono seriam suas reais causas? É importante lembrar que essas transformações são características de todos os humanos, mas só alguns roncam e têm apneia do sono.

Os bebês humanos e dos chimpanzés apresentam características anatômicas craniofaciais muito parecidas ao nascer e se modificam ao longo das semanas. Segundo **Dr. Nishimura e colaboradores**[39,40], assim como nos humanos, nos chimpanzés ocorre inicialmente o descenso da laringe em relação ao osso hioide. Depois, o osso hioide desce em relação ao palato duro. Esses descensos fazem com que a epiglote perca o contato com o palato mole e puxe a língua em direção à faringe.* Ainda assim, as diferenças dessas estruturas nos homens e chimpanzés provavelmente contribuíram para o desenvolvimento da apneia obstrutiva do sono. Por exemplo, os ossos hioides de ambos se encontram na base da língua, abaixo da margem inferior da mandíbula, mas nos humanos a mobilidade desse osso é maior por causa do formato arredondado da

* Apesar da descoberta de que o descenso do osso hioideo também ocorre nos chimpanzés de ambos os gêneros, como nos homens, em diversas publicações e livros, essa descoberta foi totalmente ignorada e os desenhos ilustrativos mostram a epiglote tocando no palato mole dos chimpanzés.

língua — ela é achatada nos chimpanzés — e da ausência do saco aéreo que limita seu descenso. Com isso, a posição da faringe pode ficar mais baixa ainda quando se abre a boca e as paredes podem se aproximar mais facilmente. Outra diferença, nos humanos, reside no fato de os trechos bucal (horizontal) e faríngeo (vertical) do trato supravocal terem tamanhos semelhantes; nos chimpanzés, o comprimento bucal é duas vezes maior que o faríngeo. Esse segmento facilita o estreitamento por ser maior e exigir maior controle neurológico para coordenar a deglutição, respiração e fonação.

Então, a faringe na linhagem humana evoluiu de maneira a acomodar as funções deglutitória e respiratória, na medida em que ocorriam mudanças anatômicas e posturais, como o caminhar bípede e ereto, com a cabeça apoiada sobre a coluna vertebral, o encurtamento da face e o arredondamento da língua. É provável que essas mudanças anatômicas possibilitassem o desenvolvimento da terceira função, a fonatória.* Mas tudo isso ocorreu em uma via aérea bastante "difícil", readaptada. Talvez o refinamento neurológico necessário para alterar o comprimento e a forma desse tubo muscular para modular o ar que atravessava a laringe somado a outras alterações anatômicas, mesmo que sutis, possa ser o responsável pelo desenvolvimento desses distúrbios do sono nos hominínios e humanos.

* Ainda que pareça tentador atribuir ao desenvolvimento da fala essa plasticidade muscular, ela não foi a responsável, ao contrário, as mudanças cranioencefálicas forneceram o arcabouço para que ela surgisse; as causas relacionaram-se provavelmente às atividades corriqueiras nas florestas, como conseguir carregar mais alimentos com as mãos, observar o meio ao redor e caminhar ou correr em caso de perigo, e à própria seleção sexual, pois esses hominídeos poderiam atrair a atenção com seu "novo modo de andar"[(52)].

Supondo que a anatomia das vias aéreas superiores dos Neandertais, e talvez até do *H. heidelbergensis*, fossem bastante parecidas com as nossas, podemos afirmar que sofreram riscos à vida por causa dos engasgos e que, possivelmente, também roncassem e tivessem apneias do sono. Durante a vigília, a tosse era a defesa que permitia a expulsão do objeto preso na laringe. Durante o sono de alguns deles, ocorria o relaxamento excessivo dos músculos faríngeos, o que aumentava o estreitamento e até mesmo a obstrução da via aérea, sendo que a única defesa era o despertar. Se isso ocorresse muitas vezes, poderia trazer prejuízos no dia seguinte, como a sonolência e o cansaço, sendo ruim em um mundo onde não havia supermercados para comprar comida e cada um tinha de se cuidar para não virar presa. Apesar desses aparentes prejuízos, como esses indivíduos conseguiram sobreviver mesmo herdando essas características anatômicas e fisiológicas potencialmente fatais?

Uma possível explicação é que o ronco e a apneia do sono são condições crônicas, não letais, que se manifestam mais tardiamente nos adultos — a incidência da síndrome da apneia em humanos modernos ocorre por volta dos 45 anos. Se isso também ocorresse com nossos ancestrais, três fatores importantes contribuiriam para amenizar esses riscos: primeiro, haveria tempo suficiente para terem filhos; segundo, pouquíssimos atingiam essa faixa etária, pois as causas de morte eram abundantes; terceiro, em um mundo de escassez alimentar, a obesidade não era problema. Dessa maneira, o ronco e a apneia do sono não representavam ameaças à sobrevivência do indivíduo nem do grupo. Por outro lado, considerando os benefícios que esse novo posicionamento trouxe ao criar uma área de ressonância e as condições para que a fala surgisse, os humanos foram levados à situação ímpar, possivelmente em toda a evolução na Terra, de indivíduos da mesma espécie e com o tamanho relativamente grande crescerem numericamente e habitarem cada canto do nosso mundo e, talvez, em um futuro não longínquo, outros planetas e luas.

Referências da segunda parte

(1) **Laurin M**. How can we reconstruct evolutionary history? How vertebrates left the water: 1: 1-44. University of California Press, 2010, p. 6.

(2) **Elton S**. The environmental context of human evolutionary history in Eurasia and Africa. J Anat, 212(4): 377-93, 2008.

(3) **Bradley BJ**. Reconstructing phylogenies and phentotypes: a molecular view of human evolution. J Anat, 212(4): 337-53, 2008.

(4) **Johanson D, Edgar B.** From Lucy to Language. Revised, Updated, and Expanded. p. 18-288, 2006. Simon & Schuster.

(5) **Finlayson C.** Chapter 1: The road to extiction is paved with good intentions: 22-44. The Humans Who Went Extinct: Why Neanderthals Died Out and We Survived. p 1-273. Oxford: Oxford University Press 2009, p. 38, 43.

(6) **Sawyer GJ, Deak V.** The Last Human. A guide to twenty-two species of extinct humans. Pag 16-256, 2007. Yale University Press.

(7) **Finlayson C.** Chapter 2: Once We Were Not Alone: 45-64. The Humans Who Went Extinct: Why Neanderthals Died Out and We Survived, p. 1-273. Oxford: Oxford University Press 2009, p. 50, 59.

(8) **Finlayson C**. Chapter 5: Being in the Right Place at the Right Time: 103-120. The Humans Who Went Extinct: Why Neanderthals Died Out and We Survived. p. 1-273. Oxford: Oxford University Press 2009, p. 106, 107.

(9) **Reich D, Green RE, Kircher M, Krause J, Patterson N, Durand EY, et al**. Genetic history of an archaic hominin group from Denisova Cave in Siberia. Nature, 468(7327): 1053-60, 2010.

(10) **Finlayson C**. Chapter 5: Being in the Right Place in the Right Place: 103-120. The Humans Who Went Extinct: Why Neanderthals Died Out and We Survived. p. 1-273. Oxford: Oxford University Press 2009, p. 115 .

(11) NUI Galway OÉ Gaillimh: http://www.nuigalway.ie/science/king.html

(12) **Arensburg B, Tillier AM, Vandermeersch B, Duday H, Schepartz LA e Rak Y**. A Middle Palaeolithic human hyoid bone. Nature, 338(6218): 758-60, 1989.

(13) **Scharff C, Petri J**. Evo-devo, deep homology and FoxP2: implications for the evolution of the speech and language. Philos Trans R Soc Lond B Biol Sci, 366(1574): 2124-40, 2011.

(14) **Krause J, Lalueza-Fox C, Orlando L, Enard W, Green RE, Burbano HA, et al**. The derived FOXP2 variant of modern humans was shared with Neandertals. Curr Biol, 17(21): 1908-12, 2007.

(15) **D'Anastasio R, Wroe S, Tuniz C, Mancini L, Cesana DT, Dreossi D, et al**. Micro-biomechanics of the Kebara 2 Hyoid and its implications for speech in Neanderthals. PLoS ONE, 8(12): e82261, 2013.

(16) **Noonan JP, Coop G, Kudaravalli S, Smith D, Krause J, Alessi J, Chen F, et al**. Sequencing and analysis of Neanderthal genomic DNA. Science, 314(5802): 1113-8, 2006.

(17) **Green RE, Krause J, Briggs AW, Maricic T e cols**. A draft sequence of the Neandertal sequence. Science, 328: 710-722, 2010.

(18) **Martínez I, Rosa M, Arsuaga JL, Jarabo P, Quam R, Lorenzo C, et al.** Auditory capacities in Middle Pleistocene humans from the Sierra de Atapuerca in Spain. Proc Natl Acad Sci USA, 101(27): 9976-81, 2004.

(19) **Finlayson C.** Chapter 3. Failed Experiments: 65-80. The Humans Who Went Extinct: Why Neanderthals Died Out and We Survived. p. 1-273. Oxford: Oxford University Press 2009, p. 68, 71.

(20) **Finlayson C.** Chapter 4. Stick to What You Know Best: 81-102. The Humans Who Went Extinct: Why Neanderthals Died Out and We Survived. p. 1-273. Oxford: Oxford University Press, 2009. p. 99.

(21) **Rightmire GP.** Out of Africa: modern human origins special feature: middle and later Pleistocene hominins in Africa and Southwest Asia. Proc Natl Acad Sci USA, 106(38): 16046-50, 2009.

(22) **Meredith M**. Exodus. 18: 187-93. Born in Africa: the quest for the origins of human life. Public Affairs, 2011. p. 187, 191.

(23) **Finlayson C.** Chapter 5. Being in th Right Place at the Right Time: 103-120. The Humans Who Went Extinct: Why Neanderthals Died Out and We Survived. p. 1-273. Oxford: Oxford University Press 2009, p.107.

(24) **Gray H**. Gray Anatomia. Esplancnologia. O Sistema Respiratório, II(8): 1106-36. 35ª edição, 1979. Editores Warwick R e Willians PL. Editora Guanabara Koogan S.A.

(25) **Lieberman DE**. A Tinkered Ape? The evolution of the human head. The Belknap Press of Harvard University Press, 2011, Chapter. 1, p. 7.

(26) **Lieberman DE**. Pharynx, Larynx, Tongue e Lung. The evolution of the human head. the Belknap Press of Harvard University Press, 2011. Chapter 8, p. 306

(27) Lieberman DE. Pharynx, Larynx, Tongue e Lung. The evolution of the human head. the Belknap Press of Harvard University Press, 2011. Chapter 8, p. 310-313.

(28) Langdon JH. The Skull, 4: 50-65. The Human Strategy: An Evolutionary Perspective on Human Anatomy, 2005. Oxford University Press. p. 56-57.

(29) Langdon JH. Respiration, 15: 209-19. The Human Strategy: An Evolutionary Perspective on Human Anatomy, 2005. Oxford University Press. p. 210, 217.

(30) Lieberman DE. Pharynx, Larynx, Tongue e Lung. The evolution of the human head. the Belknap Press of Harvard University Press, 2011. Chapter 8, p. 308.

(31) Rae TC, Koppe T, Stringer CB. The Neanderthal face is not cold adapted. J Hum Evol, 60(2): 234-9, 2011. p. 238.

(32) Noback ML, Harvati K, Spoor F. Climate-related variation of the human nasal cavity. Am J Anthropol, 145(4): 599-614, 2011.

(33) Berger LR. Australopithecus sediba and the earliest origins of the genus Homo. J Anthropol Sci, 90: 11-31, 2012.

(34) Schwab RJ, Remmers e Kuna ST. Anatomy and Physiology of Upper Airway Obstruction. Principles and Practice of Sleep Medicine, 101: 1153-71. Meir H. Kryger, Tomas Roth, William C. Dement – 5th, 2011. Elsevier Saunders, p. 1153 e 1155.

(35) 20th Century Fox. Viagem ao Fundo do Mar.

(36) Aiello L, Dean C. An Introduction to Human Evolutionary Anatomy. Chapter Thirteen: 232-243, 2002. Elsevier Academic Press, p. 232.

(37) Lieberman DE, McCarthy RC, Hiimae KM, Palmer JB. Ontogeny of postnatal hyoid and larynx descent in humans. Arch Oral Biol, 46(2): 117-28, 2001.

(38) Nishimura T. Developmental changes in the shape of the supralaryngeal vocal tract in chimpanzees. Am J Phys Anthropol, 126(2): 193-204, 2005.

(39) Nishimura T, Mikami A, Suzuki J, Matsuzawa T. Descent of the larynx in chimpanzee infants. Proc Natl Acad Sci USA, 100(12): 6930-3, 2003.

(40) Nishimura T, Mikami A, Suzuki J, Matsuzawa T. Descent of the hyoid in chimpanzees: evolution of the face flattening and speech. J Hum Evol, 51(3): 244-54, 2006.

(41) Davidson TM. The Great Leap Forward: the anatomic basis for the acquisition of the speech and obstructive sleep apnea. Sleep Med, 4(3): 185-94, 2003.

(42) Nishimura T, Oishi T, Suzuki J, Matsuda K, Takahashi T. Developmental of the supralaryngeal vocal tract in Japanese macaques: implications for the evolution of the descent of the larynx. Am J Phys Anthropol, 135(2): 182-94, 2008.

(43) Trinkaus E. Neanderthal faces were no long; modern human faces are short. Proc Natl Acad Sci USA, 100(14): 8142-5, 2003.

(44) Gimenes MP, Fava AS, Rapoport A. Asfixia mecânica pós-traumas constrictivos do pescoço. Rev bras cir cabeça pescoço, 33(2): 83-7, 2004.

(45) Kardong KV. Skeletal system: the skull. 7: 240-93 Vertebrates. Comparative Anatomy, Function, Evolution. Sixth Edition, 2012. Mc Graw Hill Company. p. 247.

(46) Steele J, Ferrari PF, Fogassi L. From action to language: comparative perspectives on primate tool use, gesture and the evolution of human language. Philos Trans R Soc Lond B Biol Sci, 367(1585): 4-9, 2012.

(47) **Alemseged Z, Spoor F, Kimbel WH, Bobe R, Geraads D, Reed D, Wynn JG**. A juvenile early hominin skeleton from Dikika, Ethiopia. Nature, 443(7109): 329-301, 2006.

(48) **Martínez I, Arsuaga JL, Quam R, Carretero JM, Gracia A, Rodríguez L**. Human hyoid bones from the middle Pleistocene site of the Sima de los Huesos (Sierra de Atapuerca, Spain). J Hum Evol, 54(1): 118-24, 2008.

(49) **de Boer B**. Loss of air sacs improved hominin speech abilities. J Hum Evol, 62(1): 1-6, 2012.

(50) **D'Anastasio R, Wroe S, Tuniz C, Mancini L, Cesana DT, Dreossi D, Ravichandiran M, Attard M, Parr WCH, Agur A, Capasso L.** Micro-biomechanics of the Kebara 2 Hyoid and its implications for speech in Neanderthals. PLoS ONE, 8(12): e82261, 2013.

(51) **Lieberman DE**. Pharynx, Larynx, Tongue e Lung. The evolution of the human head. the Belknap Press of Harvard University Press, 2011. Chapter 8, p. 333.

(52) **Dawkins R**. Encontro 16. Sauropsídeos, 304-348. A grande história da evolução: na trilha dos nossos ancestrais. Com a colaboração de Yan Wong. — São Paulo. Companhia da Letras, 2009, p. 322. Tradução de Laura Teixeira Motta.

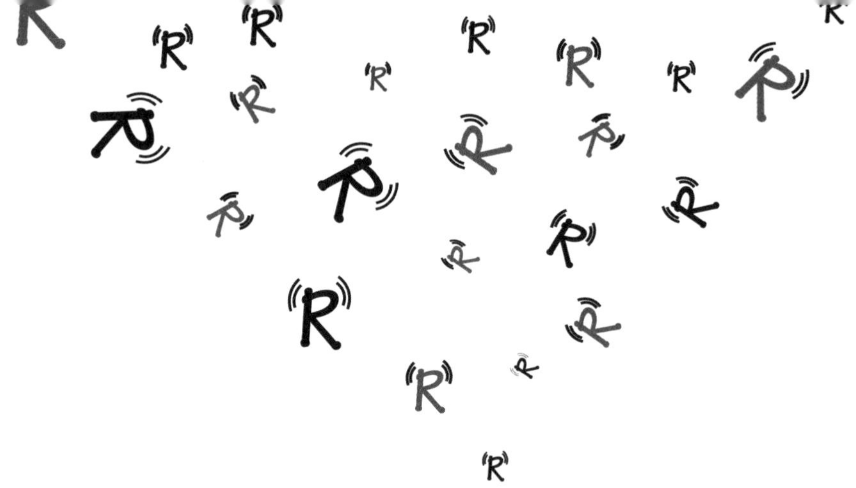

3ª Parte

O ronco e a apneia do sono

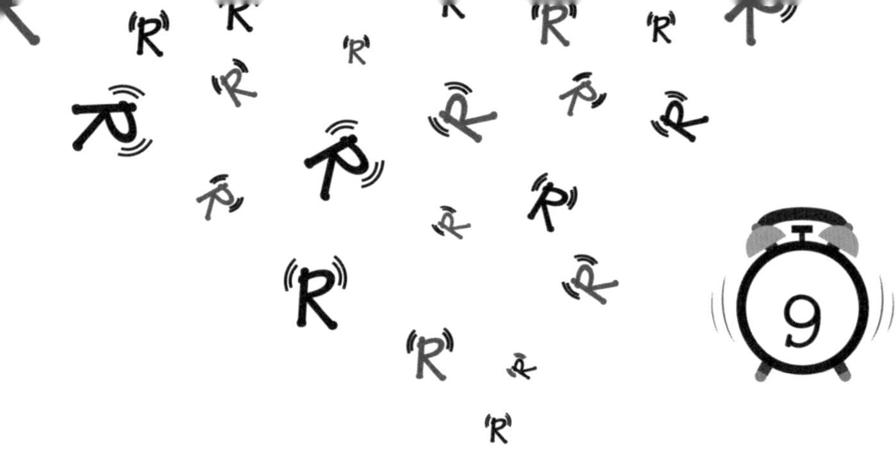

a respiração na vigília

Enquanto lê este livro, o ar entra e sai continuamente pelo nariz sem você perceber. Talvez o aroma de um café aguardado ou de um perfume levem seus olhos nessas direções. Além desses aromas, o ar, que também continha micropartículas e microrganismos, foi quase totalmente filtrado pelos pelos e muco, aquecido e umidificado para não esfriar e secar a garganta e as vias aéreas. Por outro lado, se estiver resfriado, com o nariz congestionado, nada disso ocorrerá. Algo parecido ocorre com quem respira pelo nariz e boca, ou seja, é um respirador misto, ou o faz somente pela boca, um respirador bucal.

Diferentemente dos bebês, que ao nascerem respiram exclusivamente pelo nariz por ser um comportamento inato, assim como outros mamíferos, os adultos ocidentais não costumam se preocupar tanto se o ar entra apenas pelo nariz ou não. Com isso, o cotidiano fica empobrecido, corremos maiores risco de infecções nas vias aéreas, e a sensação desagradável de boca seca é contínua. Mas, se evoluímos para respirar somente pelo nariz, por que uma criança ou adulto respiraria pela boca? Provavelmente por causa de alguma alteração ou obstrução nasal, como o crescimento acentuado da adenoide ou "carne esponjosa". Já que não podemos viver sem oxigênio — seu uso é uma das nossas heranças pétreas —, se a entrada de ar pelo nariz for insuficiente, simplesmente abriremos a boca e respiraremos por ela. Por isso, se você for um respirador misto ou bucal, ou conhecer alguém próximo que o seja, recomendo que marque uma avaliação com um médico otorrinolaringologista para corrigir possíveis obstruções nasais e faríngeas (amígdalas), depois faça tratamento fonoaudiológico para reaprender a usar somente o nariz. Vale a pena, independentemente da idade.

Quando falamos sobre a respiração, isto é, a entrada (inspiração) e a saída de ar (expiração), referimo-nos à ventilação. Ela é a primeira das ações da respiração que têm como objetivo final levar o oxigênio às bilhões de células do corpo e retirar o gás carbônico produzido por elas. Quando o ar chega aos alvéolos, o oxigênio se difunde até o sangue e o gás carbônico vai para o alvéolo. No sangue e outros líquidos corporais, o oxigênio é transportado até os mais longínquos rincões do corpo, e o gás carbônico é trazido para ser expelido. A ventilação é regulada pelo SNC, que adequa a inspiração e a expiração às diversas necessidades do corpo nas mais distintas situações, como quando estamos apressados para buscar nossos filhos na escola, sentados calmamente ou dormindo.

A ventilação se inicia com os estímulos nervosos provenientes do centro respiratório (bulbo e ponte do tronco cerebral) que contraem o diafragma* e mantêm as vias aéreas

* O diafragma é uma faixa muscular situada na base dos pulmões e acima do abdômen, fixando-se na base do esterno, nas porções inferiores do gradil costal e na coluna vertebral.

abertas para que o ar possa entrar (inspiração). Já a saída de ar (expiração) é um processo passivo, ou seja, os estímulos cessam e o diafragma relaxa e volta à sua posição original em cúpula, empurrando a base do tórax — o fechamento das vias aéreas superiores sucede durante instantes na deglutição, regurgitação, eructação e fala.

A respiração é rítmica e flutuante. Para que isso ocorra, o centro respiratório continuamente recebe sinais, ou informações, elétricos e químicos de diversas partes das vias aéreas, do sangue e do encéfalo. Por isso, a frequência respiratória aumenta naturalmente quando caminhamos rapidamente, corremos ou comemos alimentos ácidos; e também podemos aumentá-la ou reduzi-la espontaneamente a qualquer momento, por exemplo, quando mergulhamos.

Durante a inspiração normal, o diafragma se contrai, empurra o abdômen para baixo, aumenta o tamanho da cavidade torácica e, consequentemente, expande os pulmões. Assim, a pressão no interior do tórax fica abaixo da pressão atmosférica (subatmosférica ou negativa). Essa redução pressórica é transmitida em todos os tubos que compõem o sistema respiratório e parte do digestivo. Dessa forma, o ar é sugado através das narinas pela diferença de pressão entre o tórax (menor) e o meio ambiente (maior) e segue pela faringe. Essa menor pressão interna tende a aproximar as paredes das vias aéreas. No entanto, a faringe é a única que realmente tende a colapsar, por ser uma estrutura constituída de tecidos moles (muscular, adiposo etc.), distinta das outras, que são cartilaginosas ou ósseas. Para evitar esse fechamento, duas diferentes ações ocorrem para aumentar a tensão e a rigidez desses músculos e manter a via desobstruída. Na primeira, ao mesmo tempo que o diafragma se contrai, músculos dilatadores da faringe também se contraem e aumentam o espaço para a passagem do ar. A segunda ação é desencadeada pela expansão da base pulmonar, que puxa os pulmões para baixo, tracionando a traqueia em direção à caixa torácica, ou seja, para baixo e para trás. Esta, por sua vez, traciona e retesa os músculos faríngeos e reposiciona o osso hioide.*

Após o fluxo aéreo passar pela faringe e laringe, ele adentra pela traqueia, brônquios esquerdo e direito e pulmões. Nas profundezas dos pulmões estão os alvéolos, nos quais ocorrem as trocas gasosas: a captação de oxigênio pelo sangue para ser utilizado como combustível pelas células e a saída de gás carbônico para o meio ambiente.** Para tanto, os gases dissolvem-se na película de água (líquido extracelular) existente entre as paredes do alvéolo e o capilar, atravessam essas barreiras e atingem o interior da célula vermelha ou hemácia, sendo transportados unidos à hemoglobina — o gás carbônico faz o caminho inverso com maior facilidade e rapidez porque se dissolve muito mais facilmente na água, aproximadamente 30 vezes mais que o oxigênio. Para que a troca seja otimizada e não ocorram o colapso e a perda da atividade biológica dos alvéolos devido à enorme tensão superficial em um espaço tão ínfimo, as células que compõem os alvéolos secretam o surfactante pulmonar, que age de maneira semelhante a um detergente, reduz a tensão superficial e possibilita que o alvéolo se expanda novamente.

* Os músculos intercostais, localizados entre as costelas, podem auxiliar o diafragma nessa ação ao facilitar a movimentação do gradil costal, ajudando na respiração, por exemplo, durante inspirações profundas, corridas etc.

** A fina e homogênea ramificação dos pulmões dos mamíferos, chamada de "árvore respiratória", deve-se às enormes necessidades de consumo de oxigênio requeridas para manter a alta atividade metabólica necessária à manutenção da temperatura interna constante (endotermia).

10

a descoberta e a história natural do ronco e da apneia do sono

Quase todos, se não todos, os leitores já ouviram o ronco de alguém e, possivelmente, o seu próprio. Talvez tenha sido essa a motivação para a compra deste livro. Cônjuges, filhos, parentes, amigos ou mesmo estranhos que roncam costumam ser alvos de olhares, brincadeiras e reclamações durante a noite ou no dia seguinte. Os sentimentos que esse ruído produz podem variar do incômodo à irritação absoluta, conforme o tempo passa e as possibilidades de sair do local onde está o(a) roncador(a) são pequenas ou nulas. Se, além do ronco, a pessoa para de respirar (apneia do sono) durante alguns segundos e aparenta sufocamento, isso traz enorme desconforto e preocupação para quem está ao lado. Perceber que somos quase impotentes para enfrentar esse estrangulamento invisível pode tornar-se angustiante e quase insuportável. E a única maneira de afastar essa ameaça é acordá-la, inicialmente com chamados e leves toques, depois, com cutucões. Infelizmente, tudo se reinicia quando ela adormece novamente.

As crenças sobre a ubiquidade do ronco nos homens sempre fizeram parte da nossa cultura, indicando que a pessoa não só está dormindo como se encontra em "sono profundo". Tão entranhada era essa crença que foi relatada em poemas religiosos sobre as atividades diárias de um homem[1] e mesmo entre os deuses. Ainda assim, nem todos concordavam com isso; ao contrário, o ronco poderia significar que as pessoas se conduziriam inadequadamente durante o dia[2]. Ainda hoje, essa convicção encontra-se bastante difundida na população, sendo comuns expressões ou perguntas como "todo mundo ronca" ou "o ronco não é normal?!". Desafortunadamente, o ronco e a apneia do sono estão cada vez mais presentes na noite das pessoas.

Esses distúrbios respiratórios são próprios da espécie humana, ou seja, existem desde sempre. Apesar desse fato, não houve qualquer relato, em tratado ou livro médico conhecido, que os mencionasse até o século XIX. É estranho que nenhum médico percebesse que o ronco e os eventuais engasgos e despertares noturnos (apneias) eram distúrbios que atrapalhavam o sono de todos; portanto, deveriam ser tratados. Talvez fossem considerados "problemas" de menor importância por ocorrerem somente durante o sono e acreditarem que não repercutiam negativamente no dia a dia das pessoas; desse modo, talvez só fossem transmitidas oralmente as observações e as recomendações para minorar o ronco.

Para o **Dr. Nikolaus Netzer**[3], o fato de não termos literatura sobre o assunto herdada dos antigos gregos e romanos não é porque não se interessavam, e sim porque não teria sobrevivido até os tempos atuais. Se isso realmente ocorreu, seria interessante conhecer suas opiniões e tratamentos aplicados aos distúrbios do sono mais frequentes (ronco, apneia do sono, insônia) e, certamente, teríamos encurtado em alguns séculos o desenvolvimento da Medicina do Sono. Como não dispomos dessas fontes, coube a escritores não médicos fazê-lo com perspicácia. Na obra *Eneida*, de **Públio Virgílio Marón** (70 a.C. a 19 d.C.), o maior poeta latino, uma das personagens afirmou que o ronco surgia mais facilmente nas pessoas obesas, que bebiam vinho e dormiam de barriga para cima. Outros observaram que a constituição corporal influenciava no aparecimento do ronco, pois era mais comum nas pessoas com formas arredondadas (pícnicos) do que naquelas com corpos delgados (leptossômicos)[(2)]. **Charles Dickens**[(4)], no romance *Os escritos póstumos do Clube Pickwick*, em que descreveu Joe como um garoto obeso e sonolento, forneceu à literatura médica um dos termos mais conhecidos, se não o mais, para descrever tão sucintamente os problemas que sofriam as pessoas obesas que retinham o gás carbônico sanguíneo, "Pickwick". Em 1918, o médico canadense e cavaleiro inglês **Sir William Osler** (1849-1919) cunhou a palavra "Pickwickiano" para se referir às pessoas obesas e sonolentas.

O século XIX foi pioneiro nas primeiras observações e exposições de diversos distúrbios respiratórios que ocorrem no sono e algumas de suas consequências. Além da obra de Charles Dickens que serviu de inspiração para **Sir William Osler**, foram publicadas as primeiras descrições da respiração de Cheyne-Stokes* pelo médico e também cavaleiro inglês **Sir William Henry Broadbent**, em 1877, e da apneia obstrutiva do sono, e possivelmente da apneia central, pelo médico americano **Silas Weir Mitchell**, em

* Presença de no mínimo três ciclos respiratórios consecutivos com padrão respiratório crescente e decrescente, cuja duração da flutuação é de aproximadamente dez minutos[(5)].

1890[6]. Nos anos seguintes, surgiram os estudos dos médicos **Richard Canton** (1889) e **L. Lamacq** (1897)[7] sobre a relação entre a obstrução das vias aéreas, o sufocamento noturno e a sonolência diurna. O assunto só foi retomado em meados da década de 1950 quando foram publicados dois artigos médicos sobre pessoas obesas, com policitemia* e hipoventilação alveolar,** que se diferenciavam pela ausência ou presença de sonolência diurna. Como a sonolência era intensa, decidiram denominá-la de "Síndrome Pickwickiana", homenageando **Charles Dickens** e **Sir William Osler** ao mesmo tempo[8, 9]. Devido às diferenças relatadas e acreditando que se tratava da mesma síndrome, os médicos passaram a chamá-las de "Síndrome de Auchincloss", quando os pacientes permaneciam acordados, e de "Síndrome Pickwickiana", quando se queixavam de sonolência diurna[10].

Por que houve um intervalo tão longo entre as primeiras descrições das apneias do sono, sem mencionar o ronco descrito muitos séculos antes, e a continuidade desses estudos pelas comunidades médicas, especialmente a inglesa, a francesa e a americana? O médico e professor israelense **Dr. Peretz Lavie** relatou em seu sugestivo artigo "Nada de novo sob a Lua"[6] possíveis motivos que contribuíram para o retardamento dessas pesquisas. Um deles referia-se à atitude, ao espírito da época (do alemão *zeitgeist*), da comunidade médica europeia, ao final do século XIX e início do século XX, de menosprezar a sonolência diurna, a menos que estivesse relacionada a alguma doença orgânica ou tumor no SNC. Outra razão, diversos pacientes que sofriam de sonolência diurna foram diagnosticados incorretamente

* Produção anormal de eritrócitos ou células vermelhas, plaquetas e granulócitos.
** Incapacidade de eliminar o gás carbônico que chega aos pulmões.

de narcolépticos,* termo utilizado sem muito rigor para todos os pacientes que se queixavam de sonolência diurna.

Os anos 1960 foram o ponto de virada para o entendimento do ronco e da apneia do sono. A "Síndrome Pickwickiana" (obesidade, hipersonolência, respiração periódica com hipoventilação e cor pulmonale) estava sendo bastante pesquisada, contudo, alguns pacientes apresentavam episódios de sonolência diurna, não contínua, o que não parecia associar-se a essa síndrome. A explicação para essa sonolência intermitente estaria associada às alternâncias de sono e despertares causadas pelas modificações dos gases arteriais, com o aumento do gás carbônico e a diminuição do oxigênio(11). A mudança ocorreu quando os médicos franceses **Gastaut, Tassinari e Duron** (1965-1966) e alemães **Jung e Kuhlo** (1965) abordaram essa síndrome sob uma nova ótica, a do sono. Até então, a investigação se dirigira aos problemas cardiovasculares desses pacientes; agora o foco se voltara para as alterações respiratórias durante o sono e a sonolência excessiva diurna(12). Eles realizaram exames poligráficos** do sono de pacientes obesos com a síndrome "Pickwickiana" ou de "Pickwick" (o grupo francês usou esse termo em seu artigo). Eles

* Distúrbio neurológico caracterizado por irresistíveis ataques de sono e de perda de força muscular (cataplexia), batizado pelo médico francês Jean-Baptiste-Édouard Gélineau (1828-1906) de narcolepsia em 1880.

** Poligrafia (sono): registros simultâneos eletroencefalográficos (EEG), eletromiográfico (EMG), eletrocardiagráfico (ECG), oculográfico (movimentos de olhos), actográfico (posições corporais), espirográfico oral (fluxo aéreo nasal e oral) e pneumográfico (movimentos torácicos e abdominais). Atualmente, a polissonografia é o exame realizado durante o sono para avaliar sua estrutura e suas alterações. São realizados o eletroencefalograma (frontal, central e occipital), o eletromiograma de superfície (queixo, pernas), o oculograma (movimento de olhos), o eletrocardiograma simplificado (montagem A2), a medição da saturação da oxi-hemoglobina (oxigênio sanguíneo), sendo realizado em local adequado e confortável (laboratório do sono) e supervisionado por técnico especializado (polissonografista).

mostraram que, além da sonolência excessiva diurna, esses pacientes tinham um sono inquieto, com roncos, paradas breves da respiração, múltiplos despertares e movimentação aumentada de membros (braços e pernas). Esses trabalhos tiveram tamanho impacto na comunidade médica que a partir daí passou a ser chamada de "Síndrome de Gastaut" — não consegui descobrir o motivo de somente esse médico ter sido homenageado e não os alemães **Jung e Kuhlo**. Dois anos depois, novo estudo, agora utilizando técnicas cinematográficas, confirmou a obstrução da orofaringe nesses pacientes durante o sono(7).

Esses estudos foram a ponta de lança para a investigação que surgiria nos anos seguintes sobre os diversos distúrbios respiratórios que ocorrem durante o sono. Agora, a atenção estava voltada não apenas para os problemas decorrentes da obesidade, entre eles o ronco, mas para as manifestações mais silenciosas que surgiam em pessoas magras, fossem homens ou mulheres, nas mais variadas faixas etárias, e que suscitavam preocupações além do ruidoso desconforto noturno, as apneias do sono. A relação entre obesidade, hipoventilação, sonolência diurna excessiva e obstrução das vias aéreas superiores ficara clara. No entanto, as diferenças entre as síndromes de Auchincloss e de Gastaut suscitavam dúvidas quanto às suas origens. Era imperativo que se descobrisse se havia apenas uma síndrome com apresentações diferentes ou se eram distúrbios distintos com sintomas e sinais comuns. Para esclarecer essas questões, foi idealizado e organizado pelos médicos **Elio Lugaresi** (Itália) e **Paul Sadoul** (França), em 1972, na cidade de Bolonha (Itália), o primeiro congresso internacional sobre "Hipersonia e respiração periódica"(12). Após esse encontro, ficou claro que, sob o guarda-chuva da síndrome de Pickwick, havia pelo menos duas síndromes distintas. Para confirmar essa diferença, mostrou-se que não eram apenas os obesos que apresentavam estreitamentos das vias aéreas superiores durante o sono, pois os magros também sofriam problemas muito parecidos, causados principalmente pelo estreitamento anatômico dessas vias. Em consequência dessas conclusões, ficou estabelecido que os sintomas desses pacientes se encaixavam melhor na síndrome da apneia obstrutiva do sono (SAOS), diferente, portanto, daqueles com a clássica síndrome de Pickwick (obesidade, hipersonolência, respiração periódica com hipoventilação e cor pulmonale)[(7)]. A partir dos artigos de **Gastaut, Tassinari e Duron**[(13)] e **Jung e Kuhlo**[(14)], todos os estudos posteriores usaram o registro poligráfico como exame fundamental para documentar objetivamente as modificações do sono causadas pelas apneias.

Já se constatara que os pacientes que roncavam e desenvolviam apneias do sono apresentavam diversos problemas que se estendiam muito além da sonolência diurna e que vários sistemas corporais poderiam ser afetados. Durante os anos de 1960, descobriu-se que a pressão arterial sistêmica apresentava variações durante o sono em pessoas normais, sendo que as maiores reduções ocorriam no início do sono[(12)]. Já os pacientes que roncavam fortemente[(15)] e tinham apneia do sono apresentavam "significativas anormalidades hemodinâmicas (das pressões arteriais sistêmica e pulmonar) que se desenvolviam durante o sono noturno secundariamente aos repetitivos episódios apneicos. Tais anormalidades estavam diretamente relacionadas ao número total de episódios de apneia do sono durante a noite"[(12)]. Além disso, diversos tipos de arritmias, alguns graves, foram registrados durante o sono de pacientes com apneia do sono, apesar de eles não as apresentarem durante o dia. Essas pesquisas não deixavam dúvidas de que o ronco e a apneia do sono tinham implicações fisiopatológicas no sistema cardiorrespiratório; portanto, deveriam ser tratados para tentar reverter suas consequências, o que de fato ficou comprovado a partir da realização da traqueostomia por **Dr. Kuhlo e colaboradores**, em 1969[16] ([12]) (**vide: Tratamentos**).

Com as avaliações poligráficas, depois polissonográficas, dos pacientes com a síndrome de Pickwick, observaram-se diferentes tipos de apneias durante o sono. **Gastaut e colaboradores**[13] classificaram-nas como obstrutiva, central e complexa (mista).* A partir dessas definições, decidiu-se avaliar a gravidade da apneia, somando-se todas as apneias e dividindo-as pelo número de horas de sono. Dessa forma, foi estabelecido o índice de apneia (IA). Tanto as durações das apneias de, no mínimo, dez segundos, quanto a escolha do índice considerado patológico (IA maior que 5 apneias por hora de sono, ou IA>5/hora) usadas atualmente, foram baseadas em recomendações feitas por **Dr. Guilleminault e colaboradores**[12, 17]. Com novos estudos e aprimoramento das avaliações polissonográficas à época, constatou-se que muitos indivíduos sem sintomas e aparentemente saudáveis na comunidade tinham um IA maior que 5[18]. Além disso, nem sempre ocorriam as apneias clássicas, apenas reduções do fluxo aéreo que terminavam em dessaturações ou somente interrompiam o sono. Elas receberam o nome de hipopneias[19, 20]. Já que essas hipopneias resultavam em sintomas semelhantes

* A cessação da respiração (ventilação) durante o sono pode dever-se à obstrução parcial (hipopneia) ou total (apneia obstrutiva) da via aérea superior, à ausência de esforço inspiratório (apneia central) ou à combinação de ambas (central + obstrutiva = mista) [21].

àqueles observados nas pessoas com apneias, decidiu-se acrescentar as hipopneias ao índice já existente e criar um novo, o índice de apneia e hipopneia do sono (IAH). Outros parâmetros associados à patologia permaneceram os mesmos que os das apneias, como a duração de dez segundos e o IAH maior que 5 por hora de sono. São utilizados, historicamente, três níveis distintos de IAH para diferenciar a gravidade da apneia do sono: 1) ***leve:*** maior ou igual a 5 obstruções por hora de sono e menor que 15 obstruções por hora de sono; 2) ***moderado:*** maior ou igual a 15 obstruções por hora de sono e menor ou igual a 30 obstruções por hora de sono; 3) ***acentuado:*** maior que 30 obstruções por hora de sono[5].

Novas pesquisas realizadas nos anos seguintes, inicialmente com crianças, mostraram outro fenômeno respiratório: as reduções do fluxo aéreo que terminavam em despertares, mas não em reduções da saturação do oxigênio arterial. Com o acúmulo de resultados, **Guilleminault** descreveu formalmente essa patologia respiratória hípnica e a denominou de "a síndrome da resistência em vias aéreas superiores"[22]. Essa proposição teve defensores e detratores ao longo dos anos. Devido às características e à dificuldade dos estudos posteriores de apresentarem diferenças em relação à apneia do sono, a publicação feita pela **Academia Americana de Medicina do Sono**[23] não incluiu essa síndrome entre os distúrbios respiratórios do sono, e sim descreveu os despertares que ocorriam após os esforços respiratórios (redução do fluxo aéreo) durante o sono — em inglês, *respiratory effort-related arousals* ou RERAs. Em 2005, a segunda "Classificação Internacional dos Distúrbios do Sono" corroborou a inclusão desse diagnóstico como integrante da síndrome da apneia e hipopneia obstrutiva do sono, e não como uma entidade clínica independente[24]. Com isso, estabeleceu-se o índice de distúrbio respiratório (IDR), semelhante ao IAH, no qual, além das hipopneias e apneias, acrescentaram-se os RERAs, e dividiu esse total pelo número de horas de sono[25].

Às vezes, lemos ou ouvimos as expressões apneia do sono, apneia obstrutiva do sono, síndrome da apneia do sono ou síndrome da apneia e hipopneia obstrutiva do sono como sinônimas. Contudo, há uma diferença entre apneia do sono e síndrome da apneia do sono que se associa à ausência ou presença de sonolência diurna, e que se originou a partir da associação entre as apneias do sono e sonolência excessiva diurna. A expressão "síndrome de Gastaut" foi usada até o início da década de 1970 para caracterizar os pacientes que tinham "apneias do sono associadas à deglutição da língua e a consequente perda do sono e severa hipersonia" (ou sonolência diurna). Ainda assim, em 1969, **Lugaresi e colaboradores**[26] relataram esses mesmos sintomas (hipersonia com apneia periódica) em pessoas não obesas. A partir das publicações do congresso realizado em Nancy (1972), usou-se a expressão "síndrome das apneias periódicas do sono" para identificar aquelas pessoas que, além das apneias do sono, se queixavam de sonolência diurna, ronco alto, sono agitado com frequentes despertares, sensação de sufocamento noturno e fadiga diurna crônica[27]. Em 1975, foi publicado um artigo em que se usou, pela primeira vez, o termo "síndrome da apneia do sono" para os pacientes com pelo menos 30 apneias durante o sono, cuja maioria não era de obesos[17]. Nos anos seguintes, foram adicionadas as palavras "obstrutiva" e "hipopneia" para definir completamente a expressão mais usada: síndrome da apneia e hipopneia obstrutiva do sono. Ainda que haja essa diferença conceitual, utilizarei no livro como sinônimos os nomes "apneia do sono", "apneia obstrutiva do sono" e "síndrome da apneia e hipopneia obstrutiva do sono".

à procura de modelos animais para investigar o ronco e a apneia do sono

O ronco e a apneia obstrutiva do sono estão assentados sobre alicerces anatômicos e fisiológicos, principalmente nas modificações que a cabeça e as vias aéreas humanas sofreram durante a evolução da linhagem humana. Outros mamíferos também roncam e alguns até desenvolvem apneias, apesar dos distintos caminhos evolutivos e das diferenças anatômicas em relação aos homens — a busca por animais que roncam é relativamente nova[28] e atualmente é fácil encontrar vídeos de animais roncando na internet. Se esses distúrbios também ocorrem entre outros animais, as causas e as consequências seriam as mesmas? Podemos pesquisá-los para desvendar esses problemas e achar soluções? Na busca de modelos animais que reproduzam com mais fidelidade o desenvolvimento e as consequências desses distúrbios nos humanos, foram "voluntariadas" sete espécies: o cão, o porco, o rato, o camundongo, o cordeiro, o macaco e o gato. Apesar da nossa proximidade evolutiva com os chimpanzés, não há qualquer estudo conhecido com eles.

Dentre esses animais, os camundongos são os mais usados pela facilidade de sua utilização em pesquisas. Apesar de os porcos obesos e cães apresentarem esses distúrbios "naturalmente"[29], os trabalhos realizados com eles foram poucos.*

O médico veterinário **Dr. Adrian R. Morrison** foi o primeiro a propor que os cães com a síndrome braquicefálica (animais cuja cara parece achatada) poderiam sofrer de apneia obstrutiva do sono, pois apresentariam os sinais e sintomas dos distúrbios respiratórios mais parecidos com os dos seres humanos. O buldogue inglês foi escolhido como o modelo animal da apneia do sono e os primeiros estudos começaram em 1984[30].

O nome buldogue é um aportuguesamento da palavra inglesa *bulldog*, *bull* = touro e *dog* = cão, já usada no século XVII, e sua história mostra muito da nossa engenhosidade e crueldade. Quando se olha para eles, mesmo com sua robustez e aparência feia, não se consegue imaginar que esses seres pacatos, pacíficos, fiéis a seus donos e que adoram lugares frescos, foram criados para lutar e matar. Acredita-se que essa raça surgiu na Inglaterra ou a partir do antigo mastim asiático ou do cruzamento entre ele e o pug e transformou-se no cão lutador da Britânia (Inglaterra), sendo usado contra as tropas romanas. Apesar disso, os romanos apreciavam a agressividade desses animais e os enviavam em grande número para lutar em Roma, onde as plateias podiam vê-los em ação contra touros e, possivelmente, outros animais. Mesmo após a queda de Roma, as lutas continuaram muito populares. Na Inglaterra, elas transformaram-se no esporte nacional até serem proibidas no século XIX.

* Quando destaquei anteriormente a palavra "naturalmente" afirmando que porcos e cães sofriam desses distúrbios respiratórios noturnos, lembro que eles foram manipulados à exaustão pelo homem por meio de seleção seletiva. Não se conhecem animais que desenvolveram, por meio de seleção natural, esses transtornos, à exceção dos humanos modernos, já que não temos certeza se os Neandertais também roncavam e tinham apneia do sono.

Apesar de os buldogues serem originalmente mais altos, musculosos e ágeis, parecidos com o boxer atual, eram os mais baixos e musculosos que levavam vantagem por ficarem menos vulneráveis aos chifres dos touros. A enorme mandíbula, mais crescida que a maxila, possibilitava que a mordedura, de baixo para cima nas narinas e no pescoço, aliada ao seu peso, prendesse o animal ao chão por causa da dor e, dessa forma, não conseguisse saltar para se livrar dele. O focinho curto, o nariz para o alto e as dobras das rugas ao redor das narinas permitiam que ele não sufocasse com o sangue que jorrava do touro[31, 32, 33].

As características craniais desses animais trouxeram-lhes enormes problemas, entre eles, o aparecimento de ronco e apneia durante o sono, decorrentes do alongamento do palato mole e do estreitamento da orofaringe. As pesquisas confirmaram que a fisiopatologia do ronco e da apneia dos buldogues se assemelha à dos humanos, pois apresenta apneias obstrutivas e centrais, associada à redução da oxigenação arterial, que piora durante o sono REM; além disso, eles têm sonolência diurna excessiva[34].

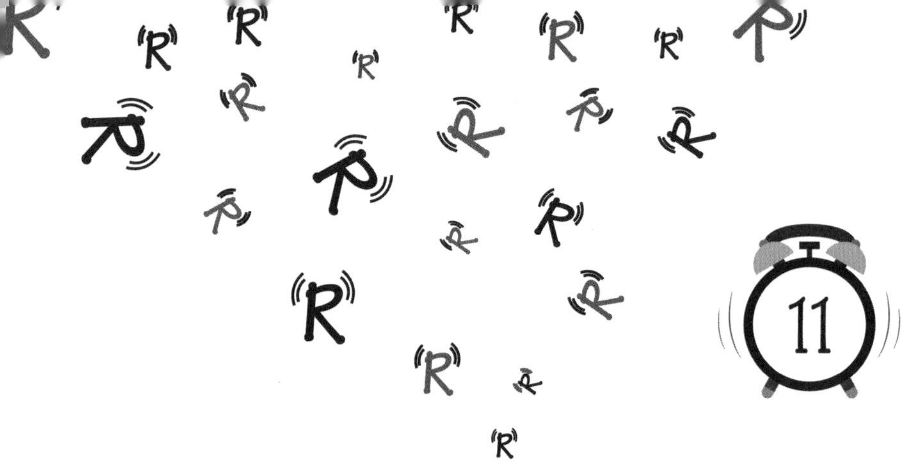

Estudos populacionais sobre o ronco e a apneia do sono

A síndrome da apneia e hipopneia obstrutiva do sono (SAHOS), da qual fazem parte o ronco e a apneia do sono, afeta a vida de milhões de pessoas e de seus familiares ao redor do mundo, muitas vezes com consequências graves, sendo considerada um problema de saúde pública nos Estados Unidos da América (EUA) há quase 20 anos[(35)]. Em outros países, incluindo o Brasil, apesar de pesquisas recentes[(36)] sobre o número de pessoas atingidas, ainda não foi reconhecida dessa forma. Provavelmente, isso ocorrerá em um futuro próximo devido à crescente pandemia de obesidade. Conforme a Medicina do Sono se desenvolvia e consolidava nos principais países industrializados, os esforços aumentavam para se conhecer melhor o perfil das pessoas que apresentavam esses distúrbios e suas possíveis causas. Para isso, foram desenvolvidos questionários com objetivo inicial de investigar a prevalência e incidência do ronco e da apneia do sono na população geral ou em grupos específicos, e depois conhecer seus impactos sobre os indivíduos e os sistemas de saúde para que fossem estabelecidos planos para prevenção e tratamento desses distúrbios. Apesar do esforço despendido, os resultados mostraram grandes divergências por diversos motivos, principalmente metodológicos, ou seja, da maneira como eram estruturados os questionários, os tipos de perguntas feitas etc. Um exemplo disso são as palavras usadas nesses estudos para indicar que adultos, crianças ou adolescentes roncavam muitas noites por semana (ronco habitual), que variaram de termo e na interpretação: "frequente": 3-5 noites por semana; "frequentemente": 3-4 vezes por semana; "sempre"/ "quase sempre": 3 a 6-7 noites por semana.

Para minimizá-las e baseados em experiências anteriores, diversos pesquisadores desenvolveram questionários para obter informações sobre os distúrbios respiratórios durante o sono, identificar os potenciais riscos para desenvolvê-los e que fossem utilizados por profissionais treinados de diferentes centros de saúde, cidades ou mesmo países com populações assemelhadas etnicamente de forma que seus resultados pudessem ser comparados. Outro fator importante: as despesas para a aplicação desses instrumentos de pesquisa em larga escala são mais baixas do que se fossem utilizados outros meios para diagnosticá-los. Alguns deles ultrapassaram fronteiras e foram traduzidos para diversas línguas, tais como o "Questionário Berlin"(37). Ao serem aplicados a populações com etnias e culturas distintas, os resultados obtidos puderam ser comparados permitindo reconhecer quais causas e fatores de risco eram comuns e quais não. Essas informações são preciosas por ajudarem a estabelecer planejamento e prioridades preventivas e terapêuticas nessas patologias.

Ainda assim, a aplicação de questionários para avaliar a frequência de apneia e hipopneia do sono na população geral tem valor restrito, pois, ao se usar como critério diagnóstico dessa síndrome a visualização pelos familiares de obstruções respiratórias ou outras alterações noturnas supostamente associadas, somadas à sonolência diurna relatada pelo indivíduo, podem-se obter resultados irreais, geralmente menores. Para confirmá-la de modo confiável, utiliza-se o exame de polissonografia, considerado como padrão ouro no diagnóstico da síndrome da apneia e hipopneia obstrutiva do sono.

Os pesquisadores costumam relatar porcentagens diferentes para a SAHOS e a apneia obstrutiva do sono (AOS). O critério estabelecido para diferenciá-las, além da presença de paradas respiratórias durante esse exame e do ronco habitual, é a queixa ou não de sonolência durante o dia. Com isso, a porcentagem de indivíduos com a SAHOS é sempre menor que a da AOS. Existem controvérsias em relação à utilização desse sintoma para distingui-las, principalmente porque as escalas ou questionários desenvolvidos para avaliar a sonolência diurna nem sempre são capazes de identificá-la adequadamente e, muito menos, determinar as causas.

Apesar do seu valor diagnóstico, a polissonografia nem sempre foi empregada nessas pesquisas populacionais. As principais alegações para isso foram as altas despesas desse exame, a ausência ou insuficiência de laboratórios do sono na região e o número reduzido de profissionais especializados, sejam técnicos ou médicos. Com isso, utilizaram-se outros meios mais simplificados para diagnosticá-la, enquanto dormiam em suas residências e sem supervisão técnica, como a polissonografia respiratória simplificada ou limitada.

Ronco

Aparentemente, a maioria das pessoas sabe o que é o ronco e consegue identificar quando alguém está roncando. Parece simples, mas não é. Essa é a conclusão a que se pode chegar baseada nos diversos estudos populacionais. O primeiro desses levantamentos foi realizado no pequeno país de San Marino, localizado no interior da Península Itálica, e mostrou que 24,1% dos homens e 13,8% das mulheres roncavam todas as noites[(38)]; já os mais recentes apontaram para números mais elevados, como os encontrados em Santiago do Chile (Chile), em que 72,6% dos homens e 62,5% das mulheres roncavam frequentemente[(39)]. As possíveis causas para explicar essas diferenças foram metodológicas (o entendimento do ronco em diversas culturas, o tipo de pergunta feita, quanto ele atrapalha o sono de quem está no mesmo local etc.) e relacionadas ao peso corporal, à anatomia masculina e feminina (a faringe do homem é maior que a da mulher), aos hormônios femininos (manutenção do tônus muscular), à idade (quanto mais velhos, maiores as chances de roncar), à ingestão de bebidas alcoólicas e, possivelmente, à etnia.

Síndrome da apneia-hipopneia obstrutiva do sono (SAHOS)

O primeiro estudo sobre a apneia do sono foi publicado pelo **Dr. Peretz Lavie** (Israel), em 1983, com 1.502 operários da indústria (homens) presumivelmente saudáveis e com idades entre 18 e 67 anos. Foram escolhidos 78 deles e submetidos ao exame de polissonografia. Estipulou-se que o índice de apneia deveria ser igual ou maior que dez apneias por hora de sono e que deveriam se queixar de sonolência diurna. A prevalência variou entre 1 e 5,9%, de acordo com a faixa etária, sendo a média de 3,5%[40]. Apesar de não ser um estudo populacional que envolvesse homens e mulheres adultos, e o pequeno número de voluntários avaliados por meio da polissonografia, o **Dr. Lavie** iniciou as pesquisas sobre essa síndrome e forneceu resultados com os quais os outros puderam ser comparados. Nos dez anos seguintes, só foram publicados dois estudos populacionais europeus. Eles foram bastante parecidos, pois incluíram apenas homens com idades entre 30 e 69 anos, número pequeno de voluntários que se submeteram ao exame de polissonografia e os critérios para caracterizar a síndrome, semelhantes (roncadores, com sonolência diurna e índice de apneia/apneia hipopneia/distúrbio respiratório maior que dez por hora de sono). As prevalências variaram de 1,3 a 2,7%[41, 42].

Apesar de existirem informações sobre a porcentagem na população geral de mulheres que roncavam e avaliações polissonográficas confirmando a presença de apneias desde a década de 1970, principalmente em obesas e após a menopausa[43, 44], nenhuma publicação sobre a prevalência da apneia do sono em mulheres, utilizando a polissonografia, surgiu até 1993, quando a **Dra. Terry Young e colaboradores** (EUA) e o **Dr. Thorarinn Gislason e colaboradores** (Islândia) acabaram com essa "restrição" ao divulgarem seus estudos.[45, 46]

Possivelmente, a inexistência de pesquisas com mulheres refletisse fatores como a ausência ou a intensidade reduzida de alguns sinais e sintomas classicamente associados à síndrome da apneia (ronco alto, visualização dos episódios de paradas respiratórias e engasgos durante o sono, queixas de sonolência diurna), o número de relatos masculinos sobre essas obstruções em suas parceiras/familiares era pequeno e a crença de que a AOS era um problema essencialmente masculino — algumas avaliações preliminares, baseadas em observações clínicas e avaliações em clínicas e em laboratórios do sono, diziam que a relação de homens e mulheres com essa síndrome era de 6 a 10:1[12, 47], e até mesmo de 90:1[48].* Em um artigo redigido por **Dr. Guilleminault e colaboradores**[49], sobre a ausência das mulheres nessas primeiras pesquisas epidemiológicas, classificou-as como o "gênero esquecido" por esses estudiosos. O estudo da **Dra. Young e colaboradores**[45] incluiu homens e mulheres, entre 30 e 60 anos, sendo que as prevalências encontradas quando se levou em conta apenas o índice de apneia-hipopneia (IAH maior ou igual a 5/hora) foi de 24% para homens e 9% para mulheres; já as prevalências estimadas da síndrome da apneia obstrutiva do sono, isto é, quando se associou esse índice à queixa de sonolência diurna, foram de 4% (homens) e 2% (mulheres). No trabalho do **Dr. Gislason e colaboradores**[46], só participaram mulheres, entre 40 e 59 anos, e a principal conclusão foi de que a prevalência mínima dessa síndrome foi de 2,5%, quando se associava o IAH à sonolência diurna — os outros achados foram que o ronco aumentava com a idade, eram mais obesas que as outras e a maioria já estava na menopausa. Os resultados desses estudos, 2% nos EUA e 2,5% na

* Os estudos de frequência da apneia do sono realizados em clínicas especializadas mostravam uma proporção entre homens e mulheres mais elevadas que os estudos em comunidades. Isso sugere que as mulheres procuravam menos o médico para tratar o ronco e a apneia do sono. Alternativamente, os médicos poderiam prestar menos atenção às queixas das mulheres (observação relatada pelo **Dr. Pedro Felipe C. de Bruin**).

Islândia, contestaram frontalmente a percepção da época, pois mostraram não apenas que as mulheres também sofriam com esse problema, como também que a proporção em relação aos homens era muito menor do que se supunha — a proporção estimada atual é de 2-3:1. Graças ao aumento das informações sobre esses distúrbios em todos os meios de comunicação, percebo que as mulheres estão exigindo que seus companheiros procurem ajuda médica logo; mesmo assim, isso ocorre meses ou anos depois. Já elas, tão pronto descobrem que roncam, procuram os médicos para solucionar esse(s) problema(s) — as mulheres na terceira idade costumam demorar anos para se tratar, possivelmente pela falta de informações e da cultura do "isso é normal".*

Os estudos populacionais em adultos sobre a síndrome da apneia obstrutiva do sono que utilizaram a polissonografia laboratorial supervisionada, ou a avaliação simplificada, domiciliar e sem supervisão, realizados até o final da década de 1990, resultaram em prevalências distintas, tanto para os homens (1,3 a 5,7%) quanto para as mulheres (1,2 a 2,5%). Os fatores responsáveis pelas diferenças, apesar de populações bastante homogêneas, foram as faixas etárias, o gênero, os índices de massa corporal dos participantes e as metodologias empregadas[40, 42, 45, 46, 50-53]. Apesar disso, essas informações permitiram que conhecêssemos mais apuradamente as prevalências desses distúrbios entre homens e mulheres em cada faixa etária.

O crescente conhecimento sobre a SAHOS e a preocupação com suas consequências sociais e econômicas estimularam

* Segundo o estudo do **Dr. Guilleminault e colaboradores**[47], a principal causa da apneia do sono em mulheres, independente da idade e do estado hormonal, é a obesidade. No momento em que as mulheres desenvolvem sintomas clínicos, levando-as a procurar ajuda médica, elas estão comparativamente muito mais obesas que os homens. Os homens que aumentaram o peso levemente já podem apresentar apneia do sono.

novas pesquisas, inclusive em países com diferentes grupos étnicos e em alguns grupos particulares, como o dos obesos. As primeiras populações investigadas, fossem de Israel, Suécia, Itália, EUA ou da Austrália, eram bastante homogêneas e consideradas caucasianas. No início do século XXI, foram divulgados os resultados das pesquisas realizadas na China, Japão, Coreia e Índia.* Surpreendentemente, mesmo com a sofisticação dos métodos de planejamento, desenvolvimento e análise das pesquisas atuais, que permitiriam conhecer as reais diferenças entre as diversas etnias e, até certo ponto, explicá-las, não se observaram diferenças entre os europeus, chineses, coreanos, japoneses e indianos.

Em relação às etnias africanas, as conclusões são controversas. Primeiro, o único estudo publicado em língua inglesa sobre a população de um país africano subsaariano, a Nigéria[(54)], foi realizado apenas por meio de questionário, sendo que os riscos mais altos ficaram entre os homens com idades entre 50 e 59 anos e obesos. Segundo, apenas quatro trabalhos científicos compararam os descendentes de africanos aos de outras etnias. Em dois deles não encontraram diferenças entre os descendentes africanos de meia-idade e os de outras etnias[(55, 56)]; já nos outros, relataram-se aumentos da porcentagem em indivíduos com idades abaixo de 25 e acima de 65 anos[(55, 57)]. Terceiro, as análises das amostras de DNA retiradas dos 1.010 moradores da cidade de São Paulo, submetidos aos exames de polissonografia, estimaram que os indivíduos com marcadores genéticos provenientes de ancestrais europeus tinham um risco aumentado para o surgimento da sín-

* Os resultados encontrados nesses países em homens e mulheres foram, respectivamente: China: 4,1 e 2,1% [(58, 59)]; Coreia: 4,5 e 3,2% [(60)]; Índia: 7,5% [(61)], 4,9 e 2,1% [(62)]; 4 e 1,5% [(63)].

drome da apneia obstrutiva do sono. Já os marcadores dos ancestrais provenientes do oeste africano protegiam essas pessoas do risco do desenvolvimento da síndrome. Ainda assim, eles mantiveram a possibilidade de que as diferenças entre seus resultados e os achados de estudos com afrodescendentes poderiam ser creditadas à composição genética dessas distintas populações africanas que vieram como escravos ao Brasil e aos EUA[(64)].

O mais recente e completo estudo epidemiológico sobre o ronco e a apneia do sono foi desenvolvido com habitantes da multiétnica cidade de São Paulo e usaram-se critérios rigorosos na escolha dos voluntários e na execução da pesquisa, sendo a primeira a utilizar a polissonografia e os critérios diagnósticos recomendados na Classificação Internacional dos Distúrbios do Sono[(5)] para caracterizar a síndrome: ronco alto, sonolência diurna, insônia, exaustão, despertares com sensação de sufocamento, presença de apneias, hipopneias ou RERAs (igual ou maior que 5/hora) no exame de polissonografia.* A prevalência estimada de pessoas com a síndrome da apneia obstrutiva do sono com índice de apneia e hipopneia maior ou igual a 5 paradas por hora de sono foi a mais elevada já publicada até agora na população adulta, 32,9%, sendo 40,6% em homens e 26,1% em mulheres. Mesmo quando os autores utilizaram esse índice associado à sonolência diurna para diagnosticar

* A utilização de cânulas nasais e termistores aumentou em 16% a marcação de eventos respiratórios devido à maior sensibilidade no registro dessas alterações respiratórias — estudos anteriores usaram somente os termistores.
Escolheram voluntários entre 18 e 80 anos, sendo que 60% deles estavam com sobrepeso ou obesos. Houve baixa perda amostral (4%) na realização dos exames de polissonografia.
Os critérios utilizados da ICSD-2[(5)] foram: ter pelo menos um sintoma dos descritos anteriormente, não sendo necessariamente o da sonolência diurna excessiva, e um IAH entre 5 e 15; ou não apresentar sintomas e ter um IAH maior que 15.

a síndrome, a prevalência foi de 18%, ainda assim mais alta que as encontradas em pesquisas anteriores.

Por que tanta diferença? Retrocedamos aos primeiros relatos e estudos sobre a apneia do sono e ao que possivelmente marcou a diferença entre a "apneia obstrutiva do sono" e a "síndrome da apneia obstrutiva do sono". Lembram como **Charles Dickens** caracterizou o garoto Joe em seu conto *Os escritos póstumos do Clube Pickwick*? Obeso e sonolento. Foi o protótipo da "Síndrome Pickwickiana" de **Sir William Osler**. A partir da década de 1960, com os estudos de **Gastaut, Tassinari e Duron**(13) e **Jung e Kuhlo**(14), os rumos diagnósticos mudaram, e Joe passou a ser visto como o típico obeso com apneia do sono. As investigações clínicas iniciais sobre a apneia do sono privilegiaram os sinais e sintomas que podiam ser facilmente observados, percebidos e relatados, como o ronco alto, os engasgos ou sufocamentos e os despertares noturnos etc. e a sonolência excessiva diurna — Lugaresi nomeou isso como "síndrome do ronco alto"(15). Assim sendo, a sonolência diurna era imprescindível para caracterizá-la. Isso se refletiu no uso de questionários para identificar as pessoas com esse diagnóstico e depois com o uso da polissonografia. Mesmo que se identificassem nesse exame outras alterações fisiopatológicas, a sonolência diurna ficou entranhada na hora de se diferenciar e percentualizar a "apneia do sono" da "síndrome da apneia do sono".

Certamente, a sonolência excessiva diurna é terrível e fonte de diversos problemas no dia a dia das pessoas, e a apneia do sono, dentre as doenças orgânicas, é a que apresenta a mais alta taxa de pessoas com essa queixa(65). Ainda assim, ela não é uma queixa universal entre homens, mulheres, crianças e idosos com esse diagnóstico. Portanto, inferir da gravidade da apneia do sono baseada no uso de métodos subjetivos que avaliem a sonolência diurna, como a "Escala de Sonolência de Epworth" (ESSE)[66], pode excluir parte das pessoas com a síndrome por não se queixarem de sonolência diurna[67].

Em resumo, as prevalências sobre a apneia do sono encontradas pelo grupo brasileiro[36] confirmaram os alertas dados por outros estudiosos de que 70 a 80% das pessoas não estão sendo diagnosticadas e tratadas[18, 68, 69]. Além disso, talvez seja a mais importante patologia do sono, superando a porcentagem de pessoas com insônia crônica.

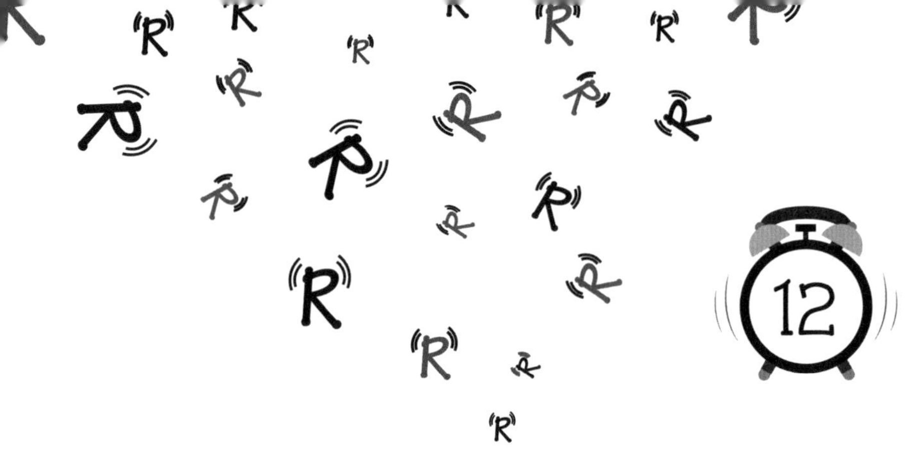

As predisposições individuais e familiais ao desenvolvimento do ronco e da apneia do sono

Você já deve ter percebido que algumas pessoas têm "predisposição" mais alta que outras para roncar e até para ter apneia do sono. Isso se baseou em experiências ou observações passadas. Essa "intuição" certamente ajudou na hora de dividir o quarto com colegas ou amigos ou esperar pelo pior durante uma viagem de avião. Da mesma maneira que juntamos essas observações e tiramos conclusões, os profissionais que trabalham com saúde também desenvolveram maneiras de apurar e quantificar essas observações. Há dois conceitos importantes que permeiam essas buscas. O primeiro é o risco que uma pessoa saudável tem de desenvolver uma doença qualquer quando exposta aos diversos fatores ambientais ou hereditários. "Qual o risco que tenho de desenvolver câncer?" Contudo, se esses fatores aumentarem a possibilidade ou o risco de desenvolvimento de tal doença, são chamados de fatores de risco[70]. "Qual o risco que tenho de desenvolver câncer de intestino, já que meu pai o teve?" Esse fato certamente aumenta esse risco.

Em relação ao desenvolvimento do ronco e da apneia do sono, anos de pesquisas mostraram que há vários fatores de risco, com influências distintas, sendo que alguns podem ser modificados, como o peso corporal, o álcool, o fumo, o hipotireoidismo, a gravidez e a síndrome do ovário policístico, enquanto outros não, como a idade, o sexo masculino e as variações anatômicas. Entre todos eles, quatro destacam-se sobremaneira: o sexo masculino, a idade, o aumento do peso corporal e as variações anatômicas craniofaciais.

O ronco e a apneia do sono nos distintos sexos e idades

A predominância de homens que desenvolviam o ronco e depois a apneia do sono sempre foi clara. As pesquisas sobre esses distúrbios nas mulheres mostraram dois fatos inesperados: o primeiro, a proporção em relação aos homens era muito menor do que se supunha; o segundo, essa relação se reduzia ainda mais após a menopausa, aproximando-se de um para um. As duas causas principais apontadas são o menor comprimento da faringe e o efeito protetor dos hormônios femininos (estrogênios).*

O primeiro estudo sobre a prevalência da apneia do sono com idosos masculinos e femininos (65 a 95 anos), que usou os resultados obtidos por meio da poligrafia

* Os dois tipos de hormônios sexuais ovarianos são os estrogênios (β-estradiol, estrona e estriol) e as progestinas (progesterona e 17-α-hidroxiprogesterona), sendo que o mais importante dos estrogênios é o estradiol[71].

domiciliar não supervisionada em 420 deles, mostrou elevada porcentagem de idosos de todas as faixas etárias com índice de distúrbios respiratórios (soma de apneias e hipopneias) igual ou maior que dez [(72)]. Os estudos posteriores sobre o ronco e a apneia do sono na população adulta com o uso de polissonografia monitorizada restringiram a faixa etária entre 30 e 60 anos e constatou-se que o número de pessoas atingidas por esses distúrbios crescia até a sexta década. Apesar do envelhecimento populacional, principalmente nos países industrializados, realizaram-se poucas pesquisas que incluíram idosos com outras faixas e, ainda assim, a interpretação dos resultados causava polêmica, por exemplo, alguns autores sugeriram que ocorreria esse aumento até os 65 anos, uma pequena estabilização nos anos seguintes e depois, queda[(73)]. Outros estudos não mostraram essa tendência, ao contrário, a prevalência mantinha-se elevada[(53, 74, 75)].

Sabe-se atualmente que a idade é um importante fator de risco para a apneia do sono[(48)], sendo que um dos fatores apontados é o da maior complacência dos músculos da faringe. Alguns autores acreditam que, se o número de novas pessoas com a apneia surgisse nessa faixa etária, a prevalência deveria crescer continuamente nos idosos mais velhos, o que não parece ocorrer.* Isso porque não se conhece a taxa de incidência ou mortalidade relacionada à apneia do sono em qualquer idade[(56)].**

* Os resultodos de um estudo realizado com idosos(as) sugeriram que as pessoas acima de 75 anos e com apneia do sono não apresentavam maior risco de desenvolver doenças cardiovasculares nem de morrer quando comparados àqueles sem apneia do sono[(76)].

** Pode-se especular que as pessoas que não desenvolveram apneia do sono ou tinham uma forma considerada "leve" quando jovens, viveram mais anos. Mesmo que ocorra maior complacência dos músculos da faringe na velhice, haveria um limite para essa flacidez e, consequentemente, para o estreitamento da faringe.

Os resultados e as dúvidas expostas anteriormente mostram que esses distúrbios nos idosos são mais complexos do que se pressupunha. É imperativo que mais pesquisas nessas faixas etárias sejam desenvolvidas, pois a escassez de estudos dificulta ainda mais o conhecimento da síndrome e o reconhecimento de suas queixas.

O ronco, a apneia do sono e o peso

É fácil reconhecer quando uma mulher ou um homem está obeso, independentemente do grau de obesidade. Talvez seja um pouco mais difícil quando estão sobrepesados; por isso, costumamos usar termos menos diretos, como "forte", "cheinha" etc. O termo "índice de massa corpórea" ou IMC* é usado para identificar se estamos com peso adequado, sobrepesados ou obesos. Contudo, esse índice fornece pouca informação, por isso são usados outros parâmetros para identificar com mais precisão a situação nutricional como a relação entre as massas magra (músculos e ossos) e gorda (gordura) e onde a gordura se deposita preferencialmente (tipo androide = no pescoço e barriga; tipo ginecoide = no quadril e pernas). Apesar de não disporem dessas informações, nossos antepassados já associavam o aumento de peso ao aparecimento do ronco, e, quanto mais gordo fosse o indivíduo, mais alto seria o ronco. Com o desenvolvimento das pesquisas sobre o ronco e outros distúrbios respiratórios noturnos, ficava claro que também havia relação entre a gravidade da apneia obstrutiva do sono e o grau de obesidade, inicialmente nos homens, depois nas mulheres. Atualmente,

* Cálculo do IMC: primeiro, divide-se o peso em quilogramas pela altura em centímetros. Em seguida, divide-se esse resultado pela altura em centímetros.

o aumento do peso corporal é considerado o principal fator de risco modificável da apneia obstrutiva do sono.

Diferente do envelhecimento, parece irônico afirmar que podemos reduzir o risco de surgimento ou agravamento da apneia do sono ao nos mantermos magros e saudáveis. Basta sair de casa ou, às vezes, apenas olhar no espelho, para verificarmos que as sociedades modernas enfrentam um grave problema, a "epidemia da obesidade". Desalentadoramente e diferente de outras epidemias, os estágios iniciais da obesidade estão associados ao conforto, prazer, festividades. Enfim, são imperceptíveis. Não há um vírus, bactéria ou outro agressor a ser enfrentado. Ao contrário, sentimo-los como aliados. Apesar da mobilização de diversos setores da sociedade para alertar sobre o avanço da obesidade e suas consequências, quantos estão dispostos hoje a abrir mão dos sabores, aromas, prazeres e preguiça em benefício de um futuro saudável?

Em alguns países desenvolvidos e mesmo em algumas cidades daqueles em desenvolvimento, a obesidade está fora de controle e as pessoas e autoridades são continuamente informadas sobre os riscos e custos pessoais, sociais e econômicos dessa doença. Agora, com o aumento e/ou agravamento do número de indivíduos com apneia obstrutiva do sono causada pela obesidade, principalmente nas faixas etárias mais jovens, a situação piorou. Ainda assim, como somos a espécie dos excessos, o número de obesos e de roncadores-apneicos aumenta a cada ano.

Considera-se que a obesidade do tipo androide (pescoço e barriga) esteja associada à apneia obstrutiva do sono, sendo predominantemente masculina. Estima-se que a relação na população geral entre homens e mulheres com a apneia obstrutiva do sono seja de 2-3:1; já nos estudos clínicos, ou seja, entre obesos, ela salta para 10-90:1[77]. O aumento de 10% na massa corporal aumenta 32% o índice de apneia e hipopneia; já a perda de 10% no peso corporal reduz esse índice em 26%[78]. Ainda há esperanças.

Um grupo étnico é particularmente sensível ao agravamento da apneia obstrutiva do sono pelo aumento do peso corporal, o dos asiáticos orientais (chineses, coreanos e japoneses). A descoberta que asiáticos com mesmo IMC e idade tinham maior porcentagem de gordura corporal que os caucasianos[79] fez com que especialistas de distintas organizações médicas, em 2000, propusessem a redefinição do conceito baseado no IMC de sobrepeso (de 25,0 a 29,9 para 23,0 a 24,9 kg/m^2) e obesidade (de 30,0 e acima para 25,0 kg/m^2) para essas populações[80]. Em 2004, especialistas da Organização Mundial da Saúde (OMS) publicaram estudo no qual afirmavam que, mesmo com os riscos aumentados para diabetes tipo 2 e doenças cardiovasculares com IMCs inferiores ao considerado como sobrepeso (igual ou maior que 25 kg/m^2), esses estudos não indicavam claramente que todas as populações asiáticas sofriam riscos semelhantes. Portanto, decidiram manter os índices anteriores para sobrepeso (igual ou maior que 25 kg/m^2) e obesidade (igual ou maior que 30 kg/m^2)[81]. Diversos estudos publicados sobre o tema foram analisados e a conclusão dos autores foi de que as populações asiáticas tinham fatores de risco mais elevados que as populações ocidentais em qualquer IMC e que mais estudos eram necessários para identificar e redefinir os pontos de corte de IMC para cada país e etnia asiáticos[80]. Esse assunto suscita controvérsias.

Os estudos populacionais sobre a apneia do sono mostram prevalências parecidas em relação à idade; no entanto, como os IMC dos asiáticos são menores que os dos caucasianos e seus descendentes, concluiu-se que a síndrome é mais grave nessas pessoas[82, 83]. Com o enriquecimento dessas nações nas últimas décadas, ocorreram aumento e mudanças no tipo de alimentos consumidos, com isso, cresceu o número de obesos-apneicos graves. Em alguns anos, se não houver uma reformulação desses hábitos alimentares ou novas descobertas médicas, o crescimento da população obesa e apneica nesses países também se transformará em um problema de saúde pública.

O ronco, a apneia do sono e as alterações craniofaciais

As alterações cranioencefálicas possivelmente são fator de risco para a apneia obstrutiva do sono mais controverso por se confundir com as diferenças étnicas. Apesar de diversos estudos populacionais não apresentarem diferenças nas prevalências das etnias avaliadas ou relatarem conclusões polêmicas nos de outros estudos apresentados, pesquisas mostraram que alterações anatômicas podem predispor ao desenvolvimento da apneia, principalmente em pessoas com peso corporal normal, ao alterar as propriedades mecânicas das vias aéreas[84]. Um aspecto desfavorável desses estudos é o número pequeno de indivíduos avaliados. Ainda assim, as principais características anatômicas associadas à apneia obstrutiva do sono incluem tanto as estruturas ósseas (como encurtamento, estreitamento e afilamento do arco maxilar; a redução e o posicionamento mais anterior da mandíbula; o posicionamento mais baixo do osso hioide; a menor base do crânio) e os tecidos moles (como o aumento da língua, palato mole, úvula, paredes laterais faríngeas, almofadas de gordura parafaríngeas), quanto o estreitamento da via aérea superior[85].

As predisposições familiar e genética do ronco e da apneia do sono

Ouço com bastante frequência que diversos membros de uma família roncam e, às vezes, essa queixa refere-se a diversos parentes, sejam paternos ou maternos — o relato de apneias durante o sono é mais difícil de confirmar. Essa agregação familiar sempre foi reconhecida, no entanto, o primeiro estudo que abordou o assunto foi publicado no final da década de 1970[86]. Nos anos seguintes, surgiram outros que confirmaram essa condição, inclusive mostrando que o risco de uma pessoa roncar é três vezes maior quando um dos pais ronca e quatro vezes quando os dois roncam[87]. Apesar de o ronco e a síndrome da apneia obstrutiva do sono apresentarem fortes indícios da influência familiar e, possivelmente, genética, ainda não se identificaram esses genes. Provavelmente, pela complexidade da síndrome, não haja apenas um ou alguns responsáveis por seu surgimento, e sim múltiplos genes, cujas expressões alteram as formas cranioencefálicas (o retroposicionamento da maxila e mandíbula, o tamanho da língua, das paredes laterais faríngeas e do volume total do tecido mole) e o controle ventilatório (ritmo e frequência respiratória, ventilação durante a vigília, a quimiossensibilidade e as respostas às exigências respiratórias); assim como facilitam ou estimulam o acúmulo da gordura e sua distribuição corporal. Os atuais genes candidatos à expressão desses fenótipos intermediários são vários; entretanto, ainda não são conhecidos os bionismos pelos quais esses genes, agindo simultaneamente ou em cascata — quando uma ação desencadeia outras —, fazem emergir os sinais e sintomas característicos da síndrome[88]. Os resultados de diversos estudos sugerem que alterações comumente associadas à apneia do sono, tais como o IAH elevado e o IMC, têm múltiplos componentes genéticos. As pesquisas nessa área são bastante recentes e o número de participantes, pequeno[89]. Levando-se em conta a complexidade desse distúrbio, aguardam-se mais estudos e com número maior de participantes para que os diversos componentes desse quebra-cabeça genético possam ser achados e encaixados.

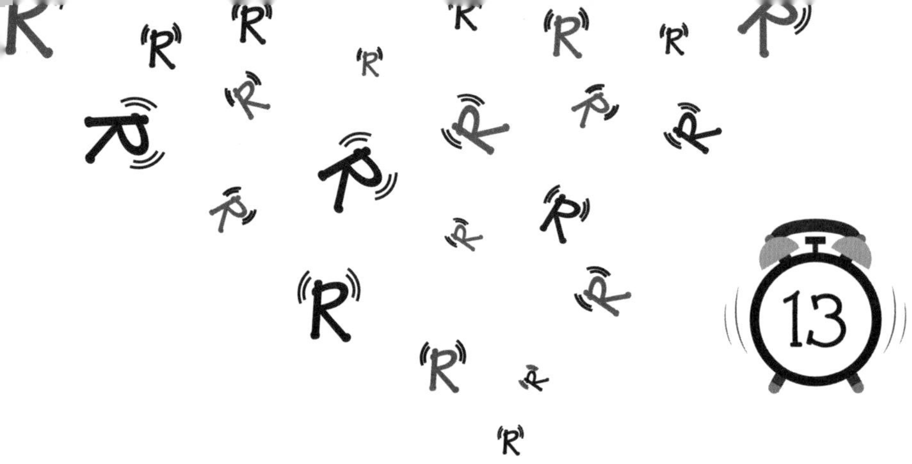

a patogênese do ronco e da apneia do sono

Quantas vezes respiramos por minuto? E ao longo do dia? É quase certo que você nunca se preocupou com isso. Assim como as outras funções fisiológicas, a respiração ocorre no "automático", ou seja, sem o nosso controle voluntário na maioria das vezes. O centro respiratório é a estrutura neurológica responsável por toda coordenação e controle da ritmicidade dos movimentos inspiratórios e expiratórios dos músculos diafragma e intercostais, e pela interpretação dos estímulos provenientes do córtex cerebral, quando aumentamos voluntariamente o ritmo e a profundidade dos movimentos respiratórios, das concentrações de oxigênio e gás carbônico e de outras substâncias sanguíneas, das informações sobre o grau de enchimento pulmonar e da situação dos músculos e vias aéreas respiratórias. Todo esse concerto é feito principalmente por meio de neurônios aminérgicos do centro respiratório (bulbo e ponte do tronco cerebral), da formação reticular e de neurônios orexigênicos do hipotálamo[90].

No início do sono, os impulsos nervosos centrais se reduzem, o ritmo respiratório diminui e a respiração é mais regular do que quando estamos acordados. Ao mesmo tempo, os estímulos neuromusculares que mantêm a via aérea superior aberta diminuem conforme os estágios do sono se sucedem, causando estreitamento da faringe e dificultando a passagem do ar — o único músculo que se mantém persistentemente ativo no sono é o diafragma. Ocorre a redução da oxigenação arterial ao mesmo tempo que a do gás carbônico aumenta. O organismo demora mais a responder a essas mudanças nos gases sanguíneos durante o sono do que na vigília. Então, há um aumento e redução intermitente da oxigenação que faz com que a ventilação aumente, diminua a resistência à passagem do ar pelo aumento do tônus muscular da via aérea, principalmente do músculo genioglosso (língua), o principal músculo dilatador da faringe[(91)]. Todas essas mudanças respiratórias são consideradas normais ou fisiológicas e não representam riscos ou prejuízos à saúde. Por conseguinte, se não houver outros problemas de sono, a noite será tranquila e reconfortante. Já para quem ronca e tem apneia do sono, ela poderá transformar-se em um misto de montanha-russa descontrolada e casa do terror, só que com personagens pavorosos e reais.

Pesquisas mostram que muitas pessoas que roncam e têm apneia do sono podem apresentar tanto alterações na anatomia das vias aéreas superiores quanto nos sistemas neuroquímicos de controle ventilatório da via aérea superior e/ou da musculatura da parede torácica[(92)]. Dessa maneira, a redução dos estímulos nervosos ocorre a partir do início do sono e propicia o estreitamento contínuo da faringe. Isso resulta na diminuição do fluxo de ar e da pressão dessa coluna aérea sobre as paredes faríngeas. Porém, a velocidade do fluxo aumenta progressivamente até o momento em que ela é bastante rápida para fazer os tecidos ao redor vibrarem, resultando no ronco, principalmente durante a inspiração.* Se esse estreitamento se prolongar, surgem hipopneias; quando a garganta fecha, apneias.

A anatomia das vias aéreas superiores

As vias aéreas superiores são constituídas pelo nariz, faringe, laringe e traqueia extratorácica. Por sua origem e posicionamento, a faringe é o segmento anatômico comum à deglutição, respiração e fonação. Ainda assim, a coordenação precisa e dinâmica dessas estruturas é necessária para que cada função ocorra de maneira eficiente e, ao mesmo tempo, não cause prejuízos às outras.

Certamente, servir a funções distintas e com exigências específicas só foi possível porque a faringe é uma estrutura muscular. Essa maleabilidade e adaptabilidade, por sua vez, tornou-a a porção mais vulnerável dessa via. Duas situações exemplificam bem essa condição. A primeira, quando tentamos falar ou respirar enquanto ingerimos algo, normalmente engasgamos. E aí, tossimos para expelir o que tomou o caminho errado. A segunda, a faringe é o único segmento que, ao colapsar, pode levar ao surgimento de apneias — as narinas também podem ficar obstruídas, mas isso não impede a ventilação. Essas condições anatômicas já seriam suficientes para reprová-la como um conduto seguro de ar, mas a evolução não inventa, usa o que há disponível para obter o melhor resultado.

* Pode-se observar isso quando um córrego ou rio se estreita. A partir desse ponto, o volume de água diminui, mas a velocidade aumenta.

Dividimos a faringe em três segmentos: nasofaringe, orofaringe e hipofaringe. Suas paredes são compostas de tecidos moles: palato mole e a língua (parede anterior); músculos constritores (parede posterior); e os músculos da orofaringe, tonsilas palatinas ou "amígdalas" e tecido adiposo (paredes laterais)[(93)].

Os sons que constituem o ronco são gerados principalmente pelas vibrações (oscilações de alta frequência) do palato mole e paredes da faringe e também pela turbulência do ar. É fácil identificar sons diferentes enquanto uma pessoa ronca. Deve-se isso à força do fluxo respiratório, à pressão nas vias aéreas superiores e ao seu estreitamento — para quem ouve, o que importa é que a pessoa pare de roncar, o resto é barulho insuportável.

Um fato que costuma ser relatado com bastante surpresa é ouvir alguém roncar com a boca fechada, pois a crença geral é que só ronca quem dorme com a boca aberta. Sim, pode-se roncar dessa maneira. Isso é possível porque, com a boca fechada, o palato mole está em contato com a parte posterior da língua e a úvula ("campainha") vibra, produzindo o som que surpreende algumas pessoas. Ainda assim, os sons mais comuns são produzidos somente com a boca aberta ou com nariz e boca, quando todo o palato mole e paredes faríngeas vibram, além da própria turbulência do ar[(94)].

Ainda que familiares e amigos se queixem do ronco alto, a maior preocupação surge quando o ronco diminui e a pessoa para de respirar. Em seguida, observa-se que ela tenta cada vez com mais força inspirar, e a impressão é de sufocamento. Logo depois, ela produz um ruído diferente, o resfôlego ou o ronco obstrutivo, ao "puxar" desesperadamente o ar. Às vezes, movimenta-se e acorda.

A orofaringe, principalmente na parte posterior do palato mole (retropalatal), é a área mais suscetível ao fechamento na maioria das pessoas com apneia obstrutiva do sono. É claro que outros locais da faringe também podem ser obstruídos, como atrás da língua e a hipofaringe, já que esse processo é dinâmico(92). Para agravar a situação, constatou-se que suas faringes eram mais estreitas que as dos indivíduos sem apneia, o que favorece enormemente a oclusão durante o sono(95).

Diversos fatores anatômicos podem contribuir para o estreitamento faríngeo, como o aumento do peso corporal, o crescimento exagerado dos tecidos moles que fazem parte dessas vias — adenoide, tonsilas (amígdalas), palato mole e a língua — e as alterações craniofaciais. Em relação aos dois primeiros fatores, os motivos são fáceis de entender: a expansão dos tecidos moles, inclusive das paredes faríngeas, seja causada pela gordura ou pelo crescimento anormal, obstrui as vias aéreas superiores.*

As alterações craniofaciais encontradas nos indivíduos com apneia obstrutiva do sono podem ser ósseas (redução do tamanho do corpo mandibular, a posição mais posterior da maxila e a localização inferior do osso hioide) e/ou no tamanho da via aérea superior (alongamento da via aérea compreendida entre a parte mais alta do palato duro e a base da epiglote)(92, 96).

Essas interações explicam por que a maioria das apneias e hipopneias ocorre na orofaringe, atrás do palato

* A obesidade parece atuar de duas maneiras distintas sobre as vias aéreas superiores: reduz a área da luz faríngea e aumenta a chance de colabamento dessas vias. O aumento do depósito dessa gordura pode se localizar no tecido subcutâneo ao redor do pescoço, nos tecidos adiposos que se localizam ao redor dessas vias, como as almofadas de gordura que ficam paralelas às paredes laterais, no interior da língua ou do palato mole, inclusive da úvula ("campainha")(93).

mole, onde o espaço é mais estreito; e mais nas pessoas obesas e com pescoços largos, cujas paredes, por conterem mais depósitos de gordura, avançam mais facilmente sobre essa via e a estreitam. Explicam, ainda, a percepção de que o ronco e as apneias diminuem ou mesmo cessam com a redução de peso.

Fatores estáticos e dinâmicos das vias aéreas superiores

A forma e a constituição das vias aéreas superiores — nariz, faringe, laringe e a traqueia extratorácica — não são homogêneas; entretanto, a faringe é a única suscetível ao estreitamento quando são geradas pressões negativas na inspiração. Isso ocorre porque ela assemelha-se a um tubo, cujas características estruturais possibilitam que colapse: é composta de tecidos moles diferentes; está ligada ao osso hioide, um músculo flutuante, já que não mantém contato com outros ossos ou cartilagens; e é longa. Com isso, o tamanho da passagem faríngea (área transversa) também varia em cada segmento. Durante o sono, com a redução dos estímulos neurais, os músculos da faringe relaxam e estreitam parcialmente a passagem por onde o ar passa. Para isso, as paredes musculares devem estar íntegras, com a menor quantidade possível de gordura, líquidos etc., e a área por onde passa o ar deve ser grande para encerrar uma coluna de ar volumosa. Essas condições são necessárias porque a pressão dentro da área por onde passa o ar (pressão intraluminar ou Pi) deve sobrepor-se à pressão que essas paredes (pressão dos tecidos ou Ptec) exercem para ocupar o único espaço para onde podem se expandir quando estão relaxadas. O resultado ou a diferença dessas duas pressões é a pressão transmural (Ptm). Quando essa diferença é zero, ocorre o fechamento da faringe (pressão crítica ou Pcrit)[93]* — nos indivíduos com apneia obstrutiva, essa situação repete-se com mais ou menos frequência.

Mesmo que, durante o sono, o fluxo aéreo diminua como consequência do estreitamento da via aérea superior, o influxo de oxigênio é adequado à manutenção basal de todos os órgãos e sistemas corporais — apesar da crença de que o cérebro esteja descansando durante o sono, ele é responsável por 25% do oxigênio consumido nesse período. Consequentemente, o sono é condição necessária, mas não suficiente, para o desenvolvimento do ronco e das apneias do sono. Além das alterações anatômicas que podem comprometer essas vias aéreas, a faringe sofre influências mecânicas de outras estruturas e situações, descritas como fatores estáticos e dinâmicos. Dentre os estáticos, destacam-se o dormir de barriga para cima, quando a gravidade favorece essa oclusão, as forças de adesão da superfície, que inclui a saliva, as posições do pescoço, da cabeça e da mandíbula e o volume abdominal-puxão traqueal. Dentre os dinâmicos: a resistência no nariz e faringe à entrada de ar, o efeito Bernoulli e a conformidade dinâmica[93]. Ainda que sejam classificados isoladamente em estáticos e dinâmicos, é o conjunto dessas influências que determinará o grau de fechamento dessas vias durante o sono.

A passagem do ar pela faringe é dificultada quando se dorme com a barriga e a cabeça para cima (decúbito

* Para explicar como a faringe se molda quando diversas pressões atuam sobre ela, utiliza-se o conceito de resistor de Starling. Esse termo é usado para descrever um tubo que pode ser facilmente obstruído quando a pressão no interior do tubo ou intraluminar não sustenta a pressão exercida pelas paredes dos tecidos; se a pressão intraluminar for maior, o tubo permanecerá aberto.

dorsal). A primeira situação é bastante intuitiva, já que a gravidade facilita a aproximação da musculatura faríngea e acentua o estreitamento. Em relação à posição da cabeça, recentemente, foram avaliadas pessoas com apneia do sono, algumas dormindo em decúbito dorsal total (cabeça e tronco para cima) e outras apenas com o tronco, pois a cabeça fica posicionada lateralmente. Constatou-se que, com a cabeça na posição dorsal, aumentou o número de apneias e hipopneias em um subgrupo de pessoas com a síndrome da apneia obstrutiva do sono[(97)].

Quando se utiliza um travesseiro alto, em que a cabeça fica muito flexionada, o queixo se aproxima do peito e o ar passa com maior dificuldade; por outro lado, se a cabeça permanece um pouco para trás, o ar flui mais facilmente porque a via aérea fica estendida.

Se a mandíbula permanece ligeiramente aberta, aumenta o espaço para a língua se acomodar na boca, principalmente para as pessoas com línguas grandes, e isso beneficia essa passagem; todavia, se essa abertura aumentar, o mento (queixo) move-se para baixo e para trás, o que facilita a separação dos lábios. Dessa maneira, a língua e o osso hioide deslocam-se em direção à faringe, estreitando-a. Essa situação é bastante comum a quem respira pelo nariz e boca ou somente pela boca. Ademais, se, durante o sono, a pessoa respirar pela boca, o palato mole não adere à língua e essas duas estruturas permanecem livres para deslizar para trás.

A última dessas situações que interferem no fluxo aéreo é o aumento do volume abdominal, comumente visto em grávidas e indivíduos obesos. Quando o diafragma é estimulado, ele se contrai, comprimindo o abdômen, e, assim, consegue expandir a base do pulmão, aumentar o volume torácico e gerar pressão negativa para que o ar possa entrar. Essa expansão puxa a traqueia para baixo e para trás, que, por sua vez, puxa a faringe. Esse "puxão da traqueia" facilita a passagem pela faríngea, seja porque as paredes ficam mais rijas, os tecidos moles não musculares se deslocam para baixo ou por meio da ação sobre o osso hioide. Se o diafragma se expandir pouco, essas ações serão deficientes e a obstrução da faringe será facilitada.

A manutenção da faringe aberta, estreitada ou completamente fechada durante o sono dependerá, além de suas condições anatômicas, de fatores dinâmicos que influenciarão negativamente a passagem de ar. O primeiro deles se relaciona à resistência que a corrente de ar sofre ao atravessar o nariz e a faringe, que, por sua vez, influenciam no esforço que o diafragma e os músculos intercostais desenvolvem para gerar pressão negativa necessária à ventilação. O aumento do estreitamento nasal (desvio do septo, aumento das paredes das conchas nasais etc.) turbilhonará ainda mais esse fluxo, o que aumentará o esforço inspiratório para compensar essas condições. Isso reduzirá a pressão no interior da faringe e, paradoxalmente, obstruirá ainda mais a faringe ao aproximar suas paredes — esse fechamento será tanto maior na orofaringe e hipofaringe quanto mais estreita estiver a nasofaringe. Possivelmente, muitos já viram atletas e esportistas usando pequenas faixas adesivas sobre o nariz durante as competições ou mesmo anúncios onde se apregoava a eliminação do ronco. Com o seu uso, as asas nasais se elevariam e a resistência das estruturas internas do nariz à entrada e saída se reduziria, e isso também eliminaria o ronco. Os resultados de estudos com essas faixas mostraram controvérsias: em um deles, havia redução da resistência nasal e o aumento do fluxo aéreo em ambas as situações, contudo, a melhora variava de pessoa a pessoa; em outro, não havia redução objetiva ou subjetiva do ronco.

Esses estreitamentos e os consequentes aumentos da resistência nas vias aéreas superiores causam dois efeitos físicos, que são os responsáveis pela redução da pressão no interior da faringe. Pela lei ou princípio da conservação da energia, a quantidade total de energia em um sistema isolado permanece constante ou, de uma maneira informal, a energia não pode ser criada nem destruída, apenas transformada. É isso que ocorre quando a energia do fluxo aéreo necessária para levar o ar até os pulmões se transforma em outros dois tipos que não contribuem para isso. Inicialmente, a energia desse fluxo se transforma em calor pelo atrito para superar essa resistência; depois, a energia estática transforma-se em energia cinética por causa do estreitamento dessa passagem (princípio de Bernoulli).

Além desses fatores, outras condições podem comprometer a estimulação dos músculos faríngeos e deixá-los flácidos: a presença de edema ou gordura; a ingestão de bebidas alcoólicas e de medicações sedativo-hipnóticas; o uso de anestésicos; a privação do sono; e as informações provenientes da própria via aérea superior e do tórax — com a obstrução dessa via, os impulsos nervosos centrais se intensificam para dilatar e enrijecer esses músculos e mantê-la novamente aberta.

O controle neuromuscular

Para explicar o motivo de pessoas do mesmo sexo, idades próximas e estruturas anatômicas parecidas terem apneia e outras não, foi necessário que se olhasse não apenas para as estruturas anatômicas envolvidas, mas que se investigasse o que não estava à vista, como a transmissão de impulsos nervosos nessas vias durante a vigília e o sono, os receptores mecânicos e químicos encontrados lá.

As primeiras respostas foram encontradas no sono e nas suas fases e estágios. A mudança da vigília para o sono produz progressivo relaxamento dos músculos dilatadores da faringe — por exemplo, o genioglosso (língua) e o levantador do véu palatino ou palato mole — do sono NREM para o REM. Porém, nos apneicos, esse relaxamento muscular é excessivo e resulta no ronco, hipopneias e apneias. Descobriu-se que, na maioria dessas pessoas, jovens ou idosas, o tônus muscular do genioglosso (língua) estava aumentado enquanto permaneciam acordadas. Parece contraditório que a língua fique mais tensionada durante a vigília e menos durante o sono. Ainda que haja diversos bionismos que possam contribuir para isso, acredita-se que a principal causa seja o aumento neuromuscular compensatório para manter desobstruída a faringe já estreitada enquanto estão acordados[98-100]. Aparentemente, esse círculo pernicioso envolve o estreitamento da via aérea, o aumento dos esforços respiratórios para fazer com que o ar atravesse essa passagem reduzida e a maior ativação dos estímulos nervosos provenientes do sistema nervoso central para manter a garganta o mais aberta possível para que o ar possa chegar aos pulmões.

Ao se ultrapassar os limites dos estreitamentos que diferenciam a redução de fluxo aéreo normal do patológico, surgem RERAs, hipopneias e apneias. O aumento dos esforços respiratórios crescentes para vencer a resistência à passagem do ar pela garganta, a redução do oxigênio e o aumento do gás carbônico fazem com que essas pessoas acordem mais vezes, tenham hipoxemia e apresentem aumento na ativação do sistema nervoso simpático.

O aumento mais ou menos gradual da resistência à passagem do ar pela garganta aumenta a concentração de gás carbônico, que estimula receptores químicos (centrais e periféricos) e envia sinais (informações químicas) ao centro respiratório. Em seguida, eles são interpretados e transmitidos aos músculos dilatadores da faringe, principalmente o genioglosso (língua), para que possam estabilizar e manter aberta essa via. O aumento dessas contrações pode inibir o avanço das obstruções até certo momento, dependendo de outras condições, como o estreitamento da faringe.

Conforme esses músculos tornam-se incapazes de manter o fluxo aéreo adequado, o diafragma, que diminuíra a intensidade de suas contrações, reduzira a força da sucção e permitira o aumento da pressão no interior da via faríngea, é estimulado a se contrair mais intensamente para aumentar a entrada de ar. Essa intensificação da sucção altera e deforma as vias aéreas. Isso ativa receptores mecânicos localizados principalmente na laringe e na superfície das paredes faríngeas que enviam informações sobre essas mudanças aos nervos laríngeo superior, glossofaríngeo e trigêmeo. Como consequência, os músculos dilatadores da faringe são novamente estimulados por via reflexa. Concomitantemente, os receptores de estiramento localizados nas paredes pulmonares são ativados pela redução do ritmo de enchimento dos pulmões durante a redução do fluxo aéreo. Esses receptores estimulam o nervo vago que, por sua vez, estimula músculos da laringe, língua e osso hioide para que a via permaneça aberta[(92)]. Observou-se que a reunião dos estímulos pressóricos, aqueles provenientes do aumento do gás carbônico, pode manter a faringe aberta, principalmente se houver tempo suficiente para que essa associação funcione antes que seja desencadeado um despertar(101-103).

O controle e a estabilidade do centro respiratório

Um fato que suscita surpresa é por que as pessoas magras também roncam. É comum associarmos a obesidade ao ronco e à apneia do sono. Isso se baseia na experiência, no contato com familiares, amigos e até mesmo desconhecidos obesos. É quase "intuitiva" a associação de que barriga grande e pescoço curto e grosso são sinônimos de ronco alto e engasgos (apneias) durante o sono. Apesar de frequente, essa associação nem sempre é correta. Mas, então, por que os magros roncam se não têm barriga volumosa e o pescoço é fino? Essas características anatômicas, muitas vezes, em vez de revelar, ofuscam outros fatores. É comum que o pai ou a mãe, ou os dois, ronque(104). Ou seja, existe uma ligação familiar que ainda não foi decifrada, mas que certamente não se associa somente à obesidade(105). Pescoços longos, em vez dos "pescoços de touro", costumam indicar faringes alongadas, o que aumenta a possibilidade de oclusão, além de outras alterações anatômicas. Aos possíveis fatores fisiopatogênicos herdados (genéticos) listados anteriormente (alterações anatômicas e controle neuromuscular/neuroquímico das vias aéreas superiores) que podem desencadear o ronco e a apneia do sono, podemos acrescentar aqueles que talvez estejam mais profundamente enraizados na fisiopatogênese da apneia do sono: as alterações na manutenção da estabilidade ventilatória do centro respiratório.

A plasticidade que o sistema nervoso precisou desenvolver para coordenar músculos faríngeos, que desempenhassem funções fisiológicas tão diferentes como a deglutição, a respiração e a fala, foi tremenda. Como em qualquer sistema biológico, ocorrem oscilações consideradas normais e outras que ultrapassam os limites. É possível que o ronco e a apneia do sono façam parte de uma oscilação que se encontra no limite da normalidade desde o surgimento dos atuais humanos modernos, quando viviam poucos anos, dispunham de pequena quantidade de alimentos e precisavam esforçar-se para consegui-los e desenvolver outras atividades. Contudo, ultrapassamos essas barreiras, ou seja, vivemos muitos mais anos e comemos fartamente. Além disso, ainda usamos pouca energia na maioria das nossas atividades diárias para obter alimentos, deslocar-nos, termos uma casa etc. E isso aumentou o peso corporal das pessoas em diversos países.

Diferentemente da vigília, quando a ventilação é controlada pelos sistemas de controle metabólico e comportamental (andar, comer, estar acordado etc.), no início do sono, ele recai quase completamente sobre o metabólico[(21)]. Apesar disso, mesmo com essa dependência quase que completa da ventilação durante o sono, as respostas à redução do oxigênio e ao aumento do gás carbônico sanguíneos estão reduzidas. Surpreendente! E isso ocorre em indivíduos normais. A explicação, pelo menos parcial, para essas mudanças parece se relacionar ao fato de que, durante o sono, o ar entra com mais dificuldade e haveria necessidade de prolongar as respostas para que o gás carbônico possa induzir aumento das contrações dos músculos dilatadores da faringe e evitar despertares que fragmentam o sono. Com isso, alterações desse controle químico, principalmente da pressão do gás carbônico sanguíneo, podem desencadear apneias centrais e instabilidades respiratórias no início do sono em indivíduos normais[92] e perpetuar-se e agravar-se nos apneicos.

Essa regulação começa com a redução da troca de oxigênio pelo gás carbônico no alvéolo no início do sono, sofre influência do atraso inerente dessas informações até atingirem os quimiorreceptores periféricos até a efetiva interpretação desses sinais pelo sistema nervoso central e o envio de estímulos aos músculos responsáveis pela ventilação. Quanto mais longo for o tempo necessário para que essa estabilização ocorra, mais instável é o sistema e mais suscetível ao surgimento de apneias do sono. Os motivos para isso não são claros. Podem envolver tanto grandes variações dos estímulos provenientes do tronco cerebral que mantêm a faringe ora aberta, ora fechada, quanto as respostas ventilatórias aumentadas após despertares que reduziriam a pressão arterial do gás carbônico e facilitariam o surgimento de novas obstruções tão logo o sono se reiniciasse[95].

Ainda que essas instabilidades ventilatórias possam ser o elemento crítico para o surgimento de repetidas hipopneias e apneias obstrutivas ao longo do sono, elas só prosperaram em vias aéreas cujas estruturas anatômicas estejam comprometidas, isto é, parcial ou totalmente obstruídas.

A integração entre a anatomia e os bionismos neuroquímicos e neuromusculares

O psiquiatra e psicanalista francês **Jacques Lacan** (1901-1981) pregou na sala dos plantonistas a frase "Não fica louco quem quer". Parafraseando-o: não se ronca porque se quer.

São as heranças anatômicas, neuromusculares e neuroquímicas que determinarão quem ficará suscetível ou desenvolverá esses transtornos. Infelizmente, a obesidade é o fator que acelera o surgimento e amplifica os efeitos da apneia do sono.

Em 1997, **Dr. Shiroh Isono e colaboradores**[(106)] propuseram um modelo esquemático mostrando as forças que atuam sobre a faringe para mantê-la aberta (principalmente o genioglosso – língua – e o levantador do palato mole) ou obstruí-la (a pressão sobre a via aérea ou a tendência dos tecidos moles, incluindo os músculos, se expandirem sobre o lúmen da faringe) tanto em pessoas com ou sem a apneia obstrutiva do sono (Figura 13.1). Neste modelo de gangorra, as forças que exercem pressão sobre a via aérea situam-se à esquerda, e à direita estão as forças desenvolvidas pelos músculos para mantê-la aberta. Na vigília, apesar das diferenças no tamanho do lúmen da faringe entre pessoas com e sem apneia, já que a faringe dos apneicos é anatomicamente mais estreita que a dos não apneicos (o ponto de apoio encontra-se mais à direita nos apneicos, o que aumenta o tamanho do braço esquerdo), o fluxo aéreo ocorre normalmente. Por isso, não ouvimos o ronco de qualquer pessoa enquanto ela está acordada. Porém, durante o sono, a situação muda. Nas pessoas sem apneia, a gangorra tende à esquerda por causa da redução da atividade dos músculos que desobstruem a garganta. Ainda assim, o fluxo de ar continua ocorrendo. Nos apneicos, o colapso da faringe é inevitável tanto pelos fatores anatômicos existentes, representados pelo braço esquerdo mais longo, quanto pela redução do tônus dos músculos que mantêm a faringe aberta. Esses estreitamentos além do normal produzem os roncos, as hipopneias e as apneias do sono.

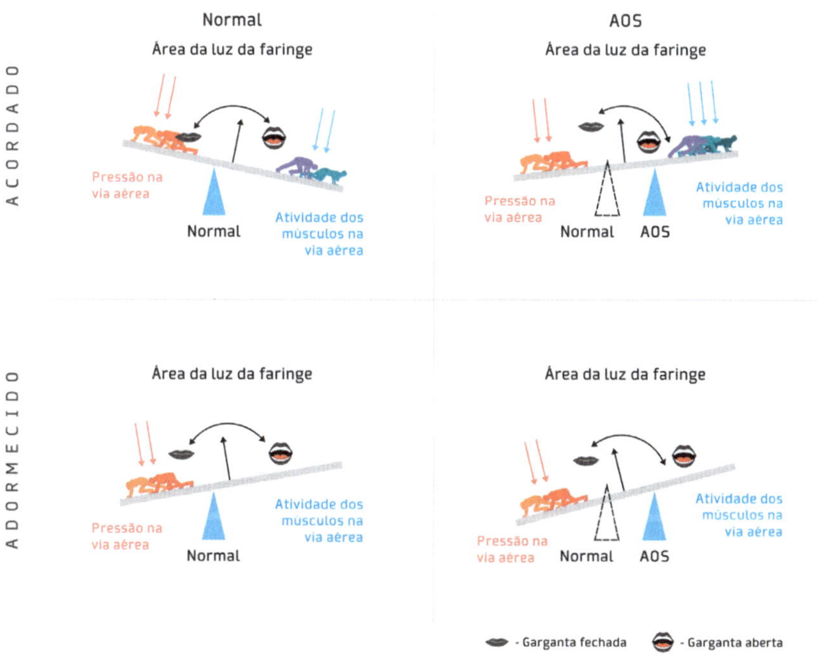

Figura 13.1: O desenho da gangorra explica como a atividade muscular e sua ausência, com a consequente pressão dos músculos "flácidos" sobre a luz da faringe (garganta), contribuem para mantê-la aberta ou fechada nas pessoas sem apneia obstrutiva do sono (Normal) e com apneia obstrutiva do sono (AOS) enquanto estão acordadas ou adormecidas.
O triângulo cheio representa o ponto de apoio da gangorra. Nas pessoas sem apneia do sono (Normal), ele está posicionado à esquerda do ponto central. Isso permite que a garganta permaneça aberta com a atividade muscular regular (dois homenzinhos no braço direito) durante a vigília e que permaneça parcialmente aberta durante o sono mesmo na sua ausência (dois homenzinhos no braço esquerdo).
Nas pessoas com apneia do sono (AOS), o ponto de apoio está posicionado à direita do ponto central. Com isso, para que a garganta permaneça aberta durante a vigília, a atividade muscular deve ser mais intensa (três homenzinhos no braço direito). Durante o sono, a atividade muscular cessa e a garganta fecha-se mais facilmente por causa do maior estreitamento anatômico (dois homenzinhos no braço esquerdo) e ocorrem o ronco, as hipopneias e a apneia do sono.[106]

Fortemente baseadas nesse modelo, foram propostas duas hipóteses — a neural e a anatômica — que pudessem explicar qual a importância do sono e da anatomia no desenvolvimento da apneia obstrutiva do sono. A hipótese neural enfatizava o papel predominante do sono; já a anatômica propunha que as alterações existentes na faringe se acentuavam durante o sono e desencadeavam as apneias. As evidências atuais apoiam a hipótese anatômica[93].

Baseado no conhecimento acumulado desde então, é evidente que as alterações anatômicas das vias aéreas, predominantemente da faringe, são a base para o desenvolvimento das obstruções noturnas (hipopneias e apneias). Contudo, essas alterações não equivalem a uma sentença irrevogável, já que os fatores neuromusculares e centrais poderão tanto manter a passagem faríngea livre quanto intensificar a tendência à obstrução.

Dr. Jerome A. Dempsey e colaboradores[92] escreveram sobre "a potencial importância dos mecanismos de controle neuromuscular compensatório de um lado e a instabilidade do controle central de outro lado na determinação da AOS [apneia obstrutiva do sono] quando uma ou outra ou ambas ocorrem em pessoas com as vias aéreas superiores que são anatomicamente suscetíveis ao estreitamento e oclusão" e propuseram dois cenários distintos que pudessem elucidar a multiplicidade dos diversos fatores atuantes no surgimento da apneia do sono não somente em cada pessoa, mas ao longo de cada noite.

No primeiro cenário proposto, as respostas compensatórias* à obstrução dessas vias seriam as responsáveis

* Respostas compensatórias: 1) a capacidade de aumentar a atividade dos músculos dilatadores da faringe durante a apneia e antes do despertar; 2) a rapidez desses músculos ativados em reabrir as vias aéreas; 3) o aumento do limiar para o despertar para que se efetivem as ações anteriores; 4) a magnitude da resposta ventilatória após a reabertura da faringe; 5) quanto foram reduzidos os impulsos respiratórios centrais aos músculos das vias aéreas e diafragma em consequência da redução do gás carbônico após as inspirações pós-despertares.

pela suscetibilidade da continuidade das hipopneias e apneias. Já que esses fatores variam de pessoa a pessoa e durante o sono, propôs-se que a interação deles durante e logo após cada obstrução determinará se será seguida pela estabilização da ventilação, por hipopneias e eventuais despertares ou por repetidas apneias e despertares — observo diariamente essas três possibilidades ao analisar os exames polissonográficos de pessoas com apneia do sono.

No segundo cenário, a própria instabilidade do sistema de controle neuromuscular determinaria o aparecimento das apneias obstrutivas cíclicas. Ou seja, em consequência da redução de oxigênio e do aumento de gás carbônico associados às hipopneias e apneias, as contrações musculares respiratórias, principalmente do diafragma, em vez de serem estáveis, variam enormemente. Essas variações surgem porque, durante os estreitamentos faríngeos, o diafragma aumenta suas contrações para ampliar o fluxo aéreo. Com isso, a pressão no interior do lúmen faríngeo torna-se mais "negativa" (subatmosférica), o que reduz ainda mais o lúmen da faringe. Na maioria das vezes, essas contrações provocam breves despertares que aumentam o tônus muscular faríngeo e possibilitam a ventilação. Em seguida, tudo pode recomeçar.

Por isso, o ponto crucial parece envolver tanto as alterações anatômicas quanto a capacidade para manter a estabilidade ventilatória frente a essas perturbações respiratórias durante o sono, herdadas por cada pessoa. Esse conjunto de fatores parece explicar por que algumas pessoas desenvolvem esses transtornos e outras não, independente do peso corporal, como acontece com os indivíduos magros que roncam e têm apneia do sono.

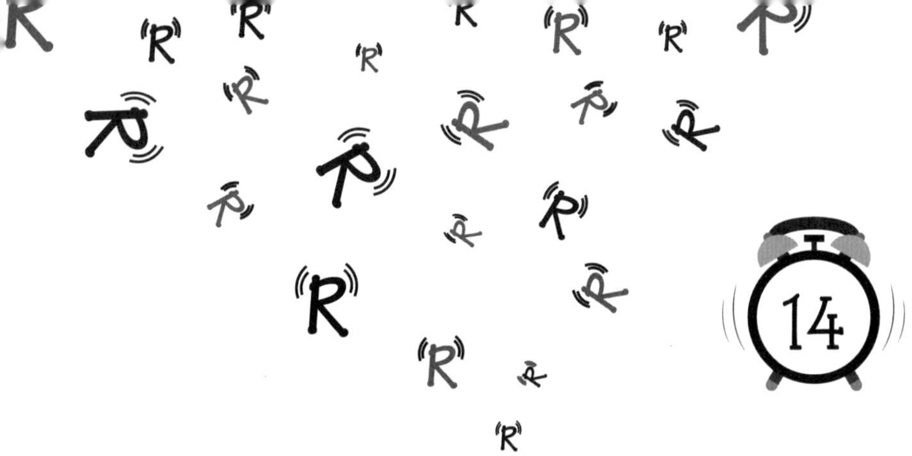

a fisiopatologia do ronco e da apneia do sono

O surgimento da SAHOS é explicado por um conjunto de fatores que acarretam obstruções parciais e totais da faringe. A partir desse momento, desencadeiam-se reações fisiológicas alteradas, ou fisiopatológicas, cujas repercussões negativas podem ser transitórias ou crônicas. Essas transgressões biológicas ocorrem em cascatas e, ao mesmo tempo, outros bionismos são induzidos com o objetivo de reparar esses desvios. Essas oclusões podem levar a reduções do oxigênio, aumentos do gás carbônico sanguíneo e desencadear despertares, que tanto aumentam o tônus muscular da faringe e restabelecem o fluxo aéreo quanto ativam o sistema simpático.*

---

* Diversas funções corporais, como a respiração, a pressão arterial, os movimentos gastrointestinais, sudorese, temperatura corporal etc., são controladas pelo sistema nervoso autônomo. Esse sistema compõe-se de diversas estruturas cerebrais (medula espinhal, tronco cerebral e hipotálamo) que exercem suas funções por meio de sinais nervosos transmitidos aos diversos órgãos do corpo pelos sistemas nervosos simpático e parassimpático[107].

Hipoxia, estresse oxidativo e sistema simpático

Enquanto a obstrução da faringe persiste e a ventilação diminui ou cessa, as células continuam consumindo oxigênio e produzindo gás carbônico. Essa é uma situação limite, semelhante à asfixia, já que cada uma das trilhões de células que compõem o nosso corpo é total e completamente dependente dessa molécula para produzir a energia necessária à sua existência. A respiração aeróbia é um dos pilares da nossa constituição, por isso, nossas células, e a de todos os organismos aeróbios, conseguem lidar com as características desse gás em longo prazo, mas não podem ficar sem ele por mais de um curto período. Logo após o término das hipopneias ou apneias, o ar flui novamente e o oxigênio pode ser trocado pelo gás carbônico de novo. Esse processo de hipóxia e reoxigenação afeta as células e os componentes celulares, principalmente as mitocôndrias, com isso, há o aumento das espécies reativas de oxigênio (EROs) — os chamados radicais livres*[(108)]. Devido a essa produção aumentada durante essas obstruções, as defesas antioxidantes não conseguem neutralizá-los e esse excesso de EROs, assim como de ERNs, pode danificar as estruturas celulares e as biomoléculas (lipídios, proteínas, DNA e carboidratos) e alterar suas funções — outros sistemas oxidase, NADPH e xantina, aumentam os EROs e os ERNs. Esse desequilíbrio recebe o nome de estresse oxidativo e fica evidenciado na apneia do sono por causa do aumento na produção de EROs,

* As espécies reativas de oxigênio ou (EROs) e as espécies reativas de nitrogênio (ERNs) são átomos ou moléculas possuindo um ou mais elétrons não pareados na órbita externa e, por isso, muito propensos a reagir quimicamente. Os EROs são produzidos durante o metabolismo aeróbio normal e as defesas antioxidantes mantêm a homeostase oxidativa.

diminuição das defesas antioxidantes e da biodisponibilidade de óxido nítrico[109]. O estresse oxidativo está envolvido em um conjunto de alterações moleculares que, em última instância, são responsáveis por desencadear doenças cardiovasculares e neurológicas.

Outra característica marcante na apneia obstrutiva do sono é o aumento da ativação simpática, cujo principal bionismo é o estresse oxidativo — os outros dois são os despertares e a hipercapnia episódica. Por sua vez, essa ativação pode desencadear esse estresse. Ainda assim, a ativação simpática não se restringe apenas ao sono, mas ocorre na vigília. Esse conjunto de ativações anormais pode resultar em vasoconstricção, hipertensão arterial sistêmica, acidente vascular cerebral e infarto do miocárdio.

Despertares e fragmentação do sono

Com o prolongamento das obstruções, as contrações do diafragma se intensificam em uma tentativa de normalizar o fluxo aéreo. Ainda assim, esses esforços podem ser inúteis e, ao contrário, contraproducentes. Ao serem intensificadas as contrações musculares, as pressões intratorácicas caem e facilitam ainda mais a aproximação das paredes da faringe, o que aumenta as chances de fechá-la. Baseado nas observações polissonográficas, constatou-se que a maioria dessas obstruções findava com despertares. Ou seja, as hipopneias ou apneias terminavam quando um estímulo central ou despertar cortical aumentava o tônus muscular faríngeo e desobstruía a via faríngea[95]. Esse bionismo usado para eliminar as obstruções é canhestro, mas efetivo: acordar para respirar. Esses breves despertares de poucos segundos, da maioria dos quais não se têm lembranças no dia seguinte, conseguem restabelecer os impulsos nervosos até as paredes faríngeas fazendo com que o ar flua novamente. Os esforços respiratórios crescentes gerados pelo diafragma, e atuando sobre a pleura pulmonar, são apontados como responsáveis pelos estímulos enviados ao sistema nervoso central para o desencadeamento de despertares[(110)].

Apesar de esses despertares desempenharem uma função protetora, pois está em jogo a sobrevivência do indivíduo, os resultados são bastantes deletérios: fragmentação do sono, ativação do sistema simpático e recorrência das apneias e hipopneias. A proposta de que os despertares desempenhariam função protetora surgiu ao final da década de 1970[(111, 112)].

Diversos estudos posteriores mostraram que, quanto mais graves e longos eram esses eventos (apneias e hipopneias), mais frequentemente terminavam em despertares, sendo muitos deles mais longos (maior que 15 segundos). E a duração prolongada dos despertares aumentava a sensação de sonolência durante o dia[(113-115)]. Ainda que o resultado imediato seja alcançado, ou seja, manter o indivíduo vivo, essa solução em longo prazo é bastante prejudicial. Mas, como disse o economista inglês **John Maynard Keynes** (1883-1946), "a longo prazo, todos estaremos mortos"[(116)], então esse bionismo é bem-sucedido. Alguns estudos realizados na década de 1990 começaram a contestar a crença de que eles eram necessários para que as apneias cessassem, pois nem sempre essas obstruções terminavam em despertares. Todavia, faltavam meios mais adequados para confirmar esses resultados.

Em 2004, o **Dr. Magdy Younes**[117] demonstrou que, apesar de os despertares serem um bionismo poderoso, não eram essenciais às desobstruções e podiam piorar a gravidade da apneia obstrutiva do sono. Além disso, a ativação do músculo genioglosso (língua) era imprescindível para estabilizar e manter aberta a faringe[102]. É uma corrida contra o tempo. Se os estímulos químicos provocados pelo aumento do gás carbônico (hipercapnia) conseguirem ativar suficientemente o músculo genioglosso (língua), e possivelmente outros músculos dilatadores, para que a faringe se mantenha aberta e o fluxo aéreo continue, os esforços respiratórios diminuirão e o gatilho para o despertar será eliminado. Por outro lado, se o gás carbônico não ativar o genioglosso (língua) antes que esses esforços diafragmáticos reduzam a pressão intratorácica e produzam estiramentos intensos nas paredes dos pulmões, ocorrerão despertares e todas as ações decorrentes deles[95]. É importante ressaltar que o aumento da atividade do genioglosso (língua) ocorre nas pessoas sem e com apneia obstrutiva do sono; entretanto, essa capacidade nos indivíduos com apneia, sobretudo nos obesos, é sobrepujada pelas condições anatômicas desfavoráveis[102].

Apesar do avanço nos últimos anos, há relações complexas e ainda não entendidas sobre a fisiopatologia dessa síndrome. Por diversas vezes, ouvi de pessoas com apneia do sono que dormiam melhor e sentiam-se mais dispostas quando ingeriam hipnóticos, mais comumente os benzodiazepínicos (diazepam, bromazepam etc.). Recomendava que parassem de ingeri-los e tratassem a apneia, pois isso certamente melhoraria a qualidade do sono e evitaria possíveis efeitos nocivos do uso desses hipnóticos. Mesmo assim, esses relatos eram intrigantes. Se os despertares têm função protetora e foram inibidos, as hipopneias, as apneias e as asfixias (diminuição do oxigênio e aumento do gás carbônico) deveriam durar mais. Contudo, em algum momento, deveriam acordar, seja pelas crescentes contrações do diafragma ou pelas alterações desses gases. E esse despertar poderia ser longo a ponto de as pessoas acordarem com forte sensação de sufocamento — o uso de benzodiazepínicos representava um risco maior, pois também induz relaxamento muscular[118, 119]. Mas elas relatavam que acordavam menos e sentiam-se mais dispostas pela manhã. Os resultados de algumas pesquisas trouxeram possíveis explicações para essas aparentes contradições e mostraram que somente pessoas com apneia do sono que acordam facilmente conseguiriam se beneficiar do uso de medicações hipnóticas, que não sejam benzodiazepínicas, como o zolpidem, a trazodona e o eszopiclone[120-122].

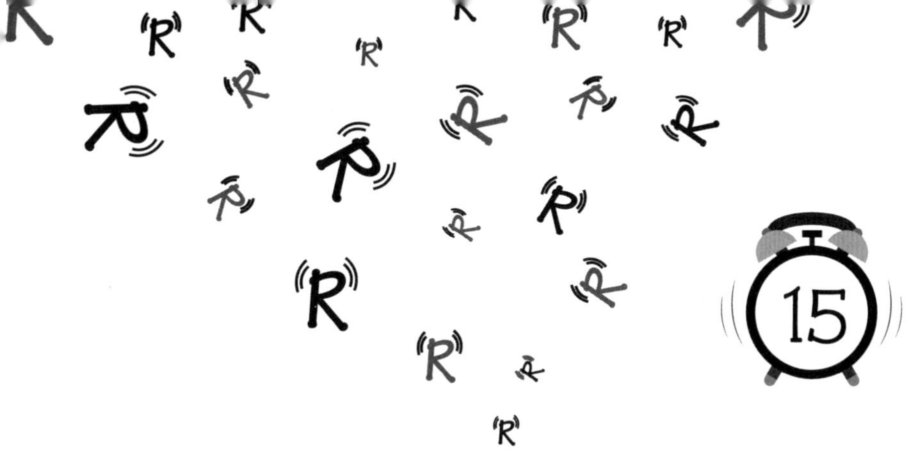

Os efeitos do ronco e da apneia do sono

Embora o ronco seja a principal queixa familiar, o vilão noturno das noites maldormidas, e que motiva alguém a procurar tratamento, a sonolência, que, por vezes, se associa ao cansaço desmesurado, surge como o sintoma mais preocupante por afetar o dia a dia. O ronco e a sonolência podem manifestar-se cedo, assim como as apneias, e podem passar despercebidos ou tolerados durante anos.

Consideremos os relatos de um homem hipotético que começou a roncar aos 20 anos e atualmente está com 50 — considerei esse personagem porque a maior prevalência ocorre entre os homens nessa faixa etária. Nos primeiros anos, o ronco era bastante tolerado por familiares e amigos. Se houvesse sonolência diurna, era superada pela "energia" da idade e das atividades — *às vezes, eu encostava em algum lugar, cochilava e... roncava.* Aos fins de semana, o período de sono era estendido, quando possível. Os anos, os compromissos, o pequeno aumento de peso, as noites, as viagens com a namorada, as reclamações sobre o ronco, ainda raras e tímidas. Casamento, trabalho, horários, filhos, aumento de peso, mais ronco, alguns engasgos, sonolência diurna e café — *o sono já afetava meu trabalho, aí bebia café para ficar acordado.* Muitos anos de casamento, talvez dois ou três casamentos — *a primeira já reclamava do ronco* —, cansaço, sexo menos frequente — *até penso, mas, à noite, quero dormir.* Outro quarto — *ela reclama do ronco, que não consegue dormir.* Pressão alta, barriga grande, cansaço ao acordar — *não tenho ânimo para fazer nada.* Estresse, emprego, às vezes o cigarro, aumento da irritabilidade — *todos os médicos já falaram para eu parar de fumar, fazer dieta e atividade, como? Já acordo mal e desanimado. Não posso mais viajar, visitar amigos ou parentes, todos reclamam do meu ronco e falam que eu paro de respirar.* Pressão alta, açúcar elevado — *mais remédios, dieta* —, cansaço, sonolência — *ronquei na reunião.* Essas reclamações são ubíquas, alguns têm mais queixas que outros, contudo, todos se queixam. No início, tudo é suportável, no entanto, com a perpetuação da situação, os problemas e dificuldades podem se espalhar por diversas áreas pessoais. Com o passar do tempo, tudo tende a piorar.

A apneia obstrutiva do sono é um distúrbio crônico. As obstruções parciais ou totais se repetem sono após sono, sem tréguas. As ações e reações fisiopatológicas desencadeadas para eliminá-las atingem diversos órgãos, estruturas e funções, causando sonolência excessiva diurna, déficits cognitivos, disfunção metabólica, doença cardiovascular, empobrecimento da qualidade de vida e mortalidade precoce[(123)]. Em outras palavras, a apneia obstrutiva do sono deteriora gradativamente nosso corpo e mente.

Como isso sucede? Quais os sintomas associados ou desencadeados pela apneia? Quais os órgãos, os sistemas e as funções afetadas? A apneia obstrutiva do sono repercute negativamente em funções fisiológicas, cognitivas e psíquicas dos indivíduos, sendo que as mais afetadas e estudadas são as cardiovasculares neuropsiquiátricas e metabólicas.

Cardiovascular

A apneia do sono é um fator de risco para o desenvolvimento da hipertensão arterial sistêmica (HAS) e de outras doenças cardiovasculares. Devido ao envelhecimento e obesamento (engorde) da sociedade, espera-se que tanto a apneia quanto essas doenças cardíacas aumentem nos próximos anos. Ainda assim, já que a apneia de sono é considerada um fator de risco modificável com o tratamento adequado, espera-se que esforços sejam desenvolvidos na divulgação de informações sobre esses distúrbios e suas consequências, bem como na avaliação, diagnóstico e tratamento das pessoas afetadas, para retardar os efeitos nefastos sobre sociedades que consomem desnecessariamente cada vez mais alimentos.

As alterações cardiovasculares, agudas ou crônicas, decorrentes da apneia obstrutiva do sono, são devidas a três consequências fisiopatológicas básicas: as anormalidades intermitentes dos gases arteriais, caracterizadas pela redução do oxigênio-reoxigenação e aumento-redução do gás carbônico; despertares e mudança para estágios do sono mais superficiais; e amplas variações negativas na pressão intratorácica decorrentes dos crescentes esforços respiratórios(124).

Enquanto a redução do oxigênio arterial (hipoxemia) diminui a disponibilidade de oxigênio para as células do coração (hipóxia), o gás carbônico continua aumentando (hipercapnia). Essa associação desencadeia diversos bionismos que podem resultar em prejuízos cardíacos imediatos ou crônicos, como as arritmias cardíacas, a doença arterial coronariana, a angina noturna, o infarto do miocárdio, o acidente vascular cerebral (AVC) e as hipertensões arteriais sistêmica e pulmonar.

As cada vez mais negativas pressões intratorácicas que ocorrem durante as hipopneias e as apneias estimulam a atividade parassimpática por intermédio do nervo vago (décimo par de nervos cranianos). Com isso, a pressão arterial sistêmica se reduz transitoriamente e a frequência cardíaca diminui até sobrevir bradicardia (abaixo de 60 batimentos por minuto). Ao mesmo tempo, ocorre o aumento do retorno sanguíneo ao ventrículo direito do coração devido aos esforços respiratórios, que "sugam" o sangue do corpo em direção ao ventrículo. Esse volume de sangue comprime a parede que divide os ventrículos e aumenta a pressão sobre o ventrículo esquerdo, o que restringe o espaço para o enchimento com sangue durante a diástole e, em consequência, reduz a quantidade de sangue ejetada na contração cardíaca (sístole)[(125)]. Conforme os segundos passam, há menos oxigênio disponível para as células e aumenta o gás carbônico. Essa inversão de gases respiratórios, hipóxia e hipercapnia, estimula os quimiorreceptores do seio carotídeo e, por sua vez, ativa o sistema simpático e eleva a pressão sanguínea[(92)]. Após o despertar e o término da obstrução, a pressão intratorácica se reduz, a atividade vagal cai e o simpático predomina, graças ao reforço do despertar. Assim, a frequência cardíaca acelera, às vezes, até a taquicardia (acima de 100 batimentos por minuto), além de vasoconstrição e aumento da pressão sanguínea.

Essas alterações da frequência cardíaca ou arritmias (bradicardia e taquicardia) são as mais frequentes, contudo, não são as únicas. Um dos primeiros estudos com grande número de voluntários com a apneia do sono mostrou que aproximadamente 50% deles desenvolveram os mais variados tipos de arritmias, sendo que aqueles com nível de saturação da oxi-hemoglobina (SaO_2) abaixo de 60%, considerado grave, tinham maior risco de apresentar arritmia ventricular e, em consequência, de sofrer infarto cardíaco e acidente vascular cerebral (AVC)[(126)]. Uma pesquisa populacional recente[(127)] demonstrou que as pessoas com apneia do sono grave tinham 2 a 4 vezes mais arritmias do que aquelas sem apneia do sono. Outro fato relevante dessa associação é que as arritmias e as mortes súbitas nas pessoas com apneia do sono costumam ocorrer no período noturno, em contraste com o que se observa naquelas sem a apneia do sono e na população geral[(126-128)].

Possivelmente, dentre todas as doenças cardiovasculares, a mais preocupante seja a hipertensão arterial sistêmica (HAS) pelo número de pessoas que atinge e pela dificuldade que elas têm em reconhecer seus sintomas, sendo considerada uma "doença silenciosa".* Diversos estudos, inclusive populacionais, mostraram de maneira consistente o papel da apneia obstrutiva do sono na HAS e na hipertensão pulmonar[(75, 129-131)]. Ainda que essas pesquisas sugiram que haja uma relação dose-resposta entre

* O relatório publicado pela Organização Mundial da Saúde[(132)], sobre os níveis de pressão sanguínea de homens e mulheres em 194 países, revelou que com a generalização do diagnóstico e tratamento ocorreu a redução da pressão arterial média em países de diversas regiões do mundo, excetuando-se alguns países africanos, já que 1 em cada 3 adultos sofrem de HAS. No Brasil, os dados de pesquisa telefônica, realizada com adultos nas 26 capitais e Distrito Federal, mostraram que 23,3% dos adultos tiveram o diagnóstico médico da doença, ou seja, em cada 4 a 5 adultos, 1 é hipertenso[(133)].

gravidade da apneia do sono (índices de apneia e hipopneia moderado e acentuado) e o desenvolvimento da HAS, não é possível descartar as limitações metodológicas[131], pois outro grande estudo em indivíduos apneicos, com risco de desenvolver hipertensão e outras doenças cardíacas, não obteve resultados positivos entre os IAH e HAS quando se excluía a obesidade[134]. Para **Dr. Jerome Dempsey e colaboradores**[92], a primeira resposta para essas divergências se relacionaria à pequena porcentagem de indivíduos com IAH mais elevados (moderado: maior ou igual a 15 obstruções/hora de sono e menor ou igual a 30 obstruções/hora; acentuado: maior que 30 obstruções/hora de sono) nos estudos do **Dr. Paul Peppard e colaboradores**[78] e do **Dr. George O'Connor e colaboradores**[134]: 7,5% e 13,4%, respectivamente. A segunda, a gravidade desses distúrbios respiratórios do sono não foi quantificada, com base em índices de hipoxemia noturna, que refletiriam mais adequadamente o risco de hipertensão que o IAH.

Estima-se que 50% das pessoas com a apneia obstrutiva do sono são hipertensas e que 30% dos hipertensos têm apneia, frequentemente não diagnosticada[135]. Um dos motivos no tratamento da hipertensão que preocupa enormemente os médicos é a dificuldade em diminuir a pressão arterial, mesmo com o uso de várias medicações.* Essa situação implica riscos mais elevados no desenvolvimento de doenças cardíacas, como arritmias e isquemias cardíacas, acidente vascular cerebral (AVC) e morte, independente da HAS [136].**

* "A Hipertensão Arterial Resistente (HAR) é definida quando a Pressão Arterial (PA) permanece acima das metas recomendadas com o uso de três fármacos anti-hipertensivos com ações sinérgicas em doses máximas preconizadas e toleradas, sendo um deles preferencialmente um diurético, ou quando em uso de quatro ou mais fármacos anti-hipertensivos, mesmo com a PA controlada" [137].

** Recentemente, foi publicado um estudo atualizado sobre a apneia do sono e a hi-

Endocrinológico e metabólico

A apneia obstrutiva do sono é comum em algumas doenças endocrinológicas, como a acromegalia — síndrome causada pelo aumento da secreção do hormônio de crescimento, quando este aumento ocorre em idade adulta —, o hipotireoidismo e o *diabetes mellitus* do tipo II — causado pela diminuição da sensibilidade dos tecidos-alvo ao efeito metabólico da insulina[(138)]. Também está associada ao desenvolvimento da dislipidemia, que é a elevação dos níveis do colesterol total e da fração LDL ou "colesterol ruim", e da síndrome metabólica, caracterizada pela reunião de fatores de risco para o desenvolvimento de doenças cardiovasculares, como a hipertensão arterial, e o diabetes do tipo II.*

A influência da apneia do sono sobre o desenvolvimento da resistência à insulina e ao diabetes do tipo II é intensamente pesquisada devido ao desenvolvimento lento e "silencioso" da doença, ao número de pessoas atingidas e às graves consequências pessoais, sociais, econômicas e para os sistemas de saúde.

---

pertensão. Um dos pontos mais relevantes é que a apneia do sono é um dos fatores mais comuns no desenvolvimento da hipertensão, mas que pode ser modificado. Isto é, pode-se reduzir o risco de surgimento dessa doença com o tratamento da apneia do sono[(139)].

* Por não existir um critério universal para defini-la, são utilizadas diversas medidas ou achados clínicos e laboratoriais para caracterizá-la: obesidade central, hipertensão arterial, dislipidemia, hiperglicemia. Em 1998, **Dr. Ian Wilcox e colaboradores**[(140)] sugeriram que aos fatores de riscos associados à síndrome metabólica poderia agregar-se a apneia obstrutiva do sono e chamá-la de "síndrome Z" — à época, a síndrome metabólica recebera o nome de "síndrome X". Ainda assim, a apneia do sono não é um dos fatores de risco para a síndrome metabólica para a Federação Internacional de Diabetes, a Associação Americana de Endocrinologistas Clínicos ou a Sociedade Brasileira de Endocrinologia e Metabologia.

Ainda que a apneia do sono não tenha uma ação direta no desenvolvimento do diabetes, há fortes ligações fisiopatológicas entre os dois. O primeiro elo é o grupo no qual surge o diabetes do tipo II, responsável por 90-95% dos indivíduos com esse diagnóstico, segundo a Associação Americana de Diabetes: homens de meia-idade e obesos. O segundo relaciona-se à própria patologia, já que o que a caracteriza é a incapacidade, ou resistência, de a insulina transportar a glicose para o interior das células em tecidos periféricos (músculos esqueléticos, gordura e fígado). Com isso, há aumento da glicose sanguínea, ou hiperglicemia, e subsequente aumento compensatório da insulina(141). Estudos clínicos e epidemiológicos originários de diversos países e populações estabeleceram essa ligação entre a apneia do sono, e o diabetes independe da obesidade e surge por intermédio da resistência insulínica e intolerância à glicose(142-146).

Os dois bionismos fisiopatológicos prováveis, que ligam a apneia do sono ao diabetes, são os despertares e a hipoxemia.* No primeiro caso, a fragmentação ou interrupção do sono resultante dos despertares causados pelas obstruções respiratórias ativariam o sistema nervoso simpático e o eixo composto pelo hipotálamo, hipófise e adrenal, com o consequente aumento do cortisol, e isso levaria à redução da sensibilidade à insulina e da tolerância à glicose. As evidências provêm de estudos em indivíduos sadios e magros, nos quais a interrupção do sono alterou o controle do metabolismo da glicose(145, 147, 148). Ou seja, independentemente de o indivíduo ter apneia do sono, a interrupção do sono por

* Esses bionismos podem resultar de três vias distintas: aumento de fatores regulatórios, como o HIF-1 e NF-κB, a ativação do sistema nervoso simpático e o aumento e alteração da secreção do cortisol.

qualquer motivo pode desencadear os processos chamados de pré-diabéticos.* O segundo bionismo parece ser o mais potente elo entre essas duas patologias. Estudos realizados em animais[(149-152)] e humanos sadios[(153-155)] confirmaram a ação da hipóxia na alteração do metabolismo da glicose. Pesquisas recentes com seres humanos confirmaram um fato suspeitado há algum tempo de que as pessoas com diabetes são mais suscetíveis de desenvolverem a síndrome da apneia do sono[(156-158)]. Em 2008, a Federação Internacional de Diabetes (International Diabetes Federation — IDF) recomendou aos profissionais de saúde, que trabalham com diabéticos e apneicos, que, quando for feito o diagnóstico de uma dessas patologias, investiguem clinicamente a possibilidade da existência da outra[(159)].

A maioria das pessoas com apneia do sono é sobrepesada ou obesa. Além disso, é comum queixarem-se de que não conseguem emagrecer. Afora os que declaradamente não se preocupam com o aumento de peso e não gostam de praticar atividades físicas, há alterações orgânicas e psíquicas que impedem ou retardam aqueles que realmente se dedicam à perda de peso pela reeducação alimentar e atividade física, como a fadiga, a sonolência e a resistência à leptina[(160)]. Para agravar ainda mais essa situação, constatou-se que a apneia do sono altera o metabolismo lipídico por meio da hipóxia intermitente que ocorre durante as obstruções das vias aéreas[(141)], e seria outro componente ou manifestação da síndrome metabólica devido às consequências cardiovasculares e metabólicas[(161-163)]. Em ambas

* A abrangência desses efeitos implica o aumento do número de pessoas com diabetes do tipo II, além dos associados à apneia do sono, ao se constatar que a obesidade crescente em diversos países, inclusive pelos confortos domésticos e redução da atividade física, alia-se à redução do número de horas de sono e/ou à sua má qualidade.

as situações, o surgimento dessas patologias seria independente da própria obesidade. De maneira semelhante às pessoas diabéticas, deve-se perguntar àquelas com diagnóstico de síndrome metabólica, ou aos cônjuges, se roncam ou sentem sonolência diurna[164].

Neuropsiquiátrico

O sono dos apneicos geralmente é fragmentado pelos despertares, o que causa um estado crônico de privação do sono, cuja sensação assemelha-se a viver, pelo menos em alguns momentos do dia, como um autômato ou com o "piloto automático" ligado. Quando isso ocorre em frente ao computador, é improdutivo; em uma reunião, constrangedor; no atendimento a um cliente, péssimo; na direção de um veículo, pode ser mortal. Este problema, aliado a outras causas de privação do sono noturno, transformou-se em uma preocupação considerável para os diversos gestores públicos e privados em países com alto grau de desenvolvimento econômico e social. As consequências das falhas e dos acidentes ocasionados por erros humanos significam tanto prejuízos pontuais quanto de longa duração.

Quando decidimos comprar um televisor ou automóvel, queremos receber um bem de qualidade, não um produto-problema que, no mínimo, resultará em frustração, horas perdidas para tentar solucionar a situação, despesas extras e ressentimento contra a loja e a empresa. Para as instituições idôneas, essa situação representa prejuízos financeiros e, ainda mais importante, em sua imagem frente aos consumidores. Contudo, se eles também resultarem em lesões e mortes, fim de linha. Procuraremos respostas, virão explicações; desejaremos condenações e reparações, virão as incertezas dos processos judiciais; e, por último, a publicação do relatório anual das estatísticas de mortos e feridos. Este parece ser o começo, meio e fim desses relatórios sobre os acidentes automobilísticos: erro humano.

O Brasil é um país que depende visceralmente dos transportes rodoviários para o deslocamento de pessoas e cargas, e é uma das lideranças mundiais em acidentes automobilísticos. Segundo dados de 2008 do DPVAT (Danos Pessoais Causados por Veículos Automotores de Via Terrestre ou por sua Carga a Pessoas Transportadas ou Não), o número de registros de mortes no trânsito no Brasil foi de 57.116. Assustador! Nesse mesmo ano, morreram 37.261 pessoas nos EUA e 38.876 pessoas na União Europeia (UE) devido a acidentes de trânsito. Quando se comparou o coeficiente de mortalidade por cem mil habitantes entre Brasil (30,1), EUA (12,5) e EU (7,8), descobriu-se que, proporcionalmente, morrem 2,5 vezes mais pessoas no trânsito brasileiro do que no americano, e 3,7 vezes mais do que no trânsito desses países europeus[(165)].

Esses números deveriam ser um alerta e preocupação para todos, motoristas, usuários e governos. Em 2006, o **Instituto de Pesquisa Econômica Aplicada**[(166)] publicou estudo detalhado sobre os impactos dos acidentes de trânsito nas rodovias federais brasileiras no ano de 2004. Segundo o relato, em 65% das situações puderam-se reconhecer as causas ou os fatores contribuintes, sendo que em 58,3% a responsabilidade foi humana — os outros dois fatores relacionaram-se ao veículo (3,3%) e à via (3,4%). A maioria desses acidentes ocorreu com tempo bom (65,5%), em pleno dia (53,9%) — picos das 7h às 9h e das 17h às 19h —, em trechos de linha reta (71,3%), em pistas simples (57,3%), com boa sinalização, na primeira hora de viagem (50,4%), entre sexta-feira e domingo, e nos meses de dezembro, janeiro e julho (férias escolares). Predominaram os motoristas do sexo masculino (86,7%) e com pelo menos dez anos de habilitação (51%). Dos veículos envolvidos, 48,3% eram automóveis; 25,8%, caminhões e assemelhados; 8%, utilitários; 6,6%, motos; 4,2%, ônibus.

Dentre as causas de responsabilidade humana, destaquei três: a falta de atenção (28,2%), o sono (1,7%) e a ingestão de bebidas alcoólicas (0,8%). A falta de atenção foi responsável por quase metade dos acidentes de responsabilidade humana, e o número de acidentes relacionados ao sono na direção foi um pouco mais que o dobro daqueles relacionados à ingestão de bebidas alcoólicas. Contudo, o consumo de bebidas alcoólicas antes de dirigir é o que recebe mais atenção e publicidade, possivelmente pelos efeitos deletérios do consumo exagerado de álcool para a sociedade e por ser um comportamento modificável por meio da educação e da punição. Ainda que o consumo insensato e desavergonhado de bebidas alcoólicas, a imprudência e a velocidade excessiva sejam percebidos como mestres lúgubres da dor alheia, a falta de atenção e os cochilos ao volante resultantes do uso do telefone celular, tentar pegar um objeto, a ingestão de benzodiazepínicos e/ou de antidepressivos, o trabalho em turnos, as poucas horas de sono e a síndrome da apneia do sono também causam acidentes de trânsito e necessitam de abordagens e campanhas mais efetivas e contínuas, pois também podem ser modificados por meio de educação, tratamento, orientação e punição. Esse não é um problema ocorrente apenas em nossas estradas. Em 2006, **Dr. Thomas Dingus e colaboradores**(167) monitoraram, em condições naturais, caminhoneiros, entre 2001 e 2005, e demonstraram que a principal causa de acidentes foi a desatenção enquanto dirigiam.

O reconhecimento de que a diminuição do número de horas de sono, o sono de má qualidade ou em horários inapropriados têm efeitos deletérios sobre a saúde e causam sonolência diurna iniciou-se há mais de um século; contudo, os estudos desenvolvidos nos últimos 20 anos mostraram de maneira cabal a extensão dessa situação, incluindo-se as alterações cognitivas. Em 2008, **Dra. Gillian Robb e colaboradores**(168) publicaram uma revisão sobre fatores de risco dos acidentes de trânsito que ocorrem durante o trabalho e, apesar da falta de evidências epidemiológicas de qualidade sobre esses fatores, a sonolência e a fadiga destacaram-se, sugerindo que são suas principais causas. Aliás, esses dois sintomas estão entre as queixas mais frequentes dos apneicos e são percebidos de modos bem diferentes por eles(169,170).

Apesar do conhecimento acumulado nas últimas décadas sobre a privação do sono, quantificar e mostrar essas perdas para os diversos segmentos da sociedade e autoridades sempre foi problemático. As primeiras publicações sobre os efeitos da privação do sono em humanos surgiram na década de 1930. Nas décadas seguintes, aprofundaram-se as pesquisas para saber quais alterações comportamentais, psíquicas, psicomotoras, no desenvolvimento de tarefas e de atenção surgiam conforme as pessoas ficavam períodos de tempo distintos sem dormir e quais as possíveis explicações para essas mudanças(171). Nas décadas de 1960 e 1970, o interesse sobre a privação do sono de diversos tipos, incluindo as alterações causadas pelas mudanças de fusos nos voos transcontinentais e os prejuízos causados aumentou tremendamente. Ainda assim, essas informações ficavam bastante restritas às universidades.

A relação entre os acidentes de trânsito e a ingestão alcoólica atraía as atenções em diversos países, mas não a privação de sono. A preocupação voltava-se para a somação dos efeitos do álcool nas pessoas sonolentas, inclusive motoristas[172] e praticamente nada foi publicado sobre esse assunto na década de 1970[173]. A dificuldade era encontrar uma maneira ou medição adequada que mostrasse que as pessoas sonolentas causavam mais acidentes com seus veículos, deixando vítimas e perdas financeiras que podiam ser evitadas.

Uma das causas de sonolência diurna reconhecida há anos era a apneia do sono[174-176], ainda assim, somente na década de 1980, surgiram os primeiros relatos de que os apneicos causam mais acidentes automotivos[177, 178]. As evidências dessa relação causa-efeito se acumulavam, mas a sonolência costumava ser negada ou subvalorizada pelos motoristas por medo de perder suas licenças[179] e pelos governos. Esses fatos criaram situações estressantes para os médicos desses países, pois tinham de lidar com o segredo médico e com suas obrigações legais de relatar aos órgãos responsáveis por emitir as licenças que aquela pessoa tinha apneia e potencialmente apresentava risco maior de causar acidentes automobilísticos se não fosse tratada[180]. Então, era urgente que a sonolência diurna pudesse ser identificada e, se possível, "quantificada" para que fosse aceita por todos os envolvidos, assim como o álcool, como um dos responsáveis por acidentes com veículos automotores e que, dessa forma, essas pessoas pudessem receber tratamento adequado.

Em 1997, o **Dr. Drew Dawson** e a **Dra. Kathryn Reid**[181] publicaram estudo em uma das mais prestigiosas revistas científicas, a *Nature*, demonstrando que a privação do sono podia prejudicar os reflexos e as respostas motoras de maneira semelhante à concentração sanguínea de álcool de 0,10%. O impacto disso foi tremendo, pois se podia mensurar e comparar o grau de vulnerabilidade que a privação de sono expunha os indivíduos da mesma forma que o álcool o fazia. Ao se estabelecerem paralelos entre os diversos tipos e períodos de privação de sono e as alterações bastante conhecidas de diferentes concentrações sanguíneas de álcool, pode-se informar de maneira clara aos diversos componentes da sociedade o quanto a privação de sono é prejudicial e perigosa para todos, não somente para os que padecem com esse problema.

Mesmo que o motorista sonolento não tenha a arrogância do condutor alcoolizado, a manutenção da atenção e dos reflexos necessários enquanto dirige se reduz, conforme o número de horas acordado aumenta ou o sono é fragmentado, como ocorre na apneia do sono. Em recente artigo de revisão, **Dr. Stephen Tregear e colaboradores**[(182)] confirmaram que os motoristas privados de sono e profissionais com apneia do sono causam mais acidentes que as pessoas sem esse diagnóstico e sofrem mais lesões talvez por não conseguirem frear a tempo e reduzir a velocidade, sair da estrada ou trafegar em altas velocidades[(183)]. As causas apontadas incluíram a obesidade, a gravidade da apneia do sono medida pelo IAH, a hipoxemia e, provavelmente, a sonolência diurna. O fato de a sonolência diurna aparecer como "possível" é surpreendente devido à ênfase que sempre recebeu, contudo, os instrumentos mais comumente usados, a "Escala de Sonolência de Epwort" (ESE) e o exame polissonográfico diurno chamado de "Teste das Múltiplas Latências para o Sono" ou TMLS, não conseguiram distinguir adequadamente os indivíduos com potencial de causar acidentes dentre aqueles com apneia do sono. Essa situação é bastante polêmica por diversas razões. Primeira, há apneicos que, mesmo com IAH elevados, não sentem sono durante o dia ou até mesmo não o percebem[184] — às vezes, queixam-se de cansaço ou fadiga. Pode ser que essa percepção de sonolência diurna esteja alterada nessas pessoas e que só seja percebida após receberem o tratamento adequado e melhorarem desse sintoma[185]. Essa possível "adaptação" poderia explicar por que as alterações cognitivas, como o aumento do tempo de reação, os lapsos na atenção, o comprometimento na tomada de decisões e os prejuízos de memória, não são percebidas nem associadas à sonolência. Essa condição pode desenvolver-se em pessoas sadias cujas horas de sono foram reduzidas durante apenas poucos dias.

Dr. Gregory Belenky e colaboradores[186] mostraram que pessoas sadias, que dormiam sete, cinco ou três horas por noite, durante sete dias, apresentavam sonolência diurna e déficits cognitivos. Após esse período, quando puderam dormir oito horas durante três dias (recuperação), observaram que a sonolência diurna melhorou no primeiro dia de recuperação do sono, no entanto, os déficits cognitivos permaneceram os mesmo após a terceira noite com oito horas de sono. A conclusão deles foi de que o cérebro consegue acomodar-se à restrição das horas de sono para desempenhar suas funções cognitivas, mesmo que em um nível mais baixo. A segunda razão é que é necessário que se realize a polissonografia noturna antes do TMLS e isso eleva as despesas dessa avaliação. Em terceiro lugar, o uso da ESE, ainda que barato, fácil de aplicar e rápido, tem falhas inerentes a qualquer avaliação subjetiva e depende da sinceridade de quem responde.

Por não existir teste ou avaliação em campo que possa comprovar a sonolência, mesmo quando o motorista sobrevive, como sucede com aquele que ingeriu bebida alcoólica, seja por meio de avaliação física (cheiro etílico, comportamento inadequado, movimentação cambaleante etc.), do teste do etilômetro ("bafômetro") ou de medida sanguínea de álcool e outras drogas, torna-se difícil, até mesmo impossível, confirmá-la. Talvez, por não perceber o sono ou por achar que pode viajar alguns quilômetros a mais antes de parar, não queira dizer que o motivo do acidente deveu-se à sonolência. Como em alguns países a sonolência associada à apneia do sono pode implicar a perda da licença para dirigir para os motoristas profissionais, eles costumam negar(187). Os resultados de estudos desenvolvidos no Brasil demonstram bem essa dificuldade. Segundo o **Dr. Marco Túlio de Mello**, dos motoristas de diversas empresas de ônibus interestaduais que participaram da pesquisa epidemiológica, realizada em 2000, 16% confirmaram que cochilaram ao volante, enquanto 58% deles apontaram que isso ocorria com outros colegas(188). Mesmo com esses números divergentes, apenas 9,25% se queixaram de sonolência excessiva. Os roncos e os distúrbios respiratórios foram relatados por 20,75% e 19,25% dessas pessoas, respectivamente. Em outro estudo brasileiro com motoristas de ônibus que trabalhavam em turnos(189), os resultados dos exames polissonográficos desses profissionais mostraram que 38% tinham a síndrome da apneia obstrutiva do sono e sono durante o dia. Os resultados dos TMLSs mostraram que 42% e 38% deles adormeceram durante os períodos diurnos e noturnos, respectivamente.

Outros efeitos insidiosos e bastante preocupantes associados à apneia do sono são as alterações cognitivas e comportamentais. Geralmente, as queixas referem-se à dificuldade de lembrar fatos imediatos, reter informação

— "preciso ler diversas vezes" —, concentrar-se, tomar decisões, perceber o "pensamento arrastado". Esses sintomas dificultam a manutenção do bom desempenho e prolongam o tempo dedicado a realizar atividades, tarefas ou estudar o mesmo assunto, aumentam o número de erros e de acidentes variados. Esses déficits e situações acarretam insegurança profissional, podem desencadear aumento da ansiedade e irritabilidade, e afetam de forma negativa o relacionamento familiar e social.

Ainda que se postule que os despertares e a fragmentação do sono sejam parcialmente responsáveis por essas alterações cognitivas e comportamentais, evidências cada vez mais consistentes apontam para os episódios contínuos de hipóxia-reoxigenação que ocorrem na apneia do sono como os reais causadores desses problemas. Essas perturbações da respiração celular geram mais radicais livres (espécie reativa de oxigênio) que, por sua vez, causam danos ao cérebro, principalmente por ser composto de ácidos graxos poli-insaturados, utilizar grandes quantidades de oxigênio e ter poucos bionismos antioxidantes de defesa[190,191].

Estudos realizados com espectroscopia por ressonância magnética e ressonância magnética funcional em pessoas com apneia do sono e em sadias mostraram que os apneicos tinham principalmente alterações metabólicas e neuroquímicas, e menos na estrutura cerebral, o que explicaria as queixas sobre déficits e perturbações funcionais no dia a dia[192]. Devido à apneia do sono, o cérebro, em vez de se beneficiar do sono e desempenhar suas atividades corriqueiras, fica vulnerável à ação dos radicais livres que alteram suas funções e induzem à morte dos neurônios[193].

Um sintoma bastante comum percebido pelos apneicos e, principalmente, por seus familiares, é a irritabilidade. Às vezes, ela se associa à falta de perspectiva ou de objetivo e os dias se tornam iguais, "sem graça". Outras vezes, a dificuldade em lidar adequadamente com situações rotineiras pode aumentar a ansiedade, ou "o estresse". Ainda assim, esses sintomas só ocorrem em alguns, após anos de doença, e a intensidade pode variar. Ou seja, além das noites maldormidas ou dos episódios de hipóxia que se repetem durante anos, outros fatores, como possíveis alterações estruturais cerebrais associadas à depressão e à ansiedade(194, 195), parecem se aliar no desencadeamento desses sintomas em subgrupos de apneicos, e independem da gravidade atribuída por meio do índice de apneia e hipopneia encontrado após relização de exame polissonográfico(196).

Miscelânea*

Diversos sintomas, queixas, alterações ou disfunções podem ser causados ou estão associados à apneia do sono, como a dor de cabeça ou cefaleia matutina, a disfunção erétil, a sudorese noturna, a noctúria (acordar para urinar) e o refluxo gastroesofágico (azia ou queimação).

A dor de cabeça (cefaleia) matutina, geralmente sentida na região da nuca, é uma queixa bastante controversa.

* Geralmente, associamos o ronco e a apneia do sono ao surgimento da sonolência ou do cansaço diurnos. Mas existe uma situação em que isso pode, pelo menos parcialmente, inverter-se, quando a mulher relata que o marido ronca somente quando está muito cansado. Isso sempre me intrigou. Apesar de procurar possíveis explicações fisiopatológicas, não as encontrei na literatura especializada. Segundo a **Dra. Lia Bittencourt**, se o cansaço se relacionar à privação do sono, ocorreria o aumento dos estágios 3 e REM e, dessa forma, tanto a hipotonia muscular quanto a diminuição da resposta ventilatória do sono se acentuariam. Com isso, a pessoa que não costuma roncar, roncaria.

Ela é comumente relatada pelas pessoas com ronco e apneia do sono nos consultórios e centros especializados em distúrbios do sono[197, 198], mas não entre os apneicos na população geral[199]. Apesar dessas diferenças, ela é mais referida por aqueles com índice de apneia moderado (15 a 30/hora) e acentuado (acima de 30/hora). Mesmo que a privação do sono e a insônia possam desencadear esse tipo de cefaleia, ela deve servir como alerta para que sejam investigados possíveis distúrbios respiratórios do sono.

Ainda mais polêmicos são os fatores associados à apneia do sono que desencadeariam a cefaleia matutina nessas pessoas. As causas apontadas são as flutuações noturnas da saturação do oxigênio e do gás carbônico (hipercapnia), vasodilatação, aumento da pressão intracranial e a fragmentação do sono devido aos despertares[200].

A disfunção erétil (DE) é definida como a incapacidade contínua em iniciar e/ou manter uma ereção que permita uma relação sexual eficaz. Torna-se comum com o envelhecimento e traz prejuízos para o relacionamento e a qualidade de vida do casal[201]. Estudo realizado na cidade de São Paulo com homens entre 20 e 80 anos mostrou que a prevalência nos adultos jovens (20-29 anos) foi de 7,3% e saltou para 63,2% nos homens acima de 50 anos[202].

Durante o sono REM, ocorrem no homem ereções penianas funcionais, que contribuem para manter a integridade estrutural e funcional do tecido erétil[203]. Na década de 1980, surgiram os primeiros relatos de que pacientes com disfunção erétil secundária apresentavam alterações variadas dessas ereções noturnas e que, dentre as causas relacionadas, encontravam-se as apneias[204]. As pesquisas posteriores não apenas confirmaram esses resultados como demonstraram que a apneia do sono era frequente nos homens com disfunção erétil[203, 205]. Estudos em animais apontam que as causas prováveis da DE na apneia do sono são os episódios intermitentes de hipóxia e a produção de espécies reativas de oxigênio (radicais livres) que reduzem a síntese de óxido nítrico, o principal neurotransmissor para a ereção peniana, do endotélio das paredes dos corpos cavernosos[206, 207]. Apesar de a apneia do sono e os episódios de hipoxemia associados serem considerados fatores de risco na DE[208], e o sono fragmentado também parecer atuar como outro fator de risco[202], o tratamento adequado com o CPAP (aparelho de pressão positiva e contínua em vias aéreas) consegue reverter a DE na maioria desses pacientes[209].

A sudorese noturna é outro sintoma relatado pelas pessoas com apneia do sono. Ela pode ser tão intensa que, às vezes, são necessárias as trocas do pijama, da fronha e até mesmo do lençol. Ainda assim, surpreendentemente, pouco se sabe sobre a real associação entre apneia do sono e sudorese noturna, incluindo o bionismo de ação. Os resultados de um estudo polissonográfico não demonstraram possíveis associações entre a sudorese e o IAH, a idade, o gênero e até mesmo o peso corporal. Ainda assim, encontraram-se outras associações como o aumento dos despertares durante o sono e das dores musculoesqueléticas[210].

Outro sintoma comumente relatado pelas pessoas com apneia do sono é a nictúria ou "sensação de bexiga cheia durante o sono". Os bionismos fisiopatológicos da nictúria parecem envolver os mesmos que causam as alterações cardiovasculares na apneia do sono, como o aumento da pressão sobre as paredes do coração durante as hipopneias e apneias, a hipoxemia, os despertares e o aumento da atividade do sistema nervoso simpático, que, por sua vez, estimulariam a secreção de hormônios natriuréticos — envolvidos na produção de urina. Ela pode ser comparada ao ronco como uma forma de identificar pacientes com apneia do sono, principalmente naqueles com IAH elevados[(211)]. Em outro estudo, demonstrou-se que ela estava realmente associada à apneia do sono, isto é, era causada por ela e não por outros fatores ou doenças, e ao aumento da morbidade cardíaca[(212)].

Os sistemas digestivo e respiratório estão interligados, mas as pressões intratorácicas subatmosféricas (ou "negativas") desenvolvidas durante a apneia do sono não foram apontadas como uma das causas de "queimação" ou "azia" nas pessoas com o diagnóstico de refluxo gastroesofágico, nem a apneia foi agravada pela severidade do refluxo. Nos pacientes com a apneia do sono, o refluxo gastroesofágico ocorreria principalmente pelo relaxamento do esfíncter esofágico inferior, não pelas pressões negativas no interior do esôfago[(213)]. Ainda que não haja uma relação direta entre eles, o uso do CPAP nos pacientes com apneia do sono melhorou o refluxo gastroesofágico noturno[(214)]. Essa melhora poderia relacionar-se tanto à demora na abertura do esfíncter quando está relaxado quanto à diminuição do tempo em que permanece afrouxado durante a deglutição[(215)].

Uma possível ligação entre o refluxo e a apneia do sono seria o sobrepeso ou a obesidade nessas pessoas. A obesidade tende a aumentar a pressão no interior do abdômen, que se acentuaria durante a inspiração. Se houver uma alteração no diafragma e no esfíncter entre o esôfago e o estômago, a porção inicial do estômago pode "subir" pelo diafragma (hérnia de hiato) e secretar ácido clorídrico no esôfago, causando esofagite[(216)]. A posição que mais favorece o surgimento do refluxo, e também da apneia do sono, nos obesos com hérnia de hiato é dormir com a barriga para cima, sendo a posição lateral esquerda (deitar sobre o lado direito) a melhor para reduzir o refluxo[217].*

* No Brasil, o decúbito lateral esquerdo significa deitar-se sobre o lado direito e manter o lado esquerdo elevado. E vice-versa. Nos Estados Unidos, na posição lateral esquerda, o lado esquerdo fica elevado. E vice-versa.

16

Tratamentos

Apesar de o ronco e de a apneia terem surgido possivelmente com a evolução dos primeiros hominínios e os relatos clínicos e literários já se preocuparem com o ronco desde a Antiguidade, as únicas recomendações conhecidas relacionavam-se às moderações alimentar e alcoólica, e à posição durante o sono. Mesmo com a rica história no uso de plantas e poções para o tratamento de diversas doenças, não há qualquer descrição da utilização dessas terapêuticas para tratar o ronco e, menos ainda, a apneia do sono. Podemos especular sobre três possíveis motivos disso: o primeiro, a crença arraigada nas sociedades de que o sono era um estado completamente afastado da vigília, um umbral para um mundo de deuses e espíritos, nos quais os comportamentos anormais eram vistos muitas vezes como possessões, e os sonhos, mensagens; então, não havia nada a ser feito com esse "barulho" por se encontrar fora do alcance dos homens; o segundo, o ronco era percebido como um sintoma predominantemente masculino, quem ousaria reclamar do barulho?; o terceiro, a Medicina desenvolveu-se sobre as queixas, os sinais e os sintomas que as pessoas podiam relatar e eram observados por médicos e assistentes. Foi a fase pré-intervencionista.

Séculos de observações médicas e descrições literárias sobre o ronco, e supostamente sobre a apneia do sono, não trouxeram nenhuma proposta médica documentada para tratá-lo. Mesmo com a descrição de repetidas apneias obstrutivas do sono em pacientes obesos com a síndrome de Pickwick pelos **Drs. Gaustaut e colaboradores**[13], e **Jung e Khulo**[14] (Alemanha), em 1965, que relataram inclusive que o paciente já se queixava de apneias do sono pelo menos dez anos antes de surgirem os sintomas relacionados a essa síndrome, nenhum tratamento foi sugerido para aliviar essas apneias. A primeira intervenção partiu do médico japonês **Dr. Ikematsu**, quando, em 1964, divulgou seu método cirúrgico, a uvulopalatofaringoplastia, para tratar o ronco[218]. Em 1969, os médicos alemães **Khulo, Doll e Franck** propuseram outro tratamento cirúrgico, a traqueostomia, agora com o objetivo de tratar as apneias do sono[219] — outras cirurgias surgiram alguns anos depois. Com essas cirurgias inaugurava-se a fase intervencionista sobre o ronco e a apneia do sono. A partir daí e com forte ênfase na busca ampla de conhecimentos sobre esses distúrbios, outros tipos de tratamentos foram propostos.

A segunda abordagem, agora farmacológica, foi concebida pelos médicos japoneses **Kumashiro e colaboradores**[220], que decidiram administrar o antidepressivo tricíclico clomipramina a um paciente com a apneia do sono e obtiveram bons resultados. A terceira linha terapêutica, chamada de mecânica, foi iniciada por médicos australianos[221], em 1981, ao utilizarem um aparelho de pressão positiva e contínua em vias aéreas em algumas pessoas que roncavam e tinham apneias durante o sono. Dois outros tipos de tratamentos mecânicos surgiram na década de 1980. O primeiro deles foi o dispositivo de retenção da língua utilizado pela **Dra. Rosalind Cartwright e** pelo **Dr. Charles Samelson**[222] e o segundo, o aparelho de avanço mandibular proposto pelos **Drs. Bruce Soll e Peter George**[223].

Entre as décadas de 1960 e 1990, ocorreu a proliferação de tratamentos em diversas áreas específicas para o ronco e a apneia do sono. Nesses mais de 30 anos de intensa exploração das possibilidades de tratamento, ou até mesmo de cura dessa síndrome, os resultados foram bastante variados. Encontramo-nos atualmente em um período de "calmaria", de avaliações, de aperfeiçoamentos e, possivelmente, de novas terapêuticas baseadas no melhor conhecimento dos diversos componentes da síndrome.*

Tratamentos comportamentais

Os tratamentos comportamentais foram as primeiras recomendações feitas para abolir, ou pelo menos amortizar, o ronco. Dentre elas, temos a redução do peso corporal e do consumo de bebidas alcoólicas, dormir apenas de lado e, mais recentemente, parar de fumar e medidas sobre higiene do sono.

* Foram propostos, nos últimos anos, alguns tratamentos alternativos para a apneia do sono, como os exercícios orofaríngeos[224], o canto[225], o uso de instrumentos de sopro[226], a acupuntura[227] e o uso de aparelho para mudar a posição da pessoa durante o sono na denominada síndrome da apneia do sono posicional[228]. A possibilidade de reduzir esses eventos respiratórios anormais e suas diversas consequências é muito animadora, mas devemos aguardar novos estudos que confirmem ou não essas novas opções terapêuticas.

O período de abundância alimentar em que vivemos nunca existiu na breve história humana, sobretudo para a quase totalidade da população, por conseguinte, a preocupação com a moderação alimentar para evitar o ronco dirigia-se a um pequeno grupo abastado. Com o advento da revolução agrícola e o surgimento de indústrias alimentícias, os alimentos abundantes tornaram-se acessíveis à maior parte da população mundial. Em diversos países, a abundância de alimentos baratos e calóricos e outras mudanças sociais e comportamentais desencadearam sérios problemas de saúde pública em suas populações, como a obesidade. Por isso, as recomendações de restrição alimentar, além das mudanças necessárias nos hábitos alimentares, tornaram-se um assunto contemporâneo não só para as pessoas que roncam e têm apneia do sono, mas para toda a sociedade.

Possivelmente, as primeiras observações sobre uma substância que causasse ou piorasse o ronco referiram-se à ingestão de bebidas alcoólicas. Estima-se que elas sejam conhecidas há pelo menos 8 mil anos e que a cerveja e o vinho, pelo menos na sociedade ocidental, eram consumidos diariamente, ainda que diluídos, pelas pessoas até o século XIX, principalmente pelo medo que tinham de consumir água, porque estava associada à transmissão de diversas doenças. Além disso, o vinho e a cerveja eram fonte de nutrientes e calorias. Em consequência do saneamento e purificação da água em diversos países, a ingestão dessas bebidas diminuiu, sendo consumidas desde então de forma recreativa ou comemorativa(229). O álcool etílico ou etanol é um depressor do sistema nervoso central e, principalmente por intermediação do ácido gama-aminobutírico (GABA), reduz a transmissão do impulso nervoso. Dessa maneira, ao reduzir de forma generalizada o tônus muscular, facilita o estreitamento ou o fechamento das vias aéreas superiores durante o sono. As pessoas que roncam ou têm apneia do sono relatam frequentemente que pioram após beber. Mesmo aquelas que não costumam roncar, poderão fazê-lo após se exceder.

A posição em que dormimos exerce enorme influência sobre o surgimento ou piora do ronco, e da apneia. Dormir com a barriga para cima (decúbito dorsal) é a pior posição porque pode aumentar o risco de obstrução da via aérea, mormente pelo efeito da gravidade sobre a língua. As melhores posições são as laterais, direita ou esquerda; todavia, os obesos podem não se beneficiar desse recurso, pois, dependendo do grau de obesidade, o ronco e a apneia surgirão em qualquer posição — uma medida válida é dormir com a cabeça e o tronco elevados em 30° em relação à cama[230]. Outra recomendação usada é a colocação de bolas presas ao pijama, dessa maneira se evita dormir em decúbito dorsal. Os relatos das pessoas que tentaram usá-las não foram positivos, pois ao tentar virar acordavam por causa do desconforto — essas trocas ocorrem pelo incômodo após um tempo em uma mesma posição. Logo, um meio mais adequado para impedir a permanência no decúbito dorsal é permitir a alternância das posições laterais, o que precisa ser desenvolvido.

O tabaco originou-se na América e foi carregado por Cristóvão Colombo em seu retorno à Espanha. Devido às suas propriedades, foi rapidamente consumido pela população. Apesar da proibição das autoridades e da Igreja Católica e das penas impostas a quem fumasse o tabaco, a população continuou consumindo. Estima-se que seja o responsável pelo aparecimento de 95% dos cânceres de pulmão em todo o mundo. A fumaça inalada pelos fumantes agride a mucosa bucal e faríngea, cuja reação causa edema e, com isso, ao reduzir a passagem do ar, facilita a manifestação do ronco e da apneia.

As medidas sobre a higiene do sono, como manter a rotina para dormir e acordar, dormir o número de horas necessárias e evitar ingerir bebidas que possam fragmentar o sono, como as que contêm cafeína, horas antes de deitar, são recomendações baseadas nos conhecimentos recentes sobre o sono e esses distúrbios. O foco central dessa abordagem é reduzir as interrupções não fisiológicas do sono decorrentes de sua privação ou do uso de substâncias que sabidamente interferem em sua continuidade. O motivo disso é que o limiar mais baixo para os despertares (a pessoa acorda mais facilmente) não permite que os músculos responsáveis pela dilatação e enrijecimento da faringe, principalmente o genioglosso, tenham tempo para se contrair e cessar as obstruções, sem que ocorra um despertar. As inspirações que ocorrem em seguida reduzem a concentração arterial de gás carbônico e aumentam as chances de ocorrer nova hipopneia ou apneia do sono.

Tratamentos cirúrgicos

Obstrução nasal

A respiração na cultura indiana, por meio da prática da ioga, sempre foi considerada mais que uma função fisiológica, cuja via de entrada deve ser realizada tão somente pelo nariz (respiração nasal). As sociedades ocidentais, impenetráveis durante séculos a esses conhecimentos, nunca se preocuparam com quais vias eram utilizadas para respirar, nariz ou boca. Possivelmente, um dos primeiros ocidentais a se interessar por isso foi **George Catlin** (1796-1872), pintor, escritor, viajante e advogado estadunidense. Em 1861, publicou o livro *The Breath of Life* (O sopro da vida),* no qual descreveu que a boa saúde dos nativos americanos devia-se ao hábito de respirar pelo nariz, diferentemente dos imigrantes europeus que respiravam pela boca. Foi além ao afirmar que o sono restaurador e de qualidade devia-se ao hábito de respirar somente pelo nariz e, com isso, as pessoas sentiam-se melhor no dia a dia e desfrutavam de boa saúde. **Hipócrates** (460 a.C.-370 a.C.), considerado o "pai da Medicina" no ocidente, já relatara que a presença de pólipos nasais estava associada ao sono inquieto[(231)].

Ainda que séculos os separassem, a proximidade e a agudeza dessas observações são impressionantes. No entanto, essas observações não suscitaram o interesse médico, mesmo que, provavelmente, houvesse diversos profissionais dessa área entre seus leitores. Parece que só foram notadas por alguns leitores-inventores de **George Catlin,** que criaram utensílios para manter a boca fechada, permitindo que o ar fosse aspirado somente pelo nariz — deve-se ressaltar que ele não mencionou em seu livro o ronco ou a apneia do sono.

Então, por que é importante respirar pelo nariz? Primeiro, o nariz é o local adequado para a filtração, aquecimento e umedecimento do ar inspirado. Segundo, a respiração crônica pela boca, geralmente começando na infância, altera o crescimento normal da face e dentição, obstruindo a via aérea superior[(232)]. Terceiro, o nariz representa 50% da resistência à passagem do ar; contudo, essa resistência

* Este livro foi digitalizado pelo Google e encontra-se disponível no site http://books.google.com.br.

pode aumentar até 2,5 vezes quando a respiração é feita pela boca durante o sono[233]. Quarto, a ativação do reflexo nasal-ventilatório aumenta a ventilação espontânea durante o descanso. Por último, o óxido nítrico produzido pelo nariz e seios paranasais parece manter as vias aéreas abertas e, por ser um potente vasodilatador pulmonar, melhora a oxigenação arterial. Ou seja, se houver redução do ar inspirado pelo nariz, a quantidade de óxido nítrico inspirado se reduzirá[231]. Como consequência desses fatores, dormimos mal quando respiramos pela boca aberta durante o sono, pois acordamos mais vezes, mesmo sem roncar ou ter apneia do sono.

Portanto, a avaliação clínica torna-se necessária quando houver queixas de obstrução nasal, respiração oral, ressecamento orofaríngeo (boca seca), sintomas de rinite, dentre outros. Por sua vez, o tratamento cirúrgico nasal é recomendado na presença de alguma alteração estrutural do nariz, por exemplo, os desvios do septo nasal que prejudiquem o fluxo aéreo ou quando o tratamento clínico é ineficiente. Após os procedimentos necessários, que podem incluir as devidas cirurgias, costumo recomendar a avaliação fonoaudiológica para corrigir possíveis problemas causados por esses transtornos respiratórios crônicos.

Ronco e apneia do sono

A primeira cirurgia executada com o intuito de eliminar o ronco foi desenvolvida pelo **Dr. Ikematsu** (Japão) e baseou-se na avaliação de que o espaço orofaríngeo reduzido era a causa principal do surgimento do ronco. Ele a chamou de uvulopalatofaringoplastia (UPFP)[218]. Possivelmente, ao divulgá-la em um congresso de otorrinolaringologistas japoneses, em 1964, e com a ausência de publicação em língua inglesa, tornou "invisível" essa cirurgia para a maioria dos médicos ao redor do mundo. Em 1969, os médicos alemães **Kuhlo, Doll e Franck** relataram o desenvolvimento da primeira intervenção cirúrgica com objetivo de tratar as apneias do sono[(219)]. Eles introduziram uma cânula permanente na traqueia de um indivíduo para abrir uma passagem aérea no pescoço até o meio externo (traqueostomia). Os resultados foram impressionantes e rápidos, pois, ao se estabelecer uma nova entrada de ar, as obstruções que ocorriam na faringe (garganta) foram deixadas para trás e o fluxo de ar para os pulmões foi restabelecido de maneira adequada. O fato de pertencerem a um país europeu e obterem sucesso cirúrgico ao eliminar as apneias possibilitou a divulgação desses resultados aos cirurgiões em diversos países, sendo utilizada nos dez anos seguintes. No entanto, esse procedimento trazia inconvenientes relacionados à cirurgia, à fisiologia respiratória e à aceitação social, entre eles, a perda da filtração, do aquecimento, do umedecimento do ar e da percepção dos odores que ocorriam ao não se utilizar o nariz durante a respiração; a afonia ou disfonia, a deglutição podia ficar comprometida, além do constrangimento que as pessoas sentiam por usar a cânula no dia a dia. Mesmo que esse tratamento representasse o desaparecimento das apneias, sua aceitação era difícil.

Em 1979, **Dr. Shiro Fujita** levou a técnica desenvolvida (UPFP) pelo **Dr. Ikematsu** aos EUA e, após pequenas modificações, decidiu utilizá-la em pacientes com apneia do sono. Após a publicação dos resultados em inglês desse novo tratamento[(234)], houve ampla aceitação pelos otorrinolaringologistas americanos — a barreira da língua fora ultrapassada — e, em seguida, de outros países. Apesar de seus resultados limitados, foi um alento para médicos e pacientes, que agora dispunham de outra terapêutica além da traqueostomia. Mesmo com o aumento do número de médicos utilizando essa cirurgia para tratar o ronco e as apneias, sua aceitação começou a declinar porque a dor e o desconforto após o procedimento eram intensos e os resultados, insatisfatórios, mesmo em relação ao fim ou redução do ronco. Outras variações dessa cirurgia surgiram na década de 1990; no entanto, os resultados não foram melhores. Mesmo com mudanças desenvolvidas, como o uso do laser e o tratamento da via aérea superior por radiofrequência, constatou-se que, ao longo dos anos, a redução no total dessas queixas foi de 33% e que o índice IAH residual pós -operatório permaneceu elevado[235]. Os pacientes que mais se beneficiam com esse tratamento são os que apresentam aumento das amígdalas palatinas com obstrução superior a 50% do espaço orofaríngeo[236, 237].

A crença de que a apneia do sono poderia ser curada por meio de intervenção cirúrgica era crescente, com contribuições de vários especialistas. Já se observara que a correção do osso mandibular longo (prognatismo) com o recuo da mandíbula produzia apneias do sono; com isso, surgiram estudos, ao final da década de 1970 e início de 1980, mostrando que o avanço mandibular era uma opção factível para o tratamento das apneias do sono. Aliado a isso, o conhecimento de que a mandíbula, a língua e o complexo hioide mostravam-se determinantes na posição da hipofaringe e, em consequência, na fisiopatologia da síndrome da apneia, levou à proposta cirúrgica inicial de avanços da secção mandibular (osteotomia) e do osso hioide e depois dos avanços desses ossos e da maxila [238, 239] para o tratamento da síndrome da apneia obstrutiva do sono, sendo atualmente dividido nas fases I e II.

Os fatores relacionados ao sucesso do avanço maxilo-mandibular foram a idade mais jovem, o maior grau de avanço, o menor índice de massa corpórea (IMC) e o menor índice de apneia e hipopneia do sono obtido durante o exame de polissonografia[240]. Ele deve ser indicado para pacientes com apneia do sono de grau acentuado que não conseguiram adaptar-se aos aparelhos de pressão positiva e contínua em vias aéreas (CPAP) ou quando o aparelho intraoral, mais apropriadamente indicado nos graus leve e moderado de apneia do sono, foi inefetivo ou indesejável. A outra situação em que essa cirurgia pode ser indicada inicialmente ou como único tratamento para a apneia do sono ocorre quando a pessoa apresentar alguma alteração craniofacial evidente, como a hipoplasia maxilomandibular e/ou deformidades da mandíbula[241].

Tratamentos clínicos

Farmacológicos

As publicações de **Gastaut, Tassinari e Duron** (França) e **Jung e Kuhlo**[13, 14] (Alemanha), na década de 1960, sobre a apneia do sono nos pacientes com a síndrome de Pickwick suscitaram questionamentos sobre se a origem da sonolência e das apneias teria apenas um componente central ou também periférico. Essa dúvida ou incerteza, que permeou a procura da possível causa da apneia do sono, norteou a primeira intervenção medicamentosa conhecida. Em 1971, o médico japonês **Hisashi Kumashiro e colaboradores**[220], baseados no pressuposto de que a sonolência excessiva diurna associada à apneia do sono era causada pela redução da excitabilidade do sistema reticular ascendente e que a administração de metilfenidato (droga excitante do sistema nervoso central) e imipramina ou clomipramina (antidepressivos tricíclicos) eram efetivos no tratamento da narcolepsia,* administraram a clomipramina a um paciente com apneia do sono causada por transtornos neurológicos e conseguiram reduzir as apneias. Essa intervenção farmacológica ficou pouco conhecida, talvez por haver sido divulgada em um periódico médico nipônico que, apesar de publicado em inglês, não era comumente lido pelos clínicos de outros países.

Poucos estudos foram publicados durante a década de 1970 com a clomipramina, e os resultados eram variados. Conforme outros antidepressivos tricíclicos eram usados para tratar a narcolepsia, percebia-se a redução das apneias nesses pacientes. Dentre eles, a protriptilina tornou-se a escolhida para o tratamento farmacológico das apneias, porque, além de reduzir o número e a duração das apneias, não causava sonolência no dia seguinte — desde o início, os melhores resultados foram obtidos naqueles pacientes cujos índices de apneia eram leves ou moderados, sendo descartado seu uso naqueles com índices acentuados ou graves. Apesar dos resultados animadores iniciais com esses antidepressivos, principalmente com a protriptilina, seu uso foi relegado pela pouca efetividade no tratamento da apneia do sono e pelos efeitos colaterais potenciais, como boca seca, dificuldade urinária, constipação, confusão e ataxia.

A busca por outras drogas que pudessem reduzir o número de apneias e de despertares, melhorar a oxigenação

* Narcolepsia: transtorno neurológico caracterizado pela sonolência diurna excessiva que pode ou não estar associado à súbita fraqueza muscular (cataplexia) e a outras alterações do estágio REM, como a paralisia do sono e as alucinações hipnagógicas; além desses sintomas, o sono noturno é fragmentado[242].

e apresentar mínimos efeitos colaterais continuou nos anos seguintes. Testaram-se diversas classes de drogas, ainda assim, os antidepressivos continuaram como uma das escolhas preferenciais para tratar as apneias do sono, principalmente porque alguns estudos nas décadas de 1980-1990[243-246] sugeriam que a serotonina mediaria a atividade dos músculos dilatadores das vias aéreas superiores (genioglosso – língua – e levantador do palato mole) e do diafragma, ou que a redução do tônus muscular da musculatura da via aérea, principalmente durante o estágio do sono de movimentos rápidos dos olhos (em inglês, *rapid eye-movement* ou REM), devia-se à ausência do impulso nervoso pela redução da atividade desse neurotransmissor. Também se sugeriu que aumentasse a ventilação durante o sono e melhorasse a resposta ventilatória ao gás carbônico. Sejam quais forem os bionismos de ação, mesmo com a utilização de antidepressivos mais seletivos para a serotonina, como a fluoxetina, a paroxetina e a mirtazapina, ou de ansiolíticos que agem por meio desse neurotransmissor, como a buspirona, os resultados continuaram insatisfatórios.

Em 2006, a **Dra. Vivian Abad** e o **Dr. Christian Guilleminault**[247] publicaram o que consideraram como os objetivos da utilização de fármacos nessa síndrome: 1) reduzir os fatores de risco para a apneia do sono, como a congestão nasal ou o aumento de peso; 2) corrigir as doenças metabólicas subjacentes que contribuem para seu surgimento, como o hipotireoidismo e a acromegalia; 3) tratar suas consequências, como a sonolência excessiva diurna ou fadiga; 4) prevenir as apneias e hipopneias pelo aumento do tônus muscular das vias aéreas superiores ou diminuir a duração do estágio REM. Revisões recentes mostraram que, apesar de alguns fármacos serem úteis como coadjuvantes — os nebulizadores nasais com corticoides para diminuir a resistência nasal ao fluxo aéreo, a suplementação de oxigênio para alguns pacientes com hipoxemia ou a modafinila para a sonolência diurna residual —, as drogas utilizadas com o propósito de eliminar ou reduzir as apneias foram ineficazes.* Portanto, não há atualmente evidências suficientes para recomendar qualquer tratamento farmacológico para esses pacientes[(248)].

A mais inovadora possibilidade terapêutica surgiu de uma área insuspeita, a das toxinas. Para o médico e alquimista suíço **Paracelso** (1493-1541), as substâncias não eram boas ou ruins, dependia de como eram utilizadas: "tudo é veneno e nada é veneno, depende da dose". Dentre os fármacos utilizados, os mais promissores foram os que aumentavam o tônus muscular das vias aéreas superiores por reduzir a severidade da apneia do sono. Em 2005, baseado nessa premissa, **Dr. Anthony Sasse e colaboradores**[(249)] injetaram pequenas doses de neurotoxina tetânica** no músculo genio-hioideo, músculo responsável pela dilatação da via aérea superior, de um bulldog inglês e monitoraram-no durante o sono. O número de apneias e hipopneias reduziu em 30% com a dose de 10 UI/kg e o efeito durou cerca de quatro meses. Ainda não houve outros estudos em animais e humanos; contudo, como declararam posteriormente os pesquisadores, apesar da apreensão em utilizá-la nessa síndrome, isso já ocorreu

* Os resultados de estudos com pacientes apneicos, com e sem a doença de Alzheimer, que ingeriram o medicamento donepezil, mostraram que os IAHs foram reduzidos. Novos estudos com mais voluntários e por tempo mais prolongado confirmarão ou não o potencial benéfico dessa droga na apneia do sono[(250, 251)].

** Toxina tetânica: toxina de origem bacteriana que atua sobre o sistema nervoso, cuja ação é a contração muscular progressiva, conforme ocorre a proliferação bacteriana. É conhecida como tétano. Geralmente é encontrada no solo, intestinos e fezes de alguns animais e infectam humanos e animais com seus esporos através de feridas.

com a neurotoxina botulínica* utilizada em variados procedimentos médicos. Para eles, as toxinas originadas de bactérias, animais e plantas têm enorme potencial terapêutico nesta área[(252)]. Os próximos anos e estudos mostrarão se esta é realmente uma via promissora para as pessoas que sofrem com a apneia do sono.

Endocrinológicos

Os médicos **Massumi e Winnacker** relataram pela primeira vez, em 1964[(253)], o que já era observado pelos clínicos que tratavam de pessoas com hipotireoidismo grave (mixedema): o surgimento de apneias durante o sono. Esse relato fora feito em um momento em que as próprias bases do conhecimento moderno sobre o ronco e a apneia do sono estavam surgindo. Após essa publicação, surgiram diversas outras com resultados variados, em algumas havia concordância, enquanto em outras, não. Propuseram-se diversos bionismos que pudessem explicar o surgimento das apneias noturnas nesses pacientes, no entanto, nenhum deles foi conclusivo — a presença de obesidade causada pela doença também propicia o surgimento das apneias do sono. Outra questão ainda não esclarecida é a relação de causa e efeito entre o hipotireoidismo e o surgimento de apneias do sono, já que se esperaria que, com o tratamento, elas fossem reduzidas ou eliminadas; no entanto, os resultados de vários estudos foram variados, com redução ou ausência de apneias em alguns, e apenas redução leve em outros[(160)]. Isso levou à explicação alternativa que o hipotireoidismo

* Toxina botulínica: toxina de origem bacteriana que impede a liberação do neurotransmissor acetilcolina na placa nervosa motora (muscular) e produz paralisia muscular progressiva. É altamente tóxica e mortal quando ingerida com alimentos malconservados.

não seria a causa da apneia do sono, e sim que promoveria mudanças musculares nas vias aéreas superiores ou mesmo no controle respiratório, que poderiam ser revertidas ou não após a normalização dos níveis desses hormônios. Isso nos leva a outra situação. Deve-se solicitar rotineiramente a pesquisa laboratorial à procura da redução de hormônios tireoidianos nos pacientes com a síndrome da apneia do sono? Possivelmente, essa avaliação será pedida depois de adequada avaliação clínica ou nas pessoas que sabidamente apresentam maior risco para o hipotireoidismo, como as mulheres idosas.

A reposição hormonal não deve ser a única medida terapêutica nos pacientes com hipotireoidismo e a síndrome da apneia do sono, pois, mesmo que se observe a redução das paradas respiratórias no início do tratamento, ela pode ser insuficiente para normalizá-las, e o aumento hormonal é contraindicado. Além disso, são conhecidas as alterações que a rápida mudança do estado de hipotireoidismo para o de eutireoidismo acarreta sobre o sistema cardiovascular, principalmente nos idosos e naquelas com doenças cardíacas preexistentes — acredita-se que essas alterações decorram do aumento da taxa basal metabólica, com maior consumo de oxigênio, e respostas insuficientes devido à redução do tônus muscular em vias aéreas e do sistema respiratório (ventilação). Portanto, recomendam-se cuidados redobrados quando se decidir iniciar a reposição hormonal nas pessoas com hipotireoidismo, síndrome da apneia do sono e doenças cardiovasculares, sendo necessário avaliar o uso concomitante do CPAP(254).

Outra observação muito comum é o aparecimento ou aumento do ronco e do número de apneias do sono após a menopausa (e a andropausa). Antes da menopausa, a razão entre homens e mulheres com a síndrome da apneia obstrutiva do sono varia de 2:1 a 3:1; depois, reduz-se e aproxima-se de 1:1. As possíveis causas para essa diferença ainda não foram completamente esclarecidas, contudo, acredita-se que esteja parcialmente associada aos níveis dos hormônios femininos, estrogênio e progesterona. Ainda que a terapia de reposição hormonal tenha sido indicada durante anos com o objetivo de melhorar ou tratar a apneia do sono, dois problemas obrigaram a revisão dessa prática: os riscos que essa terapia representa e o real benefício dessa reposição[(254-256)]. Aguardaremos novas pesquisas sobre quais grupos de mulheres se beneficiarão com essa terapia de reposição, quais as doses a serem usadas e por quanto tempo.

Tratamentos mecânicos, elétricos e eletromecânicos

Dilatadores nasais

Todos já dormimos mal quando nossos narizes ficam obstruídos. O motivo disso é que, ao respirarmos pela boca, facilitamos a obstrução da faringe (garganta). No entanto, algumas pessoas têm essa passagem bastante estreita, favorecendo a respiração bucal durante o sono e o ronco. Uma opção é utilizar um dilatador nasal externo, geralmente após avaliação feita por um otorrinolaringologista. Essa fita é grudada sobre o nariz para dilatar mecanicamente a válvula nasal anterior e reduzir o ronco. Houve poucas avaliações objetivas desde o lançamento desse tratamento e os resultados mostraram que, em alguns usuários, ocorreu redução do ronco, do número de apneias e hipopneias e discreta melhora da oxigenação; em outros, não se observou qualquer melhora[254, 257]. O conjunto de relatos sobre essas tiras revela que o ronco pode cessar ou reduzir sua intensidade somente em algumas pessoas; portanto, precisamos de mais estudos que indiquem os reais benefícios desse tratamento e quais indivíduos se beneficiarão.

aparelhos intraorais

O uso de aparelhos intraorais para o tratamento para o ronco e a apneia do sono originou-se na adaptação de aparelhos ortopédicos funcionais para reposicionamento da arcada dentária e utilizados por dentistas para o avanço mandibular. Os passos iniciais foram dados pelo dentista francês **Pierre Robin** que usou um aparelho "monobloco" para tratar crianças com diversas alterações anatômicas, entre elas, micrognatia e glossoptose (1902), denominada depois de "Síndrome de Pierre Robin"[258]. Em 1934, os **Drs. Pierre Robin**, na França, e **Herbst**, na Alemanha, apresentaram, de maneira independente, seus estudos sobre dois tipos de dispositivos, monobloco e ajustável, com a finalidade de avançar a mandíbula[259, 260]. Em 1982, a **Dra. Rosalind Cartwright** e o **Dr. Charles Samelson**[222] relataram o uso de dispositivo intraoral, que segurava e posicionava a língua à frente (dispositivo de retenção da língua), para a apneia do sono, e mostraram que ocorria redução do número de apneias. Esse equipamento é manufaturado com material flexível para cada indivíduo, e compõe-se de coberturas superior e inferior dos dentes e de um bulbo onde a língua é introduzida. Em consequência da pressão negativa dentro do bulbo, a língua é tracionada e mantida à frente. Ele geralmente é usado em pacientes com línguas grandes, nos que têm quantidade insuficiente de dentes para usar os que reposicionam a mandíbula ou por quem é edêntulo total. Apesar dos resultados, ele nunca foi adotado de maneira entusiasta pelos dentistas, pois os resultados não eram satisfatórios, os relatos de desconforto, dor na língua e salivação excessiva eram constantes; com isso, as pessoas deixavam de usá-lo e abandonavam o tratamento.

Em meados da década de 1980 foram desenvolvidos aparelhos de reposicionamento mandibular com o objetivo de tratar os pacientes com apneia do sono. Nos anos seguintes, surgiram diversos tipos de dispositivos intraorais; contudo, era clara a preferência de dentistas pelos dispositivos reposicionadores da mandíbula para tratar a o ronco e a apneia do sono[(259)].

Os aparelhos que avançam a mandíbula são feitos de material duro ou maleável, podem ocluir parcial ou totalmente a abertura bucal, ser rígidos ou permitir movimentos da mandíbula. Podem ser fabricados para usos individuais e exclusivos (personalizado) ou pré-fabricados com material termoplástico, que se torna ligeiramente maleável quando colocado na água quente, resfriando-se ao contato com os dentes e mantendo-se na posição desejada. Qual o melhor? Apesar dos custos mais elevados e do tempo necessário à confecção do aparelho personalizado, um estudo realizado com pacientes roncadores e com apneia leve (IAH menor que 15 eventos/hora) comparou a eficácia desses dois tipos de aparelhos e concluiu que houve redução significativa desse índice com o uso do aparelho personalizado, mas não com o pré-fabricado. Isso foi atribuído à retenção aos dentes e ao avanço maior produzido pelo aparelho personalizado. Já com o aparelho pré-fabricado, a desistência por falta de retenção foi alta e o avanço mandibular, menor.

Outra conclusão importante foi que, devido à elevada porcentagem de desistências com o aparelho pré-fabricado, ele não deveria ser usado como "teste" ou avaliação preliminar, ainda que seja mais barato, para predizer o sucesso de um aparelho personalizado [(261)].

Os modelos mais novos permitem diversos ajustes, assim a mandíbula pode avançar até que o ronco e, se possível, as apneias cessem. Geralmente, esses avanços mandibulares atingem 50 a 75% da protrusão mandibular máxima, entre 6 e 10 mm, contudo, se esse limiar for atingido e nenhum dos objetivos propostos alcançados, o avanço pode ir além, desde que não cause efeitos adversos significativos que impeçam seu uso.

Os modos de atuação dos vários aparelhos intraorais, além de seus resultados clínicos, sempre foram alvo de pesquisas e comparações sobre suas eficácias. Conhecer como agem sobre as vias aéreas e quais são seus limites têm proporcionado mais confiabilidade e segurança na escolha desse tratamento e mais conforto ao uso. Os bionismos propostos para a ação desses aparelhos podem envolver somente o alargamento das vias aéreas superiores ou o aumento do tônus muscular da língua e de outros músculos e consequente redução do colabamento dessa via, ou uma mescla desses efeitos. Ou seja, os aparelhos reposicionadores da mandíbula ou da língua atuam, em maior ou menor grau, por meio desses dois bionismos. Observou-se que a simples tração anterior da mandíbula ou da língua pode aumentar a área para a passagem de ar em pessoas com e sem a síndrome da apneia. Apesar de se compararem métodos distintos para avaliar o alargamento dessas vias em diversos locais, os melhores resultados foram obtidos com os maiores avanços mandibulares, portanto, estima-se que o avanço mandibular seja o responsável, ao menos parcialmente, pelo aumento do espaço para a passagem do ar em diversas partes da via aérea superior, como ocorrem com os reposicionadores mandibulares. Possivelmente, as mudanças anatômicas na orofaringe, causadas pelo avanço da mandíbula, alteram as relações de forças entre os vários músculos e o osso hioide que controlam o calibre da faringe de tal forma que conseguem mantê-la aberta[(259)].

Em 1995, a então **Associação Americana de Distúrbios do Sono** e atual **Academia Americana de Distúrbios do Sono** (**AADS**) recomendou que esses aparelhos fossem usados por pessoas com ronco primário e/ou apneia, cujos índices fossem leves (5 a 14 apneias + hipopneias por hora de sono). Naquelas cujos índices fossem moderado e acentuado (entre 15 e 30 e acima de 30 desses eventos por hora de sono, respectivamente), apesar das reservas, poderiam ser utilizados por aquelas intolerantes ou que recusassem o tratamento com o CPAP[(262)]. Com a publicação de estudos mais bem estruturados, com maior número de pessoas e com controles mais rigorosos, a **AADS**, em 2002, criou um grupo de trabalho com o objetivo de atualizar esses conhecimentos, inclusive comparando-os entre si, com a UPFP e com o CPAP, e fornecer novos parâmetros para seu uso no ronco e na apneia obstrutiva do sono. Os resultados e recomendações foram publicados em 2006, orientando os médicos e dentistas especializados a prescrever o uso do aparelho intraoral (AIO) mais adequado para cada pessoa[(263, 264)]. Os estudos demonstraram que o uso de AIOs reduziu o ronco e o número de apneias do sono; contudo, os critérios utilizados para definir o sucesso dos tratamentos foram amplos. O critério mais estrito preconizava que o IAH deveria ficar abaixo de cinco por hora de sono, considerado índice normal. No outro extremo, o critério utilizado foi de redução de 50% ou mais do IAH antes de iniciar o tratamento. Ficara evidente que, quanto mais brando fosse o critério usado, maiores eram as taxas de eficácia. Ainda existem outros parâmetros, como a pequena melhora da oxigenação ou a redução ou não do número de despertares noturnos, que precisam ser levados em consideração na escolha desse aparelho. A aplicação de qualquer critério tem implicações sociais, clínicas e econômicas. A anuência de melhora subjetiva, com redução aceitável do ronco e das apneias, traz benefícios a curto e médio prazos, contudo, novos estudos trarão mais informações sobre o impacto a longo prazo do AIO sobre a sonolência diurna, a cognição, o sistema cardiovascular e a qualidade de vida.

Os dois principais objetivos dos tratamentos com os AIOs, segundo as recomendações do Comitê de Práticas Padrões e da Diretoria da Academia Americana de Medicina do Sono[263], são 1) "a redução do ronco para nível subjetivamente aceitável" para pessoas com ronco primário, sem a síndrome da apneia obstrutiva do sono ou ao aumento da resistência em vias aéreas superiores; e 2) "a resolução de sinais e sintomas clínicos da síndrome da apneia do sono e a normalização do índice de apneia-hipopneia e da saturação da oxi-hemoglobina" para as pessoas com a síndrome. Baseados nesses objetivos, fica evidente que as recomendações mais adequadas para o uso dos AIOs são para as pessoas com ronco primário, com aumento da resistência em vias aéreas ou com apneias do sono em graus leve ou moderado — no caso da apneia do sono em grau moderado, o Comitê ressalva que, apesar de esses aparelhos não serem tão eficazes quanto o CPAP, sua indicação apoia-se em moderado grau de certeza clínica e deve se basear na "preferência (das pessoas) pelos AIOs ao CPAP, ou que não respondam ao CPAP, que não são candidatos apropriados ao CPAP, ou falham nas tentativas com o CPAP ou no tratamento com medidas comportamentais, como a perda de peso ou mudança na posição de dormir".

Recomenda-se que o responsável pelo tratamento seja um(a) dentista com experiência e conhecimento sobre a síndrome e os diversos tipos de aparelhos para que o tratamento ocorra com segurança e seja efetivo. Ele(a) será responsável pela avaliação inicial do paciente, por orientá-lo na escolha do aparelho, seu desempenho, ajustamentos, seguimento periódico e no tratamento dos efeitos colaterais e das complicações decorrentes do uso. A escolha de cada aparelho dependerá de fatores, como o número de dentes saudáveis; o conforto do paciente; o surgimento de efeitos colaterais ou a exacerbação de problemas anteriores, como ocorre nas alterações moderadas ou acentuadas na articulação temporomandibular, na capacidade reduzida para avançar a mandíbula e no bruxismo moderado ou acentuado, que podem exacerbar ou melhorar com o uso do aparelho de avanço mandibular. A escolha adequada do aparelho, a melhora da sintomatologia inicial e o acompanhamento feito por profissionais competentes auxiliam no uso regular do aparelho e na adesão ao tratamento, inclusive em longo prazo[(265-270)]. Os aparelhos que avançam a mandíbula são mais bem aceitos e mais utilizados ao longo do tempo do que os que avançam a língua[(271)]. Recentemente, os resultados de um estudo confirmaram isso de maneira objetiva, por meio de um sensor colocado dentro da resina do aparelho de diversos usuários. O tempo médio de uso foi de aproximadamente 6,7 horas por noite, sendo que foram utilizados em 82% das noites[(272)].

Independentemente do aparelho escolhido, recomenda-se que, depois que os objetivos foram alcançados (a cessação completa ou parcial do ronco, a percepção de sentir-se melhor ao acordar e durante o dia e a redução da sonolência diurna), seja feito novo exame polissonográfico com o uso do aparelho durante toda a noite para que se possa verificar se houve redução do número de apneias, de despertares e a melhora na oxigenação arterial. Essa avaliação faz-se necessária porque há evidências de que alguns pacientes aumentam o número de apneias e hipopneias com o uso do AIO[(273, 274)].

Como em qualquer tratamento, existem variáveis que indicam se essa escolha será mais ou menos acertada. As três principais que afetam a eficácia dos AIOs são 1) a gravidade da apneia, por isso ele é recomendado nos casos de apneia leve e com ressalvas para as pessoas com apneia moderada; 2) o grau que a mandíbula poderá ser protraída ou avançada, pois se observou que os maiores avanços, sem ou com mínimos efeitos adversos, reduzem mais o ronco e o IAH; e 3) o grau de obesidade, fornecido pelo IMC, já que quanto mais obesa menores as chances de obter um resultado eficaz. Podem-se incluir como variáveis positivas também as pessoas mais jovens e aquelas que apresentam os maiores índices de apneia e hipopneia quando dormem de barriga para cima (decúbito dorsal)[(275)].

Além desses fatores, o uso dos AIOs dependerá muito da quantidade e severidade dos efeitos adversos que produzirem e do acolhimento que sentirem por partes de seus dentistas, mesmo que os benefícios sejam claros. As dores ou desconfortos devem ser suportáveis no curto prazo e, preferencialmente, devem acabar ou diminuir com o uso contínuo; caso contrário, a percepção das vantagens de usá-lo desaparecerão em breve e logo será deixado de lado. Esses efeitos adversos são classificados em 1) leves e temporários e podem surgir em qualquer momento durante o tratamento, melhoram em poucos dias ou semanas ou, então, se persistirem, são facilmente tolerados — com isso, as pessoas conseguem utilizá-los regularmente —, entre eles, dor ou ruídos em articulação temporomandibular, dor musculoesquelética ou nos dentes, salivação excessiva, irritação em gengiva e mudanças na oclusão na manhã seguinte; 2) moderados a severos e contínuos, também podem aparecer em qualquer etapa do tratamento e as queixas são parecidas com as anteriores, sendo mais intensas, assim, a possibilidade de cessação do tratamento é certa. Felizmente e apesar desses e de outros efeitos adversos, a maioria deles é transitória e leve e não impede seu uso.

Os benefícios obtidos e a ausência ou mínimos efeitos adversos são dois fatores preponderantes do uso continuado desses aparelhos, em outras palavras, a adesão ao tratamento depende deles — a despesa total com o tratamento também é um fator importante, mas não decisivo para os usuários. Por representar um ponto crucial para os diversos interessados (usuários, médicos, dentistas e empresas), a procura pelo aparelho que conjugue os melhores resultados e que sejam mais bem aceitos pelas pessoas é acirrada.

Estimulação elétrica

A origem da estimulação elétrica dos nervos cranianos para o tratamento da SAHOS remonta à década de 1960, quando se observou que o estímulo do nervo frênico para tratar a hipoventilação de origem central desencadeava apneias obstrutivas. Nas décadas seguintes, a região submental, o nervo hipoglosso ou o músculo genioglosso (língua) foram estimulados eletricamente com o objetivo de eliminar o ronco e as apneias obstrutivas(276-278), mas os resultados foram desapontadores porque, além de não os abolir, apresentaram sintomas não intencionais como os despertares noturnos(49). Esses problemas desacreditaram esse tratamento de tal forma que a quinta edição do livro *Principles and Practice of Sleep Medicine*(279), a principal referência bibliográfica sobre o sono no mundo, excluiu a estimulação elétrica das vias aéreas superiores dentre os tratamentos da apneia do sono.

Nos últimos anos, houve o ressurgimento dessa terapêutica, pois, devido às mudanças técnicas, os efeitos colaterais relatados anteriormente foram eliminados. Diversos estudos mostraram que a estimulação elétrica do músculo genioglosso (língua) e, principalmente, do nervo hipoglosso diminuiu o ronco e as apneias(280-284). Novamente, esse tipo de tratamento poderá se transformar efetivamente em uma opção para as pessoas que têm a síndrome da apneia e hipopneia do sono.

CPAP

O tratamento mais eficiente para a síndrome da apneia e hipopneia obstrutiva do sono é o uso do aparelho CPAP, sigla em inglês para ***c**ontinuous **p**ositive **a**irway **p**ressure* ou pressão positiva e contínua em vias aéreas.

Em 2001, o **Dr. Colin Sullivan** (Austrália), inventor do CPAP para uso em pacientes com apneia do sono,* concedeu uma entrevista durante a comemoração pelos 20 anos da publicação em 1981 de seu estudo que reformulou completamente o tratamento da síndrome da apneia obstrutiva do sono. Ele relembrou que, no encontro realizado em Sydney, em 1980, com pesquisadores e clínicos de diversos países interessados em sono e respiração, ainda persistiam dúvidas se as apneias resultavam de um processo passivo (relaxamento) ou ativo (contração) dos músculos das vias aéreas superiores. Era uma questão crucial. Desde os primeiros relatos sobre a observação de apneias durante o sono nos indivíduos obesos e diagnosticados com a síndrome de Pickwick, sabia-se que ocorria a oclusão das vias aéreas, todavia se discutia se ela se situava na faringe ou laringe, e se era passiva ou produzida de maneira ativa. Era claro que a obstrução localizava-se nas vias aéreas porque a traqueostomia resolvia as alterações cardíacas, respiratórias e neurológicas decorrentes dessa vedação intermitente. Os médicos franceses **Gastaut, Tassinari e Duron**(13) divulgaram, pela primeira vez, registros poligráficos de apneias do sono de pessoas com a síndrome de Pickwick e postularam que o deslocamento retrógrado da língua e a hipotonia do assoalho da boca causavam a interrupção do fluxo aéreo. Ainda assim, a incerteza persistiu até que **Dr. Remmers e colaboradores**(112) (EUA) divulgaram, em 1978, os resultados obtidos com pacientes obesos e apneicos no qual concluíram que a obstrução ocorria na orofaringe, não na laringe ou abaixo, porque a intubação nasofaríngea eliminava as apneias

* O CPAP já era utilizado desde a década de 1970 para tratar a síndrome da angústia respiratória idiopática (285).

obstrutivas. Ressaltaram também que, apesar de seus dados não serem conclusivos em relação à participação do músculo genioglosso (língua), acreditavam que sua inativação aliada ao estreitamento estrutural dessa área e ao aumento da pressão intrafaríngea durante a inspiração contribuiriam para a gênese da apneia do sono — estudos posteriores confirmaram que a obstrução situava-se na faringe e era desencadeada pela redução ou ausência do estímulo nervoso, portanto, passivo.

O primeiro paciente que testou a nova ideia fora diagnosticado com apneia grave e aguardava a cirurgia da traqueostomia. Certamente não se sentia nada satisfeito com essa possibilidade, pois aceitou imediatamente a colocação de uma cânula adaptada e aderida ao nariz com cola silástica, conectada a um ventilador, utilizado para calibrar um pneumotacógrafo, para gerar pressão. Dessa maneira, completamente improvisado, foi criado o primeiro CPAP para tratar a apneia do sono. O plano inicial era utilizá-lo durante 20 minutos, contudo, seu uso foi se estendendo. Conforme aumentava e reduzia a pressão, observava a abolição ou o reaparecimento das apneias. A dúvida que pairava na cabeça do **Dr. Colin Sullivan** era se funcionaria durante a noite toda ou não. Em outros termos, se as apneias resultassem de uma contração desses músculos, possivelmente ocorreria adaptação à pressão e seria necessário aumentá-la à medida que o tempo transcorresse, talvez até atingir valores elevados com riscos às estruturas ou cessaria de funcionar; por outro lado, se o colapso fosse passivo, pela redução de tônus muscular, não haveria essa adaptação. O equipamento recém-criado pelo **Dr. Sullivan**, o qual poderia ser chamado nesse momento de "Cpapstein", funcionou a noite inteira e, ainda melhor, no dia seguinte o paciente acordou muito satisfeito e descansado. Diferentemente do médico Victor Frankenstein na obra de **Mary Shelley** (1797-1851), o **Dr. Sullivan** trouxe esperança de vida a essa pessoa e a muitas outras nos anos vindouros, mas ele ainda não sabia disso. Ao iniciar o novo dia, ele conseguira desenvolver uma maneira de tratar a apneia do sono totalmente diferente das utilizadas até então e por meio de uma solução mais fisiológica e simples.

Ainda que a eliminação das apneias com os aumentos pressóricos apontasse para o colabamento passivo da musculatura da faringe, pairavam dúvidas quanto a isso e por qual ou quais bionismos o CPAP atuava para eliminá-las[(286, 287)]. Pesquisas posteriores em pessoas com apneia do sono e em voluntários sadios confirmaram que o CPAP atua como um colchão pneumático ao abrir e sustentar as estruturas flácidas nas vias aéreas superiores, mantendo-as desimpedidas durante o sono, e não por meio do aumento da atividade muscular ativada por bionismos reflexos[(288, 289)].

As semanas e meses que se seguiram foram de remodelações do equipamento inicial para que pudesse ser utilizado na casa dos pacientes. Usaram-se motores de aspirador e de broca de dentista, arreios para a cabeça, inclusive capacetes de bicicleta para ajustar a máscara, moldaram-se máscaras que eram grudadas ao rosto com cola. Um passo importante foi dado quando a iniciativa privada assumiu esse empreendimento, pois, ao desenvolver novos tipos de máscaras e equipamentos, além de acessórios como o umidificador, melhorou o conforto e a aceitação do tratamento pelo paciente. Desde então, mais e mais pessoas obtêm os benefícios dessa ideia surgida em uma noite em 1980.

Apesar da mudança completa na maneira de tratar essa síndrome, apenas um artigo com o uso do CPAP foi publicado em 1982, e três no ano seguinte. A partir de 1984, os médicos perceberam os enormes benefícios terapêuticos e publicaram dez artigos sobre seu uso nesse ano. O número de publicações aumentou nos anos seguintes, refletindo a crescente aceitação por médicos e pacientes do CPAP. Segundo informações obtidas no site da PubMed, publicaram-se 2.942 artigos sobre apneia do sono e o uso do CPAP até dezembro de 2013. Atualmente, o CPAP é considerado a primeira opção terapêutica para a síndrome da apneia obstrutiva do sono, principalmente para os pacientes cujos índices de apneia variam de moderado (15 a 30 eventos/hora de sono) a acentuado (acima de 30 eventos/hora de sono).

Como funciona o CPAP? Ele é constituído basicamente de uma estrutura ("corpo") contendo o motor, a ventoinha e os filtros na entrada de ar, um tubo ou "traqueia" e uma máscara. Quando o equipamento é ligado, a ventoinha gira a velocidades variáveis para gerar fluxos de ar. Essas correntes de ar, conforme adentram as vias aéreas, exercem pressões sobre as paredes da faringe e as empurram de maneira que a faringe (garganta) permaneça aberta durante o sono — essas pressões comumente variam entre 4 e 20 cm de H_2O, em pequenos intervalos.* O ar aspirado flui pelo interior de um tubo ("traqueia") até a máscara colocada ou sobre o nariz (nasal) ou sobre nariz e boca (facial). A traqueia deve ser suficientemente rígida para que a perda de pressão seja mínima, ao mesmo tempo maleável para permitir as movimentações da cabeça durante o sono. Já

* Costumo compará-lo ao secador de cabelo portátil, com suas duas velocidades e fluxos. Quando o ligamos, a ventoinha, localizada na parte posterior do secador, gira, suga o ar e impele-o à frente por onde sai pelo tubo para que possamos usá-lo. Cada fluxo de ar origina uma pressão distinta. Faça o teste, aproxime o secador de sua mão, com o ar frio, e sinta as diferentes pressões conforme altera os fluxos.

a máscara deve permanecer ajustada ao rosto para que o ar entre pelo nariz, ou nariz e boca, e possa manter afastadas as paredes da faringe durante o sono. Se o ar sair entre o rosto e a máscara ("fuga"), fará ruído característico e poderá ocorrer ressecamento ocular; se sair pela boca, ficará ressecada. Nessas duas situações, além de reduzir a eficiência do tratamento, pois a pressão sobre as paredes da faringe será menor que a recomendada, a pessoa geralmente acorda e, às vezes, quem estiver ao lado também.

São comercializados quatro tipos de aparelhos: o de pressão positiva e contínua (CPAP), o autoajustável ou "automático" (auto CPAP), o de duplo nível pressórico (em inglês, *bilevel positive airway pressure* ou BPAP), e o de servoventilação adaptativa (em inglês, *adaptative servoventilation* ou ASV).* Cada equipamento tem uma indicação mais apropriada e deve ser tratada com o médico assistente. O mais utilizado é o CPAP, cuja pressão positiva e contínua selecionada é a mesma durante todo o sono.

No auto CPAP, a pressão se ajusta automaticamente às necessidades do usuário, ou seja, a pressão varia dependendo, por exemplo, do estágio do sono e da posição em que se dorme. Foram propostos dois objetivos para o seu desenvolvimento: melhorar o tratamento e eliminar as apneias e hipopneias com pressões variáveis, tanto no curto, quanto no longo prazo. Aparentemente, essa variação pressórica auxiliaria na eficácia e na adesão ao tratamento, pois, ao serem reduzidas as pressões necessárias para obter-se o mesmo efeito, ou seja, a redução ou eliminação das apneias e hipopneias, haveria menos fuga de ar e a sensação de boca e

* O servoventilador adaptativo foi o último aparelho desenvolvido. Ele é prescrito a pessoas com respiração de Cheyne-Stokes(290) ou com apneias centrais, inclusive na apneia do sono complexa.

narinas ressecadas diminuiriam. Tudo isso tornaria seu uso mais confortável e aceitável[291]. Esperava-se que esse novo tipo de equipamento fosse usado mais noites e por mais horas a cada noite. No entanto, quando isso foi avaliado na década de 1990, essas premissas não se confirmaram[292]. Em 2004, novo estudo comparou o CPAP e o auto CPAP e confirmou que a pressão média era menor com o auto CPAP, mas em ambos a adesão ao uso, o conforto, a redução das obstruções respiratórias e a melhora da sonolência diurna foram semelhantes. Ainda que as pressões obtidas com o auto CPAP fossem mais baixas, o tempo de utilização não aumentou[293], confirmando que a pressão mais elevada não é um dos fatores que fazem com que as pessoas desistam do CPAP. O que realmente aumentou o uso e a adesão em longo prazo foi o apoio intensivo recebido pelos usuários, especialmente durante os primeiros meses de utilização do equipamento, e não a utilização do auto CPAP[294].

Outros fatores devem ser levados em consideração quando se recomenda o auto CPAP, seja para evitar a polissonografia com o CPAP no laboratório ou quando é utilizado rotineiramente para uso em domicílio: 1) a pressão pode elevar-se bastante para compensar saídas inadequadas de ar pela máscara ou boca; 2) pode ocorrer tratamento inadequado pelas lentas ou inadequadas respostas pressóricas devido à obstrução da via aérea, à presença de apneia central ou de hipoventilação; 3) o preço mais caro do equipamento automático[295]. Por isso, o auto CPAP não é a primeira escolha quando se prescreve esse tipo de tratamento para os pacientes com a apneia obstrutiva do sono.

O uso do BPAP é recomendado quando a pressão no CPAP ultrapassa os 15 cm de H_2O, já que pode causar desconforto ou intolerância. O objetivo desse equipamento é o mesmo do CPAP, eliminar as obstruções das vias aéreas, mas, em vez de se usar uma pressão, são estabelecidas duas pressões distintas, inspiratória e expiratória. Logo, o BPAP é utilizado durante o exame de polissonografia para se determinar manualmente essas pressões. Com esses resultados, elas são colocadas no equipamento para uso domiciliar durante o sono[(296)].

O primeiro contato com o CPAP costuma ocorrer no laboratório do sono, na noite do exame da polissonografia com o equipamento. Contudo, algumas pessoas já manusearam o de amigos ou familiares, ouviram suas histórias e, por vezes, procuraram tratamento por causa dos resultados. Em nossa clínica, a fisioterapeuta **Ana Cláudia de Matos** apresenta o CPAP, explica como o fluxo gerado mantém a "garganta" desobstruída e, com isso, impede o surgimento de apneias e hipopneias. Logo após, baseado no tipo de rosto e nariz, e na maneira de respirar, nasal ou oronasal (misto), escolhe a máscara mais adequada que pode ser nasal ou oronasal ou facial. Isso evita desconfortos e fugas de ar. Em seguida, a pessoa usa o equipamento durante 60 a 90 minutos enquanto está acordada para que perceba que pode respirar confortavelmente sem se sentir sufocada. Ao término dessa adaptação, o equipamento é desligado e retirado até o início do exame polissonográfico — graças a essa conduta, conseguimos diminuir a ansiedade do paciente e, com isso, raramente prescrevemos um indutor não benzodiazepínico do sono (zolpidem) antes de iniciar o exame. Durante a avaliação, as dúvidas são esclarecidas, os problemas que dificultariam e, às vezes, impediriam seu uso podem ser identificados e os contornamos. Esse primeiro contato amigável com o equipamento possibilita também a melhor aceitação do tratamento posterior.

Existem dois objetivos da avaliação polissonográfica com CPAP. O primeiro é estabelecer a pressão adequada, com a máscara apropriada, que possibilite reduzir ou eliminar as apneias, as hipopneias, os despertares associados ao aumento dos esforços respiratórios (reduções do fluxo aéreo) e o ronco que surgem nos distintos estágios e posições durante o sono; além de melhorar a saturação arterial. O segundo, fazer com que sono seja o mais agradável possível para que a pessoa perceba, no dia seguinte, os benefícios desse tratamento em sua vida[(297)]. Talvez não tenhamos uma segunda oportunidade de causar uma boa primeira impressão.* Quando a pressão adequada for atingida, espera-se que não ocorram despertares relacionados aos eventos respiratórios. Eu considero que a eliminação desses despertares é um grande desafio, até pela dificuldade em identificar corretamente se eles se relacionam ou não aos eventos respiratórios e ao aumento da pressão necessária para aboli-los, como pode ocorrer com o uso dos equipamentos autoajustáveis. Uma maneira indireta de avaliar se a pressão obtida foi a adequada é a observação do aumento dos estágios 3, REM ou de ambos nessa noite. Esse fenômeno, conhecido como "rebote" (aumento relativo das porcentagens dos estágios do sono), dura até uma semana após o início do tratamento com o CPAP[(298, 299)].

Às vezes, perguntam-me se a pressão obtida durante a polissonografia com o CPAP seria efetiva para eliminar as

* Desde a década de 1990, foram propostas fórmulas para se encontrar a pressão adequada do CPAP com o intuito de eliminar as obstruções faríngeas durante o sono, sem haver a necessidade de avaliar empiricamente essa pressão por meio de aumentos graduais da pressão do CPAP durante o exame de polissonografia. Contudo, as pressões obtidas com a utilização dessas fórmulas foram inadequadas, quando comparadas às determinadas em laboratório ou em casa, em uma única noite ou após várias delas [(300, 301)].

apneias, hipopneias e ronco em casa, já que, durante o exame, os eletrodos incomodam, o equipamento é utilizado pela primeira vez etc. Baseado em estudos que utilizaram o auto CPAP em domicílio[295, 302], e em nossa experiência com a utilização do equipamento durante três noites seguidas, quando comparamos os resultados obtidos no laboratório e em casa, podemos afirmar que essa pressão é efetiva. É importante frisar que as revisões e diretrizes atuais não recomendam o início do tratamento com CPAP em domicílio, especificamente usando os aparelhos automáticos[303].

O primeiro sintoma que desaparece com o início do tratamento é a sonolência diurna, sendo um excelente indicador de que a pressão aferida foi adequada. Se, após dias ou poucas semanas de utilização regular, a sonolência persistir, os motivos possíveis podem ser: 1) a retirada do equipamento durante o sono — os cartões que registram o número de horas de uso por noite e a fuga de ar são de uma valia extrema; se não houver esse registro, o relato do cônjuge ajuda; 2) o número de horas de sono continua pequeno, ou seja, a pessoa dorme menos do que necessita; 3) a pressão do CPAP aferida não foi suficiente para manter a faringe "aberta" e eliminar as restrições ao fluxo aéreo — essa situação exige nova avaliação da pressão do CPAP. Segundo os resultados de um estudo recente[304], o novo ajuste da pressão deveria ser realizado 2 a 3 meses após o início do tratamento, pois houve necessidade de aumentá-la em quase 50% dos casos e diminuí-la em 10%. Eles observaram que esse aumento independeu de serem homens ou mulheres, do IMC, da pressão inicial, da sonolência diurna inicial e da gravidade do índice de apneia e hipopneia (IAH). A explanação provável para essa pressão inadequada é que ocorreria, nessa primeira noite, o fenômeno conhecido como histerese das vias aéreas superiores. Ou seja, devido às características estruturais dessas vias e possivelmente à quantidade de água contida no tecido (mucosa) que as recobre, a pressão necessária para mantê-las abertas no início da avaliação com o CPAP seria maior que a pressão obtida ao final do exame(305). Além disso, o aumento do peso corporal, a ingestão de medicações benzodiazepínicas, como o diazepam, bromazepam etc., e o consumo excessivo e diário de bebidas alcoólicas podem aumentar o número de obstruções durante o sono e acentuar ou reiniciar a sonolência diurna, o que certamente exigirá nova avaliação da pressão do CPAP.* Recomenda-se de praxe que a pessoa se abstenha de beber no dia do exame; no entanto, se essa ingestão for contínua e não ocorrer nesse dia, a pressão poderá permanecer abaixo da necessária para eliminar as apneias em casa.

Algumas pessoas com índices elevados de apneia e hipopneia e despertares durante o sono não se queixam de sonolência diurna. Por quê? O que fazer para descobrir se essa pressão é adequada? A primeira resposta é que essa "resistência" à privação do sono é um traço individual e envolve provavelmente variações genéticas comuns que regulam ou estão relacionadas ao sono-vigília, ao ciclo circadiano e às alterações cognitivas ao longo do dia(306). À segunda pergunta, uma possível conduta é manter a pressão até a próxima reavaliação com o CPAP meses mais tarde e observar se ocorreram melhoras clínicas relacionadas à memória, à concentração, à atenção, ao cansaço e, até mesmo, à pressão arterial.

* A realização de novo exame polissonográfico com o uso do CPAP manual para reavaliar a pressão pode ocorrer anual ou bianualmente. Apesar disso, esse tema suscita debates principalmente devido às despesas que representam para os sistemas de saúde público e privado(307).

Qualquer tipo de tratamento implica o estabelecimento de um vínculo de confiança com o profissional que nos assiste, em aceitar o diagnóstico, no esclarecimento das dúvidas, em iniciar e manter corretamente as recomendações formuladas e que, apesar dos desconfortos e efeitos colaterais, a terapêutica é melhor do que a doença. Dessa maneira, deve-se considerar o tratamento da síndrome da apneia e hipopneia obstrutiva do sono com o uso do CPAP. Por não haver ainda cura para a síndrome, esse equipamento deverá ser usado por longo período, talvez a vida toda, e isso requererá comprometimento com seu bem-estar e o de sua família, disciplina para usá-lo diuturnamente e sujeição às avaliações periódicas. O emprego do CPAP apresenta alguns problemas e efeitos colaterais, que devem ser eliminados ou minimizados rapidamente, porque os usuários que reclamam desses efeitos utilizam-nos menos que aqueles sem queixas[(308)]. Os principais problemas e efeitos colaterais costumam surgir no início e relacionam-se à máscara, ao fluxo aéreo e, eventualmente, ao ruído gerado pelo equipamento. As máscaras, nasal ou facial, podem causar desconforto, exantema, abrasão na pele, erupções e até feridas na ponte nasal. Se a máscara não estiver adequadamente posicionada e aderida ao rosto, o ar sai e pode causar ressecamento ocular e conjuntivite. Ademais, o ruído costuma acordar quem estiver ao lado. Essas dificuldades são resolvidas, na maioria das vezes, com a utilização de máscara adequada e bem ajustada ao rosto, e limpando-a diariamente com detergente neutro na primeira semana — se a abrasão ou as erupções persistirem, deve-se consultar um dermatologista.

Por sua vez, o fluxo aéreo pode causar desconforto torácico, possivelmente pela expansão pulmonar, dor em ouvido e seios nasais, deglutição aumentada de ar (aerofagia), com distensão gástrica e expulsão de gases pela boca (eructação) e reto (flatulência), dificuldade expiratória, secreção aumentada de muco nasal (rinorreia), congestão nasal e ressecamento do nariz e da boca. É altamente recomendado o uso de umidificador quente acoplado ao CPAP quando ocorrerem essas queixas. A umidade do fluxo que adentra as vias aéreas é, em média, 20% mais baixo que a do quarto; se houver vazamento pela boca, esse percentual de umidade cai ainda mais. O ressecamento nasal aumenta a resistência à passagem do ar e pode fazer com que a pessoa abra a boca. O resultado disso é o ressecamento da boca e da garganta (orofaringe), que acentua o desconforto e aumenta os despertares. Com a utilização do umidificador com aquecimento, houve resolução ou redução dessas queixas, o que permitiu a continuidade do tratamento[(309)].

Os equipamentos dispõem de um programa que eleva gradualmente a pressão ("rampa") em um período prefixado, entre 0 e 45 minutos, no início do sono. Com isso, as pessoas sentem-se mais confortadas com esses aumentos progressivos. Se a pressão aferida ultrapassar os 15 cm H_2O, recomenda-se o emprego de BPAP — alguns usuários recusam essa indicação porque se queixam do impacto da pressão durante a inspiração e do barulho produzido. É importante ressaltar que todas essas possíveis soluções devem suceder à avaliação otorrinolaringológica para identificar e, se necessário, tratar ou eliminar possíveis obstruções em nariz e faringe.

Por último, o ruído causado por alguns aparelhos pode perturbar o sono do usuário e de quem estiver dormindo ao seu lado. Assim, antes de comprá-lo, é importante testá-lo na presença da outra pessoa em um ambiente silencioso para que se avalie o nível de ruído. Nos mais antigos, deve-se fazer a manutenção, deixá-lo o mais longe possível da cama, adicionando um tubo extra — é importante reavaliar a pressão para que não haja prejuízo do tratamento. Se isso não der certo, deve-se cogitar substituí-lo por um novo.

Algumas dessas dificuldades surgem antes mesmo de iniciar o tratamento e têm origem principalmente psíquica, como a claustrofobia, distúrbios de personalidade e de autoimagem (baixa autoestima), familiar/conjugal e, inclusive, estética (dormir com a máscara). Estima-se que 15% dos pacientes sentem-se desconfortáveis com o uso da máscara ou são claustrofóbicos[(297)]. Para essas pessoas, a menção que a máscara será colocada sobre o rosto pode causar ansiedade e desconforto pela suposta sufocação. Às vezes, é possível superá-la com a colocação de máscara nasal do tipo travesseiro (*pillow*) e o aumento gradual de uso em casa. Indivíduos com baixa autoestima, que se sentem doentes por utilizá-la, não ao contrário, ou se importam em demasia com a imagem que os outros têm deles, podem recusar o tratamento.

O apoio familiar, e às vezes a falta dele, influi enormemente no uso inicial e continuado do CPAP. Apesar de já ter ouvido comentários negativos do cônjuge sobre o equipamento apenas "de ouvir falar" ou a aparência da pessoa com máscara e o tubo que a conecta ao equipamento ("parece um elefante"), felizmente, a maioria das famílias apoia e incentiva incondicionalmente seu uso. Não apenas o apoio familiar, e mesmo dos amigos, é importante para sua aceitação, como se constatou que as pessoas casadas usam por mais tempo o CPAP que as solteiras. Além disso, a melhora da qualidade do sono e de vida do cônjuge influencia a adesão ao equipamento ao ajudá-lo a perceber os benefícios obtidos e a dissipar possíveis dificuldades que surjam durante o tratamento. Ou seja, o envolvimento e o incentivo da mulher ou do marido são um dos principais aliados ao uso do CPAP em longo prazo(310). Essas pessoas e seus familiares também poderão se beneficiar ao conhecer outros usuários, ouvir suas histórias, receber apoio e incentivo para iniciar e persistir com o tratamento. Desde 2003, em São José dos Campos, convidamos anualmente os usuários e os cônjuges da região do Vale do Paraíba do Sul, Litoral Norte e Serra, para saberem mais sobre a apneia do sono e o tratamento com o CPAP, se conhecerem e trocarem experiências. Chamamos essas reuniões de "Clube do CPAP". Nos últimos anos, aprimoramos esses encontros, mas, ainda assim, não conseguimos estabelecer realmente uma rotina de contato entre eles e um programa de educação que possa incentivar seu uso durante todo o período de sono.

Um fato constatado em nossa clínica e na de outros colegas foi o de que, mesmo com o diagnóstico de apneia do sono e a recomendação médica para o uso do CPAP, algumas pessoas sequer aceitam iniciar o tratamento(311). Outras usam a mascára entre 1 e 4 horas por noite ou desistem dele após pouco tempo. Ainda que resultados de estudos recentes mostrem que o número de pessoas que simplesmente recusam o tratamento, sem sequer experimentá-lo ou que desistem de usá-lo em seguida, diminuiu nas últimas duas décadas(310). Os índices de adesão em longo prazo são considerados baixos — esses resultados variaram entre 17 e 71%, dependendo do critério do número de horas de utilização do CPAP; no entanto, quando o critério adotado foi de pelo menos quatro horas de uso durante 70% das noites, o percentual ficou em torno de 46%[295]. A realização de avaliações psicológicas no início do tratamento poderia identificar as pessoas com maiores chances de desistirem do CPAP, antes mesmo de usá-lo ou de fazê-lo precocemente. Com isso, poderiam receber apoio e informações tão logo começassem a utilizá-lo[312]. Outros autores constataram que a motivação para a utilização do CPAP estava associada à percepção da gravidade da doença, o que incluiu as limitações sociais e profissionais diárias, e as expectativas dos resultados. Portanto, ajudar as pessoas a identificarem esses riscos e limitações, e a desenvolver expectativas que sejam realistas e positivas em relação à atuação do CPAP logo no início do tratamento, aumentará a aceitação e o uso em longo prazo[313]. A adesão ao tratamento com o CPAP deve ser incentivada a todos os futuros usuários desde a primeira avaliação, pois se sabe que as informações, o estímulo à utilização e os programas de acompanhamento nas primeiras semanas determinarão seu contínuo uso futuro, além da resolução de efeitos colaterais, pois podem levar à descontinuação do tratamento[314, 315].

Ainda que seja considerado o melhor tratamento, seus usuários enfrentam o desafio da continuidade terapêutica, tanto durante o período de sono, quanto ao longo dos anos. Essas interrupções surgem em quaisquer tratamentos crônicos, como nos da hipertensão arterial sistêmica ou do diabetes. Segundo a Organização Mundial da Saúde, em média, 50% dos pacientes que sofrem de doenças crônicas nos países desenvolvidos não seguem as recomendações terapêuticas. Já nos países em desenvolvimento, por falta de dados, assume-se que essa porcentagem seja mais alta[316]. Para evitá-las ou reduzi-las, é necessário que as pessoas recebam informações sobre a doença e o tratamento, possam falar sobre suas dúvidas e medos, percebam os benefícios do tratamento, e que desejem viver bem. No tratamento com o CPAP, a primeira dificuldade a ser ultrapassada é o tempo utilizado durante o sono. Existem diversos motivos potenciais para a retirada da máscara à noite, como o incômodo da máscara sobre o rosto, o ressecamento causado pelo fluxo aéreo nas vias aéreas, a saída de ar entre a máscara e o rosto ou pela boca (fuga), e provavelmente eles influenciam o tempo de uso do equipamento. Desde a década de 1990, avaliações objetivas mostraram que havia um divisor temporal no uso do CPAP, abaixo ou acima de quatro horas por noite[(317, 318)], e que esse uso poderia se relacionar aos efeitos colaterais. Após decidir usar o CPAP, considero que o tempo de uso é o segundo ponto mais importante do tratamento, já que os benefícios obtidos estão ligados às horas utilizadas pelo usuário — a terceira decisão fundamental é usá-lo enquanto for necessário. Isso não implica que quatro horas por noite sejam suficientes para tratar a síndrome da apneia obstrutiva; ao contrário, os pacientes que dormiram com ele durante seis horas ou mais se sentiram menos sonolentos e melhor durante o dia[(319)]. — apesar de a sonolência desaparecer muito rapidamente, às vezes, no dia seguinte ao do exame de polissonografia com o CPAP, ela pode reaparecer após uma noite sem o equipamento[(320)]. Outro fato muito relevante para seu uso refere-se à redução do índice de mortalidade. Desde os primeiros estudos sobre a apneia do sono, observou-se que estava associada ao aumento das doenças cardiovasculares e possivelmente da mortalidade nessas pessoas. Na década de 1980, surgiram os primeiros resultados sobre essa relação e constatou-se que os pacientes mais graves tinham maiores riscos de morte[(321)]. Com o aprofundamento das pesquisas, confirmaram-se as suspeitas de que a apneia estava envolvida também no desenvolvimento de outras patologias. Constatou-se que, independentemente da idade, sexo ou IMC, as pessoas que não tratavam a apneia do sono podiam morrer por diversas doenças, sendo as mais comuns as cardiovasculares, os acidentes vasculares cerebrais e os cânceres de distintas origens[(322-324)]. Além disso, a taxa de mortalidade estava relacionada à gravidade da apneia do sono. Se fosse leve ou moderada (IAH 5 a 14/hora e 15 a 30/hora, respectivamente), a chance de morrer era quase o dobro daquelas sem apneia do sono; se fosse grave (IAH maior que 30/hora), era quase quatro vezes mais alta.

Quando foram separadas as mortes por causas cardiovasculares, o risco aumentou para cinco vezes — os mais atingidos eram homens entre 40 e 70 anos. Portanto, quanto mais grave a apneia do sono, menor a chance de sobrevivência. E isso não estava associado à sonolência diurna, um sintoma presente nessa patologia. É importante frisar que não é o grau de sonolência que confere gravidade à doença, pois algumas pessoas questionam ou mesmo recusam quaisquer tratamentos alegando que não sentem sono ou cansaço durante o dia. A boa notícia é que o tratamento com o CPAP conseguiu aumentar esse índice de sobrevivência a ponto de torná-lo semelhante ao da população geral sem apneia do sono, principalmente naqueles com doenças cardiovasculares[(323)], incluindo os que sofreram AVC isquêmico[(325)]. Em outro estudo, o aumento da sobrevida ao longo de cinco anos estava relacionado ao tempo de uso noturno, principalmente quando o CPAP era utilizado mais de seis horas por noite — mesmo que fosse usado entre 1 e 6 horas, constatou-se melhora dos índices de sobrevivência[(326)].

Um fato bastante comum relatado pelas pessoas que usaram o CPAP pela primeira vez é a satisfação, entusiasmo em algumas, na melhora ou cessação da sonolência diurna e o desejo de iniciar o tratamento imediatamente. Diferente do ronco, que geralmente incomoda quem dorme ao lado, a sonolência atordoa a consciência e os sentidos de quem tem apneia do sono. Então, a percepção que a sonolência diurna foi tratada pode transformar-se em trunfo para a aceitação e o uso do equipamento durante o período de sono. Algumas pessoas ainda se queixam de sonolência residual e as possíveis causas, como a redução do tempo de sono, o número de noites com e sem o CPAP, a presença de despertares, os episódios respiratórios residuais devido à pressão inadequada e possíveis alterações permanentes dos bionismos de promoção do sono ou mudanças permanentes dos estímulos endógenos da vigília devem ser investigadas e corrigidas, ou pelo menos minoradas[(319)]. No entanto, existem controvérsias sobre quais fatores são importantes para que as pessoas o usem em longo prazo. Quanto mais intensa a sonolência diurna, maior a chance de continuar o tratamento. Por outro lado, a gravidade da doença, medida pelo IAH e hipoxemia, não parece apresentar tanta consistência, pois, em alguns estudos, ela relacionou-se fracamente com o uso do CPAP; em outros, foi a gravidade desse quadro clínico inicial, e não a sonolência diurna, que induziu o uso crônico do equipamento[(297, 327, 328)]. Precisaremos aguardar mais estudos para solucionar essas questões; ainda assim, é importante que cada pessoa descubra sua motivação para persistir com o tratamento.

Qualquer que seja a razão inicial para o uso, como a sensação de bem-estar após a eliminação da sonolência diurna, a melhora dos déficits de memória, do cansaço ou do desejo sexual, ela pode mudar com o decorrer dos anos. Provavelmente são necessárias abordagens multidisciplinares continuadas para que as pessoas mantenham o tratamento ao longo dos anos. Dentre as estratégias testadas nos últimos anos, como a intervenção de apoio (ligações telefônicas para resolução de problemas ou de dificuldades com seu uso, recebimento de instruções impressas, seguimento clínico, monitoramento a distância sem fio), intervenções educacionais (médica e dos provedores do CPAP, uso de vídeos, demonstração do equipamento, discussão, inclusão dos cônjuges), intervenções cognitivas comportamentais (sessões onde cada participante recebe informações sobre a apneia do sono, sintomas, desempenho nos testes cognitivos, importância e objetivos do tratamento, mudanças dos sintomas com o uso do CPAP, recomendações sobre como lidar com as dificuldades, expectativas do tratamento e refinamento do objetivo do tratamento) e intervenções de estratégias mistas com o uso de várias práticas terapêuticas. Baseado na complexidade dos desafios impostos pela utilização do CPAP e nos índices baixos de adesão em longo prazo, é provável que o uso combinado de práticas que incluam apoio logo no início do tratamento, educação sobre a doença e o equipamento, apoio familiar/social e técnicas cognitivas comportamentais será mais bem-sucedida[(297)]. Essa abordagem pode esbarrar em três problemas: a determinação e o tempo disponível do usuário do CPAP, a formação de profissionais especializados e as despesas desses tratamentos.

A SAHOS afeta de diversas maneiras a vida das pessoas e representa despesas para os indivíduos, empresas e governos. Desde a década de 1980, o CPAP transformou-se no principal tratamento e isso trouxe à baila se os gastos com esse equipamento trazem mais benefícios que os auferidos com outras terapêuticas, sejam elas conservadoras, como a perda de peso e mudança de posição na cama, cirúrgicas ou mecânicas (aparelhos intraorais). **Dr. McDaid e colaboradores**[329] publicaram a mais completa revisão sistemática e análise econômica do uso do CPAP na SAHOS e concluíram que: 1) o CPAP é um tratamento efetivo para a SAHOS para as pessoas com sintomas moderados e acentuados, com fortes evidências de melhora da sonolência excessiva diurna; as pessoas com doença leve também podem auferir benefícios; 2) há evidência de benefício na pressão sanguínea e na qualidade de vida com o uso do CPAP, embora haja incertezas sobre esses resultados; 3) os aparelhos intraorais podem ser uma opção de tratamento nos casos de doença moderada, apesar de existirem algumas incertezas; 4) em média, o CPAP estava associado com maiores custos e maiores benefícios que estavam os aparelhos intraorais ou a administração de ações conservadoras.

Baseados nas evidências acumuladas nas últimas décadas sobre a SAHOS e nas relações custo-benefício do tratamento com o CPAP, governos e empresas de saúde (seguradoras) de distintos países, entre eles EUA, Canadá e alguns da Europa, pagam as despesas com esse tratamento, pois 1) a lógica da prevenção ou do estancamento de outras doenças é mais barata e fácil de solucionar do que as consequências da síndrome; 2) ocorre a redução efetiva do uso dos serviços de saúde, por homens e mulheres, após o tratamento da apneia do sono[330, 331]; 3) a redução dos riscos de acidentes com veículos automotores conduzidos por pacientes com apneia compensa enormemente as despesas[332]. No Brasil, mesmo com a profusão de informações sobre o ronco, a apneia do sono e os tratamentos com o CPAP ou o aparelho intraoral, os sistemas público e privado de saúde não os financiam; com isso, a compra do equipamento, dos acessórios, a manutenção e a aquisição de serviços com outros profissionais recaem sobre os usuários. Se observassem atentamente os números atuais sobre essa síndrome, as consequências clínicas, a efetividade e a rapidez do tratamento, talvez mudassem de opinião, pois a prevenção sempre foi a melhor e mais barata solução para os problemas que afetam a saúde humana.

Mesmo que o CPAP seja considerado o tratamento recomendado, ou o padrão-ouro, para as pessoas com apneia do sono moderada e acentuada, mudanças de comportamentos e ações saudáveis devem fazer parte do tratamento. Às vezes, as pessoas esquecem isso. Assemelha-se ao pensamento mágico de que seu uso transformará a vida. No entanto, o CPAP não emagrece, não pratica atividades físicas, não muda hábitos. Ainda que haja necessidade de ajuda profissional e familiar para pôr em prática essas ações, as decisões continuam pessoais e intransferíveis.

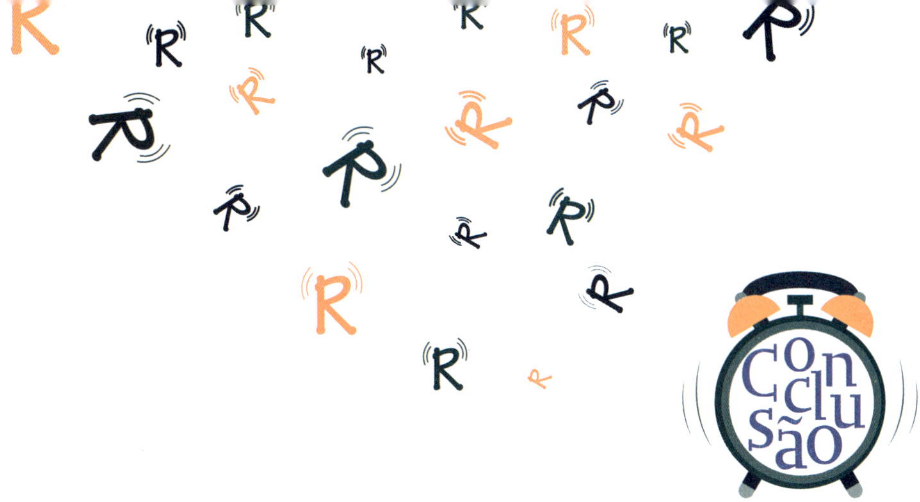

Conclusão

O aparecimento do ronco e da apneia do sono nos seres humanos foi consequência de um conjunto de modificações anatômicas, fisiológicas e comportamentais que se acentuaram após a separação do ancestral comum aos chimpanzés e originaram a linhagem homininia. Apesar das incertezas, esses distúrbios provavelmente surgiram com o descenso da laringe e o alongamento da faringe na cabeça humana e incomodaram o sono de nossos ancestrais. Com o advento da pandemia da obesidade em vários países, o número de pessoas com ronco e apneia do sono está crescendo continuamente. Certamente, é caro diagnosticar e tratar esses distúrbios; no entanto, não fazer nada é muito mais caro[333]. Não existem soluções simples ou baratas para lidar com essas situações (obesidade e apneia do sono); todavia, as mesmas mudanças que trouxeram o ronco e a apneia também possibilitaram que falássemos. Apesar de sermos complexos e complicados, temos a nosso favor inteligência, determinação e diversas motivações para encontrar saídas.

Referências da terceira parte e da Conclusão

(1) **Sedulius Scottus.** Lyrics of the Middle Ages: An Anthology. Editado por James J. Wilhelm. Garland Publishing, Inc., 1990. p. 5.

(2) **Pirsig W**. On "Snoring in the Ancient World". Sleep Breath, 6(1): 27-8, 2002.

(3) **Netzer NC.** Sleep medicine before and after Dickens. Sleep Breath, 6(1): 41-4, 2002.

(4) **Dickens, C.** Los papeles póstumos del Club Pickwick. Editora Feedbooks: 765 páginas, 2011. Pág 50. Livro eletrônico.

(5) **American Academy of Sleep Medicine.** International Classification of Sleep Disorders: Diagnostic and Coding Manual (ICSD-2), 2005.

(6) **Lavie P**. Nothing new under the moon. Historical accounts of sleep apnea syndrome. Arch Intern Med, 144(10): 2025-8, 1984.

(7) **Bassiri A e Guilleminault C**. Obstructive sleep apnea. A historical survey. 3: 19-24. Surgery for snoring and obstructive sleep apnea syndrome. Diagnosis and therapy of sleep respiratory disorders for the otorhinolaryngologist. Mario Fabiani (editor), 2003.

(8) **Auchincloss JH Jr, Cook E, Renzetti AD**. Clinical and physiological aspects of a case of obesity, polycythemia and alveolar hypoventilation. J Clin Invest, 34(10): 1537-45, 1955.

(9) Burwell CS, Robin ED, Whaley RD, Bickelmann AG. Extreme obesity associated with alveolar hypoventilation – A pickwickian syndrome. Obesity Research, 2(4): 390-97, 1994.

(10) Carroll D. Pickwickian syndrome, 20 years later. Trans Am Climatol Assoc, 86: 112-27, 1975.

(11) Drachman DB, Gumnit RJ. Periodic alteration of consciousness in the "pickwickian" syndrome. Arch Neurol, 6: 471-7, 1962.

(12) Guilleminault C, Tilkian A e Dement WC. The sleep apnea syndromes. Annu Rev Med, 27: 465-84, 1976.

(13) Gastaut H, Tassinari CA, Duron B. Polygraphic study of the episodic diurnal and nocturnal (hypnic and respiratory) manifestations of the Pickwick syndrome. Brain Res, 1(2): 167-8, 1966.

(14) Jung R e Kuhlo W. Neurophysiological studies of abnormal night sleep and the Pickwickian syndrome. Prog Brain Res, 18: 140-59, 1965.

(15) Lugaresi E. Snoring. Electroencephalogr Clin Neurophysiol, 39(1): 59-64, 1975.

(16) Kuhlo W, Doll E, Franck MC. Succesful management of Pickwickian syndrome using long-term tracheostomy [em alemão - summary]. Dtsch Med Wochenschr, 13 (24): 1286-90, 1969.

(17) Guilleminault C, Eldridge FL, Simmon FB e Dement WC. Sleep apnea syndrome. Can it induce hemodynamic changes? West J Med, 123(1): 7-16, 1975.

(18) Gibson GJ. Obstructive sleep apnoea syndrome: underestimated and undertreated. Br Med Bull, 72: 49-65, 2005.

(19) Block AJ, Boysen PG, Wynne JW, Hunt LA. Sleep apnea, hypopnea and oxygen desaturation in normal subjects. A strong male predominance. N Engl J Med, 300(10): 513-7, 1979.

(20) Gould GA, Whyte KF, Rhind GB, Airlie MA, Catterall JR, Shapiro CM e Douglas NJ. The sleep hypopnoea syndrome. Am Rev Respir Dis, 137(4): 895–898, 1988.

(21) Wellman A e White DP. Central Sleep Apnea and Periodic Breathing. Cap. 100: 1140-1152, 2011. Principles and Practice of Sleep Medicine. Fifth Ed. Kryger MH, Roth T e Dement WC, editors. Elsevier Saunders.

(22) Guilleminault C, Stoohs R, Clerk A, Cetel M e Maistros P. A cause of excessive daytime sleepiness. The upper airway resistance syndrome. Chest, 104(3): 781-7, 1993.

(23) Academia Americana de Medicina do Sono (1999).

(24) Pépin JL, Guillot M, Tamisier R e Lévy P. The upper airway resistance syndrome. Respiration, 83(6): 559-66, 2012.

(25) Epstein LJ, Kristo D, Strollo PJ Jr, Friedman N, Malhotra A, Patil SP, et al; Adult Obstructive Sleep Apnea Task Force of the American Academy of Sleep Medicine. Clinical guideline for the evaluation, management and long-care of obstructive sleep apnea in adults. J Clin Sleep Med, 5(3): 263-76, 2009.

(26) Lugaresi E, Coccagna G, Berti CG, Mantovani M e Pazzaglia P. Hypersomnia with periodic apnoea: problems of classification. Electroencephalogr Clin Neurophysiol, 27(1): 99, 1969.

(27) Sackner MA, Landa J, Forrest T e Greeneltch D. Periodic sleep apnea: chronic sleep deprivation related to intermittent upper airway obstruction and central nervous system disturbance. Chest, 67(2): 164-71, 1975.

(28) Boulware MH. Snoring among animals. Cornell Vet, 59(3): 473-80, 1969.

(29) Neuzeret PC, Gormand F, Reix P, Parrot S, Sastre JP, Buda C, Guidon G, Sakai K e Lin JS. A new animal model of obstructive sleep apnea responding to continuous positive airway pressure. Sleep, 34(4): 541-8, 2011.

(30) **Hendricks JC.** Brachycephalic Airway Syndrome, cap. 40: 310-18 Textbook of respiratory disease in dogs and cats, First edition, 2004. Editor: Lesley G. King. Editora Saunders.

(31) **Bulldog Club do Brasil.** O Bulldog: www.bulldogclubdobrasil.org.

(32) **Luca CM.** History of English Bulldog. The Bulldog Information Library: www.bulldoginformation.com.

(33) **Taylor T.** The origins of the Mastiff, 1997. The Bulldog Information Library: www.bulldoginformation.com.

(34) **Hendricks JC, Kline LR, Kovalski RJ, O'Brien JA, Morrison AR e Pack AI**. The English bulldog: a natural model of sleep-disordered breathing. J Appl Physiol (1985), 63(4): 1344-50, 1987.

(35) **Phillipson EA**. Sleep apnea: a major public health problem. N Engl J Med, 328(17): 1271-3, 1993.

(36) **Tufik S, Santos-Silva R, Taddei JA e Bittencourt LR**. Obstructive sleep apnea syndrome in the Sao Paulo Epidemiologic Sleep Study. Sleep Med, 11(5): 441-6, 2010.

(37) **Netzer NC, Stoohs RA, Netzer CM, Clark K, Strohl KP**. Using the Berlin Questionnaire to identify patients at risk for the sleep apnea syndrome. Ann Intern Med, 131(7): 485-91, 1999.

(38) **Lugaresi E, Cirignotta F, Coccagna G, Piana C**. Some epidemiological data on snoring and cardiocirculatory disturbances. Sleep, 3(3-4): 221-4, 1980.

(39) **Bouscoulet LT, Vásquez-García JC, Muiño A, Márquez M, López MV, de Oca MM, Talamo C, Valdivia G, Pertuze J, Menezes AM,** Pérez-Padilla R. Prevalence of sleep related symptoms in four Latin American cities. J Clin Sleep Med, 4(6): 579-85, 2008.

(40) **Lavie P**. Incidence of sleep apnea in a presumably healthy working population: a significant relationship with excessive daytime sleepiness. Sleep, 6(4): 312-8, 1983.

(41) Gislason T, Almqvist M, Eriksson G, Taube A e Boman G. Prevalence of sleep apnea syndrome among Swedish men - an epidemiological study. J Clin Epidemiol, 41(6): 571-6, 1988.

(42) Cirignotta F, D'Alessandro R, Partinen M, Zucconi M, Cristina E, Gerardi R, Cacciatore FM, Lugaresi E. Prevalence of every night snoring and obstructive sleep apnoeas among 30-69-year-old men in Bologna, Italy. Acta Neurol Scand, 79(5): 366-72, 1989.

(43) Block AJ, Wynne JW, Boysen PG. Sleep-disordered breathing and nocturnal oxygen desaturation in postmenopausal women. Am J Med, 69(1): 75-9, 1980.

(44) Krieger J, Mangin P, Kurtz D. Respiratory changes during sleep in healthy elderly subjects. Rev Electroencephalogr Neurophysiol Clin, 10(2): 177-85, 1980.

(45) Young T, Palta M, Dempsey J, Skatrud J, Weber, Badr S. The occurrence of sleep-disordered breathing among middle-aged adults. N Engl J Med, 328(17): 1230-5, 1993.

(46) Gislason T, Benediktsdóttir B, Björnsson JK, Kjartansson G, Kjeld M, Kristbjarnarson H. Snoring, hypertension, and the sleep apnea syndrome. An epidemiologic survey of middle-aged women. Chest, 103(4): 1147-51, 1993.

(47) Guilleminault C, Quero-Salva MA, Partinen M, Jamieson A. Women and the obstructive sleep apnea syndrome, Chest, 93(1): 104-9, 1988.

(48) Guilleminault C e Bassiri A. Clinical Features and Evaluation of Obstructive Sleep Apnea-Hypopnea Syndrome and Upper Airway Resistance Syndrome. Chapter 87: 1043-52. Principles and Practice of Sleep Medicine, 4th edition, 2005.

(49) Guilleminault C, Powell N, Bowman B e Stoohs R. The effect of electrical stimulation on obstructive sleep apnea syndrome. Chest, 107(1): 67-73, 1995.

(50) Gislason T, Almqvist M, Eriksson G, Taube A e Boman G. Prevalence of sleep apnea syndrome among Swedish men--an epidemiological study. J Clin Epidemiol, 41(6): 571-6, 1988.

(51) Olson LG, King MT, Hensley MJ, Saunders NA. A community study of snoring and sleep-disordered breathing. Prevalence. Am J Respir Crit Care Med, 152(2): 711-6, 1995.

(52) Bearpark H, Elliott L, Grunstein R, Cullen S, Schneider H, Althaus W, Sullivan C. Snoring and sleep apnea. A population study in Australian men. Am J Respir Crit Care Med, 151(5): 1459-65, 1995

(53) Bixler EO, Vgontzas AN, Ten Have T, Tyson K, Kales A. Effects of age on sleep apnea in men: I. Prevalence and severity. Am J Respir Crit Care Med, 157(1): 144-8, 1998.

(54) Adewole OO, Hakeem A, Fola A, Anteyi E, Ajuwon Z e Erhabor G. Obstructive sleep apnea among adults in Nigeria. J Natl Med Med Assoc, 101(7): 720-5, 2009.

(55) Redline S, Tishler PV, Hans MG, Tosteson TD, Strohl KP, Spry K. Racial differences in sleep-disordered breathing in Africans -Americans and Caucasians. Am J Respir Crit Care Med, 155(1): 186-92, 1997.

(56) Young T, Shahar E, Nieto FJ, Redline S, Newman AB, Gottlieb DJ, et al. Predictors of sleep-disordered breathing in community-dwelling adults: the Sleep Heart Health Study. Arch Intern Med, 162(8): 893-900, 2002.

(57) Ancoli-Israel S, Klauber MR, Stepnowsky C, Estline E, Chinn A, Fell R. Sleep-disordered breathing in African-American elderly. Am J Respir Crit Care Med, 152(6 Pt 1): 1946-9, 1995.

(58) Ip MS, Lam B, Lauder IJ, Tsang KW, Chung KF, Mok YW, et al. A community study of sleep-disordered brathing in middle-aged Chinese men in Hong Kong. Chest, 119(1): 62-9, 2001.

(59) Ip MS, Lam B, Tang LC, Lauder IJ, Ip TY, Lam WK. A community study of sleep-disordered brathing in middle-aged Chinese women in Hong Kong: prevalence and gender differences. Chest, 125(1): 127-34, 2004.

(60) Kim J, In K, Kim J, You S, Kang K, Shim J, et al. Prevalence of sleep-disordered brathing in middle-aged Korean men and women. Am J Respir Crit Care Med, 170(10): 1108-13, 2004.

(61) Udwadia ZF, Doshi AV, Lonkar SG, Singh CL. Prevalence of sleep-disordered breathing and sleep apnea in middle-aged urban Indian men. Am J Respir Crit Care Med, 169(2): 168-73, 2004.

(62) Sharma SK, Kumpawat S, Banga A, Goel A. Prevalence and risk factors of obstructive sleep apnea syndrome in a population of Delhi, India. Chest, 130(1): 149-56, 2006.

(63) Reddy EV, Kadhiravan T, Mishra HK, Sreenivas V, Handa KK, Sinha S, et al. Prevalence and risk factors of obstructive sleep apnea among middle-aged urbans Indians: a community-based study. Sleep Med, 10(8): 913-8, 2009.

(64) Guindalini C, Colunagti FA, Pellegrino R, Santos-Silva R, Bittencourt LR e Tufik S. Influence of genetic ancestry on the risk of obstructive sleep apnoea syndrome. Eur Respir J, 36(4): 834-41, 2010.

(65) Partinen M e Hublin C. Epidemiology of Sleep Disorders. Principles and Practice of Sleep Medicine, Fifth Ed. Chapter 61: 694-715, 2011.

(66) Johns MW. A new method for measuring daytime sleepiness: the Epworth sleepiness scale. Sleep, 14(6): 540-5, 1991.

(67) Sil A e Barr G. Assessment of predictive ability of Epworth scoring in screening of patients with sleep apnoea. J Laryngol Otol, 126(4): 372-9, 2012.

(68) Young T, Evans L, Finn L e Palta M. Estimation of the clinically diagnosed proportion of sleep apnea syndrome in middle-aged men and women. Sleep, 20(9): 705-6, 1997.

(69) Kapur V, Strohl KP, Redline S, Iber C, O'Connor G e Nieto J. Underdiagnosis of sleep apnea syndrome in U.S. communities. Sleep Breath, 6(2): 49-54, 2002.

(70) Instituto Nacional do Câncer José Alencar Gomes da Silva (INCA). Prevenção e fatores de risco. Ministério da Saúde – Brasil.

(71) Guyton AC e Hall JE. Fisiologia feminina antes da gravidez e hormônios femininos: páginas : 1016-17. Cap 81: 1011-26, Tratado de Fisiologia Médica. 11ª Edição, 2006. Editora Saunders Elsevier.

(72) Ancoli-Israel S, Kripke DF, Klauber MR, Mason WJ, Fell R, Kaplan O. Sleep-disordered breathing in community-dwelling elderly. Sleep, 14(6): 486-95, 1991.

(73) Young T, Peppard PE e Gottlieb DJ. Epidemiology of obstructive sleep apnea: a population health perspective. Am J Respir Crit Care Med, 165(9): 1217-39, 2002.

(74) Bixler EO, Vgontzas AN, Lin HM, Ten Have T, Rein J, Vela-Bueno A, Kales A. Prevalence of sleep-disordered breathing in women: effects of gender. Am J Respir Crit Care Med, 163(3 Pt 1): 608-13, 2001.

(75) Durán J, Esnaola S, Rubio R e Iztueta A. Obstructive sleep apnea-hypopnea and related clinical features in a population-based sample of subjects aged 30 to 70 yr. Am J Respir Crit Care Med, 163(3 Pt 1): 685-9, 2001.

(76) Johansson P, Alehagen U, Svanborg E, Dahlström e Broström A. Clinical characteristics and mortality risk in relation to obstructive and central sleep apnoea in community-dwelling elderly individuals: a 7-year follow-up. Age Ageing, 41(4): 468-74, 2012.

(77) Cao MT, Guilleminault C e Kushida CA. Clinical Features and Evaluation of Obstructive Sleep Apnea and Upper Airway Resistance Syndrome. Chapter 105: 1206-18. Principles and Practice of Sleep Medicine, Fifth Ed, 2011 Kryger MH, Roth T e Dement WC, editors. Editora Elsevier Saunders.

(78) **Peppard PE, Young T, Palta M e Skatrud J**. Prospective study of the association between sleep-disordered breathing and hypertension. N Engl J Med, 342(19): 1378-84, 2000.

(79) **Wang J, Thornton JC, Russell M, Burastero S, Heymsfield S e Pierson RN J**r. Asians have lower body mass index (BMI) but higher percent body fat than do whites: comparisons of anthropometric measurements. Am J Clin Nutr, 60(1): 23-8, 1994.

(80) **Low S, Chin MC, Ma S, Heng D, Deurenberg-Yap M**. Rationale for redefining obesity in Asians. Ann Acad Med Singapore, 38(1): 66-9, 2009.

(81) **WHO expert consultation.** Appropiate body mass-index for Asian populations and its implications for policy and intervention strategies. The Lancet, 363(9403): 157-63, 2004.

(82) **Ong KC e Clerk AA**. Comparison of the severity of sleep-disordered breathing in Asian and Caucasian patients seen at a sleep disorders center. Respir Med, 92(6): 843-8, 1998.

(83) **Li KK, Kushida C, Powell NB, Riley RW, Guilleminault C.** Obstructive sleep apnea syndrome: a comparison between Far-East Asian and white men. Laryngoscope, 110(10 Pt1): 1689-93, 2000.

(84) **Lam JCM, Sharma SK, Lam B.** Obstructive sleep apnoea: definitions, epidemiology & natural history. Indian J Med Res, 131: 165-70, 2010.

(85) **Sutherland K, Lee RW, Phillips CL, Dungan G, Yee BJ, Magnussen JS, Grunstein RR e Cistulli PA**. Effect of weight loss on upper airway size and facial fat in men with obstructive sleep apnoea. Thorax, 66(9): 797-803, 2011.

(86) **Strohl KP, Saunders NA, Feldman NT e Hallett M**. Obstructive sleep apnea in family members. N Engl J Med, 299: 969-73, 1978.

(87) **Jennum P, Hein HO, Suadicani P, Sørensen H e Gyntelberg F**. Snoring, family history, and genetic markers in men. The Copenhagen Male Study. Chest, 107(5): 1289-93, 1995.

(88) Redline S. Genetics of Obstructive Sleep Apnea. Chapter 103: 1183-1193, 2011. Principles and Practice of Sleep Medicine. Fifth Ed. Editores: Kryger MH, Roth T e Dement WC. Editora Elsevier Saunders.

(89) Varvarigou V, Dahabreh IJ, Malhotra A e Kales SN. A review of genetic association studies of obstructive sleep apnea: field synopsis and meta-analysis. Sleep, 34(11): 1461-8, 2011.

(90) Orem J e Kubin L. Respiratory physiology: central neural control. Capítulo 17: 213-23. Principles and Practice of Sleep Medicine, 4ª edition. Editores Kryger MH, Roth J, Dement WC. Editora Elsevier Saunders, 2005.

(91) Douglas NJ. Respiratory Physiology: Understanding the Control of Ventilation. Chapter 22: 250-8. Principles and Practice of Sleep Medicine, 2011. Fifth Ed. Kryger MH, Roth T e Dement WC, editora. Elsevier Saunders.

(92) Dempsey JA, Veasey SC, Morgan BJ e O'Donell CP. Pathophysiology of sleep apnea. Physiol Rev, 90(1): 47-112, 2010.

(93) Schwab RJ, Remmers e Kuna ST. Anatomy and Physiology of Upper Airway Obstruction. Principles and Practice of Sleep Medicine, 101: 1153-71. Meir H. Kryger, Tomas Roth, William C. Dement – 5th, 2011. Elsevier Saunders, p. 1153 e 1154.

(94) Kaniusas E. Acoustical signals of biomechanical systems. Chapter 1: 1-44, p. 12-14. Biomechanical Systems Technology. General Anatomy. Editor: Cornelius T. Leondes. Editora World Scientific, 2007.

(95) Campana L, Eckert DJ, Patel SR e Malhotra A. Pathophysiology & genetics of obstructive sleep apnoea. Indian J Med Res, 131: 176-87, 2010.

(96) Pae EK, Lowe AA e Fleetham JA. A role of pharyngeal length in obstructive sleep apnea patients. Am J Orthod Dentofacial Orthop, 111(1): 12-7, 1997.

(97) van Kesteren ER, van Maanen JP, Hilgevoord AA, Laman DM e de Vries N. Quantitative effects of trunk and head position on the apnea hypopnea index in obstructive sleep apnea. Sleep, 34(8): 1075-81, 2011.

(98) Mezzanotte WS,Tangel DJ e White DP. Waking genioglossal electromyogram in sleep apnea patients versus normal controls (a neuromuscular compensatory mechanism). J Clin Invest, 89(5): 1571-9, 1992.

(99) Fogel RB, Trinder J, Malhotra A, Stanchina M, Edwards JK, Schory KE e White DP. Within-breath control of genioglossal muscle activation in humans: effect of sleep-wake state. J Physiol, 550(Pt 3): 899-910, 2003.

(100) Fogel RB, Trinder J, White DP, Malhotra A, Raneri J, Schory K, Kleverlaan D e Pierce RJ. The effect of sleep onset on upper airway muscle activity in patients with sleep apnoea versus controls. J Physiol, 564(Pt 2): 549-62, 2005.

(101) Stanchina ML, Malhotra A, Fogel RB, Ayas N, Edwards JK, Schory , et al. Genioglossus muscle responsiveness to chemical and mechanical stimuli during non-rapid eye movement sleep. Am J Respir Crit Care Med, 165(7): 945-9, 2002.

(102) Jordan AS, Wellman A, Heinzer RC, Lo YL, Schory K, Dover L, Gautam S, Malhotra A e White DP. Mechanisms used to restore ventilation after partial upper airway collapse during sleep in humans. Thorax, 62(10): 861-7, 2007.

(103) Younes M. Role of respiratory control mechanisms in the pathogenesis of obstructive sleep disorders. J Appl Physiol (1985), 105(5): 1389-405, 2008.

(104) Mathur R e Douglas NJ. Family studies in patients with the sleep apnea-hypopnea syndrome. Ann Intern Med, 122(3): 174-8, 1995.

(105) **Patel SR, Larkin EK e Redline S**. Shared genetic basis for obstructive sleep apnea and adiposity measures. Int J Obes (Lond), 32(5): 795-800, 2008.

(106) **Isono S, Remmers JE, Tanaka A, Sho Y, Sato J e Nishino T.** Anatomy of pharynx in patients with obstructive sleep apnea and in normal subjects. J Appl Physiol, 82(4): 1319-26, 1997.

(107) **Guyton AC e Hall JE.** O sistema nervoso autônomo e a medula adrenal. Capítulo 60: 748-60. Tratado de Fisiologia Médica. 11ª Edição, 2006. Editora Saunders Elsevier.

(108) **Valko M, Leibfritz D, Moncol J, Cronin MT, Mazur M e Telser J.** Free radicals and antioxidants in normal physiological functions and human disease. Int J Biochem Cell Biol, 39(1): 44-84, 2007.

(109) **Lavie L, Lavie P**. Molecular mechanisms of cardiovascular disease in OSAHS: the oxidative stress link. Eur Respir J, 33(6): 1467-84, 2009.

(110) **Berry RB e Gleeson K.** Respiratory arousal from sleep: mechanisms and significance. Sleep, 20(8): 654-75, 1997.

(111) **Phillipson EA, Sullivan CE**. Arousal: the forgotten response to respiratory stimuli, Am Rev Respir Dis, 118(5): 807-9, 1978.

(112) **Remmers JE, deGroot WJ, Sauerland EK e Anch AM.** Pathogenesis of upper airway occlusion during sleep. J Appl Physiol, 44(6): 931-8, 1978.

(113) **Nigro CA e Rhodius EE**. Variation in the duration of arousal in obstructive sleep apnea. Med Sci Monit, 11(4): CR188-92, 2005.

(114) **Schwartz DJ, Moxley P, Barker A e Longman M**. On a characteristic of cortical arousals in individuals with obstructive sleep apnea. J Clin Sleep Med, 1(1): 35-40, 2005.

(115) **Schwartz DJ e Moxley P**. On the potential clinical relevance of the length of arousals from sleep in patients with obstructive sleep apnea. J Clin Sleep Med, 2(2): 175-80, 2006.

(116) Camargo G. Revista Exame, edição 610. Publicado em 11/09/1996.

(117) Younes M. Role of arousals in the pathogenesis of obstructive sleep apnea. Am J Am J Respir Crit Care Med, 169(5): 623-33, 2004.

(118) Berry RB, Kouchi K, Bower J, Prosise G e Light RW. Triazolam in patients with obstructive sleep apnea. Am J Respir Crit Care Med, 151(2 Pt 1): 450-4, 1995.

(119) Schuld A, Kraus T, Haack M, Hinze-Selch D e Pollmächer T. Obstructive sleep apnea syndrome induced by clonazepam in a narcoleptic patient with REM-sleep-behavior disorder. J Sleep Res, 8(4): 321-2, 1999.

(120) Cirignotta F, Mondini S, Zucconi M, Gerardi R, Farolfi A, Lugaresi E. Zolpidem-polysomnographic study of the effect of a new hypnotic drug in sleep apnea syndrome. Pharmacol Biochem Behav, 29(4): 807-9, 1988.

(121) Heinzer RC, White DP, Jordan AS, Lo YL, Dover L, Stevenson K e Malhotra A. Trazodone increases arousal threshold in obstructive sleep apnoea. Eur Respir J, 31(6): 1308-12, 2008.

(122) Eckert DJ, Owens RL, Kehlmann GB, Wellman A, Rahangdale S, Yim-Yeh S, White DP, Malhotra A. Eszopiclone increases the respiratory arousal threshold and lowers the apnoea/hypopnoea index in obstructive sleep apnoea patients with a low arousal threshold. Clin Sci (Lond), 120(12): 505-14, 2011.

(123) Kapur VK e Weaver EM. Filling in the pieces of the sleep apnea--hypertension puzzle. JAMA, 307(20): 2197-8, 2012.

(124) Somers VK e Javaheri S. Cardiovascular Effects of Sleep-Related Breathing disorders. Principles and Practice of Sleep Medicine, 119: 1370-80, 2011. Fifth Ed. Kryger MH, Roth T e Dement WC, editors. Elsevier Saunders.

(125) Shiomi T, Guilleminault C, Stoohs R e Schnittger I. Leftward shift of the interventricular septum and pulsus paradoxus in obstructive sleep apnea syndrome. Chest, 100(4): 894-902, 1991.

(126) Guilleminault C, Connolly SJ e Winkle RA. Cardiac arrhythmia and conduction disturbances during sleep in 400 patients with sleep apnea syndrome. Am J Cardiol, 52(5): 490-4, 1983.

(127) Mehra R, Benjamin EJ, Shahar E, Gottlied DJ, Nawabit R, Kirchner HL, et al. Association of nocturnal arrhythmias with sleep-disordered breathing: The Sleep Heart Health Study. Am J Respir Crit Care Med, 173(8): 910-6, 2006.

(128) Gami AS, Howard DE, Olson EJ e Somers VK. Day-night pattern of sudden death in obstructive sleep apnea. N Engl J Med, 352(12): 1206-14, 2005.

(129) Nieto FJ, Young TB, Lind BK, Shahar E, Samet JM, Redline S, et al. Association of sleep-disordered breathing, sleep apnea, and hypertension in a large community-based study. Sleep Heart Health Study. JAMA, 283(14): 1829-36, 2000.

(130) Peppard PE, Young T, Palta M e Skatrud J. Prospective study of the association between sleep-disordered breathing and hypertension. N Engl J Med, 342(19): 1378-84, 2000.

(131) Young T, Javier Nieto F e Javaheri S. Systemic and Pulmonary Hypertension in Obstructive Sleep Apnea. Principles and Practice of Sleep Medicine, 120: 1381-92, 2011. Fifth Ed. Kryger MH, Roth T e Dement WC, editors. Elsevier Saunders.

(132) World Health Organization. World Health Statistics. 5. Risk factors:109-19, 2012.

(133) Vigitel 2010 - Vigilância de fatores de risco e proteção para doenças crônicas por inquérito telefônico, Ministério da Saúde – Brasil.

(134) O'Connor GT, Caffo B, Newman AB, Quan SF, Rapoport DM, Redline S, et al. Prospective study of sleep-disordered breathing and hypertension: the Sleep Heart Health Study. Am J Respir Crit Care Med, 179(12): 1159-64, 2009.

(135) Somers VK, White DP, Amir R, Abraham WT, Costa F, Culebras A, et al. Sleep apnea and cardiovascular disease: an American Heart Association/American College of Cardiology Foundation Scientific Statement from the American Heart Association Council for High Blood Pressure Research Professional Education Committee, Council on Clinical Cardiology, Stroke Council, and Council on Cardiovascular Nursing. J Am Coll Cardiol, 52(8): 686-717, 2008.

(136) Ben-Dov IZ, Kark JD, Ben-Ishay D, Mekler J, Ben-Arie L e Bursztyn M. Predictors of all-cause mortality in clinical ambulatory monitoring: unique aspects of blood pressure during sleep. Hypertension, 49(6): 1235-41, 2007.

(137) Alessi A, Brandão AA, Coca A, Cordeiro A, Nogueira AR, Feitosa A, et al. First Brazilian position on resistant hypertension. Arq Bras Cardiol, 99(1): 576-85, 2012.

(138) Guyton AC e Hall JE. Insulina, glucagon e diabetes melito: pág 972. Capítulo 78: 961-77. Tratado de Fisiologia Médica, 11ª Edição, 2006. Editora Saunders Elsevier.

(139) Konecny T, Kara T e Somers VK. Obstructive sleep apnea and hypertension: an update. Hypertension, 63(2): 203-9, 2014

(140) Wilcox I, McNamara SG, Collins FL, Grunstein RR, Sullivan CE. "Syndrome Z": the interaction of sleep apnea apnoea, vascular risk factors and heart disease. Thorax, 53(Suppl 3): S25-8, Review, 1998.

(141) Polotsky VY, Jun J e Punjabi NM. Obstructive sleep apnea and metabolic dysfunction. Principles and Practice of Sleep Medicine, 114: 1331-8. Meir H. Kryger, Tomas Roth, William C. Dement – 5th, 2011. Elsevier Saúnders, p. 1331.

(142) Meslier N, Gagnadoux F, Giraud P, Person C, Ouksel H, Urban T et al. Impaired glucose-insulin metabolism in males with obstructive sleep apnea syndrome. Eur Respir J, 22(1): 156-160, 2003.

(143) **Punjabi NM, Shahar E, Redline S, Gottlieb DJ, Givelber R e Resnick HE;** Sleep Heart Health Study Investigators. Sleep-Disordered Breathing, Glucose Intolerance, and Insulin Resistance. The Sleep Heart Health Study. Am J Epidemiol, 160(6): 521-30, 2004.

(144) **Punjabi NM e Polotsky VY**. Disorders of glucose metabolism in sleep apnea. J Appl Physiol (1985), 99(5): 1998-2007, 2005.

(145) **Tasali E, Leproult R, Ehrmann DA e Van Cauter E**. Slow -wave sleep and the risk of type 2 diabetes in humans. Proc Natl Acad Sci USA, 105(3): 1044-9, 2008.

(146) **Punjabi NM e Beamer BA**. Alterations in Glucose Disposal in Sleep-disordered Breathing. Am J Respir Crit Care Med, 179(3): 235-40, 2009.

(147) **Stamatakis KA e Punjabi NM**. Effects of Sleep Fragmentation on Glucose Metabolism in Normal Subjects. Chest, 137(1): 95-101, 2010.

(148) **Touma C e Pannain S**. Does lack of sleep cause diabetes? Cleve J Med, 78(8): 549-58, 2011.

(149) **Jun J e Polotsky VY**. Sleep disordered breathing and metabolic effects: evidence from animal models. Sleep Med Clin, 2(2): 263-77, 2007.

(150) **Yokoe T, Alonso LC, Romano LC, Rosa TC, O'Doherty RM, Garcia-Ocana A, et al**. Intermittent hypoxia reverses the diurnal glucose rhythm and causes pancreatic *β*-cell replication in mice. J Physiol, 586(3): 899-911, 2008.

(151) **Fenik VB, Singletary T, Branconi JL, Davies RO e Kubin L**. Glucoregulatory consequences and cardiorespiratory parameters in rats exposed to chronic-intermittent hypoxia: effects of the duration of exposure and losartan. Front Neurol, 3: 51, 2012.

(152) **Ota H, Tamaki S, Itaya-Hironaka A, Yamauchi A, Sakuramoto-Tsuchida S, Morioka T, Takasawa S e Kimura H**. Attenuation of glucose-induced insulin secretion by intermittent hypoxia via down--regulation of CD38. Life Sci, 90(5-6): 206-11, 2012.

(153) **Braun B, Rock PB, Zamudio S, Wolfel GE, Mazzeo RS, Muza SR, et al**. Women at altitude: short-term exposure to hypoxia and/or α 1-adrenergic blockade reduces insulin sensitivity. J Appl Physiol (1985), 91(2): 623-31, 2001.

(154) **Oltmanns KM, Gehring H, Rudolf S, Schults B, Rook S, Schweinger U, et al**. Hypoxia causes glucose intolerance in humans. Am J Respir Crit Care Med, 169(11): 1231-7, 2004.

(155) **Louis M, Punjabi NM**. Effects of acute intermittent hypoxia on glucose metabolism in awake healthy volunteers. J Appl Physiol (1985), 106(5): 1538-44, 2009.

(156) **West SD, Nicoll DJ e Stradling JR.** Prevalence of obstructive sleep apnoea in men with type 2 diabetes. Thorax, 61(11): 945-950, 2006.

(157) **Lam DC, Xu A, Lam KS, Lam B, Lam JC, Lui MM, et al**. Serum adipocyte-fatty acid binding protein level is elevated in severe OSA and correlates with insulin resistance. Eur Respir J, 33(2): 346-51, 2009.

(158) **Schorer AK, Neurath MF e Harsch IA**. Prevalence of sleep apnoea in diabetic patients. Clin Respir J, 5(3): 165-72, 2011.

(159) **Shaw JE, Punjabi NM, Wilding JPH, Alberti KGMM e Zimmet PZ**. Sleep-disordered breathing and type 2 diabetes: A report from the International Diabetes Federation Taskforce on Epidemiology and Prevention. Diabetes Res Clin Pract, 81(1): 2-12, 2008.

(160) **Grunstein R**. Endocrine Disorders. Chapter 125: 1435-41. Principles and Practice of Sleep Medicine. 5ª ed., 2011. Editores Kryger, Roth e Dement. Editora Elsevier Saunders. p. 1439.

(161) **Coughlin SR, Mawdsley L, Mugarza JA, Calverley PMA e Wilding JPH**. Obstructive sleep apnoea is independently associated with an increased prevalence of metabolic syndrome. Eur Heart J, 25(9): 735-741, 2004.

(162) **Vgontzas AN, Bixler BO e Chrousos GP**. Sleep apnea is a manifestation of the metabolic syndrome. Sleep Med Rev, 9(3): 211-24, 2005.

(163) **Gruber A, Horwood F, Sithole J, Ali NJ e Idris I**. Obstructive sleep apnoea is independently associated with the metabolic syndrome but not insulin resistance state. Cardiovasc Diabetol, 5: 22, 2006.

(164) **Cho LW**. Metabolic syndrome. Singapore Med J, 52(11): 779-85, 2011.

(165) **Confederação Nacional de Municípios**. Mapeamento das Mortes por Acidentes de Trânsito no Brasil, 2009.

(166) **IPEA/DENATRAN/ANTP.** Impactos sociais e econômicos dos acidentes de trânsito nas rodovias brasileiras. Relatório final – Brasília: 244, 2006.

(167) **Dingus TA, Neale VL, Klauer SG, Petersen AD e Carroll RJ.** The development of a naturalistic data collection system to perform critical incident analysis: an investigation of safety and fatigue issues in long-haul trucking. Accid Anal Prev, 38(6): 1127-36, 2006

(168) **Robb G, Sultana S, Ameratunga S e Jackson R.** A systematic review of epidemiological studies investigating risk factors for work -related road traffic crashes and injuries. Inj Prev, 14(1): 51-8, 2008.

(169) **Hossain JL, Ahmad P, Reinish LW, Kayumov L, Hossain NK e Shapiro CM**. Subjective fatigue and subjective sleepiness: two independent consequences of sleep disorders? J Sleep Res, 14(3): 245-253, 2005.

(170) **Yue HJ, Bardwell W, Ancoli-Israel S, Loredo JS, Dimsdale JE**. Arousal frequency is associated with increased fatigue in obstructive sleep apnea. Sleep Breath, 13(4): 331-9, 2009.

(171) Luby ED, Frohman CE, Grisell JL, Lenzo JE, Gottlieb JS. Sleep deprivation: effects on behavior, thinking, motor performance, and biological energy transfer systems. Psychosom Med, 22: 182-92, 1960.

(172) Huntley MS Jr e Centybear TM. Alcohol, sleep deprivation, and driving speed effects upon control use during driving. Human Factors, 16(1): 19-28, 1974.

(173) Sakai K e Takahashi Y. Driving and subsidiary behavior of taxi drivers working alternate-day shifts. J Human Ergol (Tokyo), 4(2): 115-27, 1975.

(174) Lugaresi E, Coccagna G, Mantovani M, Cirignotta F, Ambrosetto G e Baturic P. Hypersomnia with periodic breathing: periodic apneas and alveolar hypoventilation during sleep. Bull Physiopathol Respir (Nancy), 8(5): 1103-13, 1972.

(175) Walsh RE, Michaelson ED, Harkleroad LE, Zighelboim A e Sackner MA. Upper airway obstruction in obese patients with sleep disturbance and somnolence. Ann Intern Med, 76(2): 185-92, 1972.

(176) Coccagna G, Mantovani M, Brignani F, Parchi C e Lugaresi E. Tracheostomy in hypersomnia with periodic breathing. Bull Physiopathol Respir (Nancy), 8(5): 1217-27, 1972.

(177) George CF, Nickerson PW, Hanly PJ, Millar TW e Kryger MH. Sleep apnoea patients have more automobile accidents [letter]. Lancet, 2(8556): 447, 1987.

(178) Findley LJ e Bonnie RJ. Sleep apnea and auto crashes. What is the doctor to do? Chest, 94: 225-226, 1988.

(179) Stradling JR. Obstructive sleep apnoea and driving. BMJ, 298: 904-5, 1989.

(180) Findley LJ, Unverzagt ME, Suratt PM. Automobile accidents involving patients with obstructive sleep apnea. Am Rev Respir Dis, 138(2): 337-4, 1988.

(181) **Dawson D e Reid K.** Fatigue, alcohol and performance impairment. Nature, 388(6639): 235, 1997.

(182) **Tregear S, Reston J, Schoelles K, Phillips B**. Obstructive Sleep Apnea and Risk of Motor Vehicle Crash: Systematic Review and Meta-Analysis. J Clin Sleep Med, 5(6): 573-581, 2009.

(183) **Mulgrew AT, Nasvadi G, Butt A, Cheema R, Fox N, Fleetham JA, et al**. Risk and severity of motor vehicle crashes in patients with obstructive sleep apnoea/hypopnea. Thorax, 63: 536-541, 2008.

(184) **Kingshott RN, Sime PJ, Engleman HM e Douglas NJ**. Self-assessment of daytime sleepiness: patient versus partner. Thorax, 50(9): 994-5, 1995.

(185) **Engleman HM, Hirst WSJ e Douglas NJ**. Under reporting of sleepiness and driving impairment in patients with sleep apnoea/hypopnoea syndrome. J Sleep Res, 6(4): 272-5, 1997.

(186) **Belenky G, Wesensten NJ, Thorne DR, Thomas Ml, Sing HC, Redmond DP, et al.** Patterns of performance degradation and restoration during sleep restriction and subsequent recovery: a sleep dose-response study. J Sleep Res, 12(1): 1-12, 2003.

(187) **Ellen RL, Marshall SC, Palayew M, Molnar FJ, Wilson KG, Man-Son-Hing M.** Systematic review of motor vehicle crash risk in persons with sleep apnea. J Clin Sleep Med, 2(2): 193-200, 2006.

(188) **Mello MT, Santana MG, Souza LM, Oliveira PC, Ventura ML, Stampi C et al**. Sleep patterns and sleep-related complaints of Brazilian interstate bus drivers. Braz J Med Biol Res, 33(1): 71-7, 2000.

(189) **Santos EH, de Mello MT, Pradella-Hallinan M, Luchesi L, Pires ML e Tufik S.** Sleep and sleepiness among Brazilian shift -working bus drivers. Chronobiol Int, 21(6): 881-8, 2004

(190) **Rae C, Bartlett DJ, Yang Q, Walton D, Denotti A, Sachinwalla T e Grunstein RR**. Dynamic changes in brain bioenergetics during obstructive sleep apnea. J Cereb Blood Flow Metab, 29(8): 1421-8, 2009.

(191) **Wang Y, Zhang SXL, Gozal D.** Reactive Oxygen Species and the Brain in Sleep Apnea. Respir Physiol Neurobiol, 174(3): 307-316, 2010.

(192) **Weaver TE e George CFP**. Cognitive and Performance in Patients with Obstructive Sleep Apnea. Principles and Practice of Sleep Medicine, 104: 1194-1205. Meir H. Kryger, Tomas Roth, William C. Dement – 5th, 2011. Elsevier Saunders, p. 1200.

(193) **Douglas RM, Ryu J, Kanaan A, Rivero MC, Dugan LL, Haddad GG, et al**. Neuronal death during combined intermittent hypoxia/hypercapnia is due to mitochondrial dysfunction. Am J Physiol Cell Physiol, 298(6): C1594-602, 2010.

(194) **Cross RL, Kumar R, Macey PM, Doering LV, Alger JR, Yan-Go FL et al**. Neural alterations and depressive symptoms in obstructive sleep apnea patients. Sleep, 31(8): 1103-9, 2008.

(195) **Kumar R, Macey PM, Cross RL, Woo MA, Yan-Go FL e Harper RM**. Neural alterations associated with anxiety symptoms in obstructive sleep apnea syndrome. Depress Anxiety 26(5): 480-491, 2009.

(196) **Macey PM, Woo MA, Kumar R, Cross RL, Harper RM**. Relationship between obstructive sleep apnea severity and sleep, depression and anxiety symptoms in newly-diagnosed patients. Plos One, 5(4): e10211, 2010.

(197) **Goksan B, Gunduz A, Karadeniz D, Ağan K,Tascilar FN, Tan F, et al**. Morning headache in sleep apnoea: clinical and polysomnographic evaluation and response to nasal continuous positive airway pressure. Cephalalgia, 29(6): 635-41, 2009.

(198) **Chen PK, Fuh JL, Lane HY, Chiu PY, Tien HC e Wang SJ**. Morning headache in habitual snorers: frequency, predictors, and impacts. Cephalalgia, 31(7): 829-36, 2011.

(199) **Kristiansen HA, Kværner KJ, Akre H, Overland B, Sandvik L e RusselL MB**. Sleep apnoea headache in the general population. Cephalalgia 32(6): 451-8, 2012.

(200) Provini F, Vetrugno R, Lugaresi E e Montagna P. Sleep -related breathing disorders and headache. Neurol Sci, 27 Suppl 2: S149-52, 2006.

(201) Albersen M, Orabi H, Lue TF. Evaluation and treatment of erectile dysfunction in the aging male: a mini-review. Gerontology, 58(1): 3-14, 2012.

(202) Andersen ML, Santos-Silva R, Bittencourt LR, Tufik S. Prevalence of erectile dysfunction complaints associated with sleep disturbances in Sao Paulo, Brazil: a population-based survey. Sleep Med, 11(10): 1019-24, 2010.

(203) Santos T, Drummond M, Botelho F. Erectile dysfunction in obstructive sleep apnea syndrome – prevalence and determinants. Rev Port Pneumol, 18(2): 64-71, 2012.

(204) Schmidt HS e Wise HA 2nd. Significance of impaired penile tumescence and associated polysomnographic abnormalities in the impotent patient. J Urol, 126(3): 348-52, 1981.

(205) Hirshkowitz M, Karacan I, Arcasoy MO, Acik G, Narter EM e Williams RL. Prevalence of sleep apnea in men with erectile dysfunction. Urology, 36(3): 232-4, 1990.

(206) Soukhova-O'Hare GK, Shah ZA, Lei Z, Nozdrachev AD, Rao CV e Gozal D. Erectile dysfunction in a murine model of sleep apnea. Am J Respir Crit Care Med, 178(6): 644-5, 2008.

(207) Liu K, Liu XS, Xiao L, Shang J, Li MC, Xu YJ, et al. NA-DPH Oxidase Activation: A Mechanism of Erectile Dysfunction in a Rat Model of Sleep Apnea. J Androl, 33(6): 1186-98, 2012.

(208) Budweiser S, Enderlein S, Jörres RA, Hitzl AP, Wieland WF, Pfeifer M et al. Sleep apnea in an independent correlate of erectile and sexual dysfunction. J Sex Med, 6(11): 3147-5, 2009.

(209) Gonçalves MA, Guilleminault C, Ramos E, Palha A e Paiva T. Erectile dysfunction, obstructive sleep apnea syndrome and nasal CPAP treatment. Sleep Med, 6(4): 333-9, 2005.

(210) **Mold JW, Goodrich S e Orr W**. Associations between subjective night sweats and sleep study findings. J Am Board Fam Med, 21(2): 96-100, 2008.

(211) **Romero E, Krakow B, Haynes P e Ulibarri V**. Nocturia and snoring: predictive symptoms for obstructive sleep apnea. Sleep Breath, 14(4): 337-43, 2010.

(212) **Parthasarathy S, Fitzgerald M, Goodwin JL, Unruh M, Guerra S e Quan SF**. Nocturia, sleep-disordered breathing, and cardiovascular morbidity in a community-based cohort. PLoS One, 7(2): e30969, 2012.

(213) **Kuribayashi S, Kusano M, Kawamura O, Shimoyama Y, Maeda M, Hisada et al**. Mechanism of gastroesophageal reflux in patients with obstructive sleep apnea syndrome. Neurogastroenterol Motl, 22(6): 611-e172, 2010.

(214) **Tawk M, Goodrich S, Kinasewitz G e Orr W**. The effect of 1 week of continuous positive airway pressure treatment in obstructive sleep apnea patients with concomitant gastroesophageal reflux. Chest, 130(4): 1003-8, 2006.

(215) **Shepherd K, Hillman D, Holloway R e Eastwood P**. Mechanisms of nocturnal gastroesophageal reflux events in obstructive sleep apnea. Sleep Breath, 15(3): 561-70, 2011.

(216) **Kahrillas PJ**. Obstructive sleep apnea and reflux disease: bedfellows at best. Chest, 137(4): 747-8, 2010.

(217) **Khoury RM, Camacho-Lobato L, Katz PO, Mohiuddin MA e Castell DO**. Influence of spontaneous sleep positions on nighttime recumbent reflux in patients with gastroesophageal reflux disease. Am J Gastroenterol, 94(8): 2069-73, 1999.

(218) **Mehra P, Wolford LM.** Surgical management of obstructive sleep apnea. BUMC Proceedings, 13(4): 338-42, 2000.

(219) **Dement WC.** The study of human sleep: a historical perspective. Thorax, 53(Suppl 3): S2–7, 1998.

(220) **Kumashiro H, Sato M, Hirata J, Baba O e Otsuki S**. "Sleep apnoea" and sleep regulating mechanism. A case effectively treated with monochlorimipramine. Folia Psychiatr Neurol Jpn, 25(1): 41-9, 1971.

(221) **Sullivan CE, Issa FG, Berthon-Jones M e Eves L.** Reversal of obstructive sleep apnoea by continuous positive airway pressure through the nares. Lancet, 1(8225): 862-5, 1981.

(222) **Cartwright RD e Samelson CF**. The Effects of a Nonsurgical Treatment for Obstructive Sleep Apnea The Tongue-Retaining Device. JAMA, 248: 705-709, 1982.

(223) **Soll BA e George PT**. Treatment of obstructive sleep apnea with a nocturnal airway-patency appliance. N Engl J Med, 313(6): 386-7, 1985.

(224) **Guimarães KC, Drager LF, Genta PR, Marcondes BF e Lorenzi-Filho G.** Effects of oropharyngeal exercises on patients with moderate obstructive sleep apnea syndrome. Am J Respir Crit Care Med, 179(10): 962-6, 2009.

(225) **Hilton MP, Savage J, Hunter B, McDonald S, Repanos C e Powell R.** Singing exercices improve sleepiness and frequency of snoring among snorers – a randomised controlled trial. Int J Otol Head Neck Surg, 2: 97-102, 2012.

(226) **Puhan MA, Suarez A, Lo Cascio C, Zahn A, Heitz M e Braendli O.** Didgeridoo playing as alternative treatment for obstructive sleep apnoea syndrome: randomised controlled trial. BMJ, 332(7536): 266-70, 2005.

(227) **Freire AO, Sugai GC, Togeiro SM, Mello LE e Tufik S.** Immediate effect of acunpucture on the sleep pattern of patients with obstructive sleep apnoea. Acupunct Med, 28(3): 115-9, 2010.

(228) **van Maanen JP, Richard W, van Kesteren ER, Ravesloot MJ, Laman DM, Hilgevoord AA et al.** Evaluation of a new simple treatment for positional sleep apnoea patients. J Sleep Res, 21(3): 322-9, 2012.

(229) **Masters SB.** Os Alcoóis. Cap. 23, pags. 309-318. Farmacologia Básica & Clínica, 9ª edição, 2006. Ed. Bertam G. Katzung.

(230) **Strollo Jr. PJ, Atwood CH e Sanders MH**. Medical Therapy for Obstructive Sleep Apnea-Hyponea Syndrome. cap. 88: 1055-65. Principles and Practice of Sleep Medicine. 4ª ed., 2005. Editores Kryger MH, Roth T, Dement WC.

(231) **Georgalas C**. The role of the nose in snoring and obstructive sleep apnoea: an update. Eur Arch Otorhinolaryngol, 268(9): 1365–1373, 2011.

(232) **Jefferson Y**. Mouth breathing: adverse effects on facial growth, health, academics, and behavior. Gen Dent, 58(1): 18-25, 2010.

(233) **Fitzpatrick MF, McLean H, Urton AM, Tan A, O'Donnell D e Driver HS**. Effect of nasal or oral breathing route on upper airway resistance during sleep. Eur Respir J, 22(5): 827-832, 2003.

(234) **Fujita S, Conway W, Zorick F e Roth T**. Surgical correction of anatomic abnormalities in obstructive sleep apnea syndrome: uvulopalatopharyngoplasty. Otolaryngol Head Neck Surg, 89(6): 923-34, 1981.

(235) **Caples SM, Rowley JA, Prinsell JR, Pallanch JF, Elamin MB, Katz SG, et al**. Surgical Modifications of the Upper Airway for Obstructive Sleep Apnea in Adults: A Systematic Review and Meta-Analysis. Sleep, 33 (10): 1396-1407, 2010.

(236) **Friedman M, Ibrahim H, Lee G e Joseph NJ**. Combined uvulopalatopharyngoplasty and radiofrequency tongue base reduction for treatment of obstructive sleep apnea/hypopnea syndrome. Otolaryngol Head Neck Surg, 129(6): 611-21, 2003.

(237) **Martinho FL, Zonato AI, Bittencourt LR, Soares MC, Silva RF, Gregório LC, Tufik S.** Obese obstructive sleep apnea patients with tonsil hypertophy submitted to tonsillectomy. Braz J Med Biol Res, 39(8): 1137-42, 2006.

(238) Riley RW, Powell NB, Guilleminault C e Derman S. Mandibular osteotomy and hyoid bone advancement for obstructive sleep apnea: a case report. Sleep, 7(1): 79-82, 1984.

(239) Riley RW, Powell NB, Guilleminault C e Nino-Murcia G. Maxillary, mandibular, and hyoid advancement: an alternative to tracheostomy in obstructive sleep apnea syndrome. Otolaryngol Head Neck Surg, 94 (5): 584-8, 1986.

(240) Holty JE e Guilleminault C. Maxillomandibular advancement for the treatment of obstructive sleep apnea: a systematic review and meta-analisys. Sleep Med Rev, 14(5): 287-97, 2010.

(241) Aurora RN, Casey KR, Kristo D, Auerbach S, Bista et al. Practice parameters for the surgical modifications of the upper airway for obstructive sleep apnea in adults. Sleep, 33(10): 1408-13, 2010.

(242) Mignot E. Narcolepsy: Pathophysiologyand Genetic Predisposition. Chapter 84: 938-56, Kryger, Roth e Dement, 5ª ed. 2011.

(243) Schmidt HS. L-tryptophan in the treatment of impaired respiration in sleep. Bull Eur Physiopathol Respir, 19(6): 625-9, 1983.

(244) Hanzel DA, Proia NG e Hudgel DW. Response of obstructive sleep apnea to fluoxetine and protriptyline. Chest, 100(2): 416-21, 1991.

(245) Hilaire G, Morin D, Lajard AM e Monteau R. Changes in serotonin metabolism may elicit obstructive apnoea in the newborn rat. J Physiol, 466: 367-81, 1993.

(246) Kraiczi H, Hedner J, Dahlöf P, Ejnell He Carlson J. Effect of serotonin uptake inhibition on breathing during sleep and daytime symptoms in obstructive sleep apnea. Sleep, 22(1): 61-7, 1999.

(247) Abad VC e Guilleminault C. Pharmacological management of sleep apnoea. Expert Opin Pharmacother, 7(1): 11-23, 2006.

(248) Mason M, Welsh EJ e Smith I. Drug therapy for obstructive sleep apnoea in adults. Cochrane Database Syst Rev, 5: CD003002, 2013.

(249) **Sasse A, Conduit R, Ryan D, Woods W e Tucker AP.** A pharmacotherapy for obstructive sleep apnea. Sleep, 28 (8): 1015-16, 2005.

(250) **Moraes W, Poyares D, Sukys-Claudino L, Guilleminault C e Tufik S.** Donepezil improves obstructive sleep apnea in Alzheimer disease: a double-blind, placebo-controlled study. Chest, 133(3): 677-83, 2008.

(251) **Sukys-Claudino L, Moraes W, Guilleminault C, Tufik S e Poyares D.** Beneficial effect of donepezil on obstructive sleep apnea: a double-blind, placebo-controlled clinical trial. Sleep Med, 13(3): 290-6, 2012.

(252) **Conduit R, Sasse A, Hodgson W, Trinder J, Veasey S e Tucker A.** A neurotoxinological approach to the treatment of obstructive sleep apnoea. Sleep Med Rev, 11(5): 361-75, 2007.

(253) **Bottini P, Tantucci C.** Sleep apnea syndrome in endocrine diseases. Respiration, 70(3): 320-7, 2003.

(254) **Atwood Jr. CH, Strollo Jr. PJ e Givelber R.** Medical Therapy for Obstructive Sleep Apnea-Hyponea Syndrome. cap. 106, p. 1219-1232. Principles and Practice of Sleep Medicine. 5ª ed., 2011. Editores Kryger, Roth e Dement.

(255) **Rossow JE, Anderson GL, Prentice RL, LaCroix AZ, Koopenberg C, Stefanick ML, et al.** Risks and benefits of estrogen plus progestin in healthy postmenopausal women: principal results From the Women's Health Initiative randomized controlled trial. JAMA, 288(3): 321-33, 2002.

(256) **White DP.** The Hormone Replacement Dilemma for the Pulmonologist. Am J Resp Crit Care Med, 167: 165-6, 2003.

(257) **Li C e Hoffstein V.** Snoring. cap. 102, p. 1172-1182. Principles and Practice of Sleep Medicine. 5ª ed., 2011. Editores Kryger, Roth e Dement.

(258) **Randall P, Krogman WM e Jahins S.** Pierre Robin and the syndrome that bears his name. Cleft Palate J, 36: 237-46, 1965.

(259) Hoffstein V. Review of oral appliances for treatment of sleep-disordered breathing. Sleep Breath 11(1): 1-22, 2007.

(260) Pancherz H. History, Background, and Development of the Herbst Appliance. Semin Orthod, 9(1): 3-11, 2003.

(261) Vanderveken OM, Devolder A, Marklund M, Boudewyns AN, Braem MJ, Okkerse W, et al. Comparison of a Custom-made and a Thermoplastic Oral Appliance for the Treatment of Mild Sleep Apnea. Am J Respir Crit Care Med, 178(2): 197-202, 2008.

(262) Schmidt-Nowara W, Lowe AA, Wiegand L, Cartwright R, Perez-Guerra F e Menn S. Oral appliances for the treatment of snoring and obstructive sleep apnea: a review. Sleep, 18(6): 501-10, 1995.

(263) Kushida CA, Morgenthaler TI, Littner MR, Alessi CA, Bailey D, Coleman J Jr, Friedman L, et al. Practice parameters for the treatment of snoring and Obstructive Sleep Apnea with oral appliances: an update for 2005. Sleep, 29(2): 240-3, 2006.

(264) Ferguson KA, Cartwright R, Rogers R e Schmidt-Nowara W. Oral appliances for snoring and obstructive sleep apnea: a review. Sleep, 29(2): 244-62, 2006.

(265) Johal A, Battagel JM. An investigation into the changes in airway dimension and the efficacy of mandibular advancement appliances in subjects with obstructive sleep apnoea. Br J Orthod, 26(3): 205-10, 1999.

(266) Yoshida K. Effects of a mandibular advancement device for the treatment of sleep apnea syndrome and snoring on respiratory function and sleep quality. Cranio, 18(2): 98-105, 2000.

(267) Marklund M e Franklin K. Long-term effects of mandibular repositioning appliances on symptoms of sleep apnoea. J Sleep Res, 16(4): 414-420, 2007.

(268) Gindré L, Gagnadoux F, Meslier N, Gustin JM, Racineux JL. Mandibular advancement for obstructive sleep apnea: dose effect on apnea, long-term use and tolerance. Respiration, 76(4): 386-92, 2008.

(269) Lazard DS, Blumen M, Lévy P, Chauvin P, Fagny D, Buchet I, Chabolle F. The tongue-retaining device: efficacy and side effects in obstructive sleep apnea syndrome. J Clin Sleep Med, 5(5): 431-8, 2009.

(270) Esteller-Moré E, Moyano-Montero A, Segarra-Isern F, Amorós--Baixauli F, Matiñó-Soler E, Prades-Morera E et al. Dispositivos de avance mandibular para el tratamiento de los trastornos respiratorios del sueño del adulto. Acta Otorrinolaringol Esp, 61(4): 293-300, 2010.

(271) Lowe AA, Sjöholm TT, Ryan CF, Fleetham JA, Ferguson KA, Remmers JE. Treatment, airway and compliance effects of a titratable oral appliance. Sleep, 23 Suppl 4: S172-8, 2000.

(272) Vanderveken OM, Dieltjens M, Wouters K, De Backer WA, Van de Heyning PH e Braem MJ. Objective measurement of compliance during oral appliance therapy for sleep-disordered breathing. Thorax, 68(1): 91-6, 2013.

(273) Ferguson KA, Ono T, Lowe AA, Al-Majed S, Love LL e Fleetham JA. A short term controlled trial of an adjustable oral appliance for the treatment of mild to moderate obstructive sleep apnoea. Thorax, 52(4): 362–368, 1997.

(274) Henke KG, Frantz DE e Kuna ST. An oral elastic mandibular advancement device for obstructive sleep apnea. Am J Respir Crit Care Med, 161(2 Pt 1): 420-5, 2000.

(275) Cistulli PA, Ferguson KA e Lowe AA. Oral Appliances for Sleep-Disordered Breathing. Chapter 109: 1266-77. Principles and Practice of Sleep Medicine. 5ª ed., 2011. Editores Kryger MH, Roth T e Dement WC. Editora Elsevier Saunders.

(276) Miki H, Hida Wataru, Inoue H e Takishima T. A new treatment for obstructive sleep apnea syndrome by electrical stimulation of submental region. Tohoku J Exp Med, 154: 91-92, 1988.

(277) Schwartz AR, Bennett ML, Smith PL, Backer WD, Hedner J, Boudewyns A. Therapeutic electrical stimulation of the hypoglossal nerve in obstructive sleep apnea. Arch Otolaryngol Head Neck Surg, 127(10): 1216-1223, 2001.

(278) Oliven A, O'Hearn DJ, Boudewyns A, Odeh M, Backer WD, Heyning PV, et al. Upper airway response to electrical stimulation of the genioglossus in obstructive sleep apnea. J Appl Physiol, 95: 2023-2029, 2003.

(279) Kryger MH, Roth T, Dement WC, editors. Principles and Practice of Sleep Medicine. Fifth Ed. Elsevier Saunders, 2011.

(280) Steier J, Seymour J, Rafferty GF, Jolley CJ, Solomon E, Luo Y, et al. Continuous transcutaneous submental electrical stimulation in obstructive sleep apnea. Chest, 140(4): 998-1007, 2011.

(281) Eastwood PR, Barnes M, Walsh JH, Maddison KJ, Hee G, Schwartz AR. Treating obstructive sleep apnea with hypoglossal nerve stimulation. Sleep, 34(11): 1479-86, 2011.

(282) Mwenge GB, Rombaux P, Dury M, Lengelé B e Rodenstein D. Targeted hypoglossal neurostimulation for obstructive sleep apnoea: a 1-year pilot study. Eur Respir J, 41(2): 360-7, 2012.

(283) Schwartz AR, Barnes M, Hillman D, Malhotra A, Kezirian E, Smith PL, et al. Acute upper airway responses to hypoglossal nerve stimulation during sleep in obstructive sleep apnea. Am J Respir Crit Care Med, 185(4): 420-6, 2012.

(284) Kezirian EJ, Goding GS, Malhotra A, O'Donoghue FJ, Zammit G, Wheatley JR, Catcheside PG, Smith PL, Schwartz AR, Walsh JH, Maddison KJ, Claman DM, Huntley T, Park SY, Campbell MC, Palme CE, Iber C, Eastwood PR, Hillman DR e Barnes M. Hypoglossal nerve stimulation improves obstructive sleep apnoea: 12-month outcomes. J Sleep Res, 23(1): 77-83, 2014.

(285) Gregory GA, Kitterman JA, Phibbs RH, Tooley WH e Hamilton WK. Treatment of the idiopathic respiratory-distress syndrome with continuous positive airway pressure. N Engl J Med, 284(24): 1333-40, 1971.

(286) Rapoport DM, Garay SM e Goldring RM. Nasal CPAP in obstructive sleep apnea: mechanisms of action. Bull Eur Physiopathol Respir, 19(6): 616-20, 1983.

(287) Berry RB e Block AJ. Positive Nasal Airway Pressure Eliminates Snoring As Well As Obstructive Sleep Apnea. Chest, 85(1): 15-20, 1984.

(288) Strohl KP e Redline S. Nasal CPAP therapy, upper airway muscle activation, and obstructive sleep apnea. Am Rev Respir Dis, 134 (3): 555-8, 1986.

(289) Schwab RJ, Pack AI, Gupta KB, Metzger LJ, Oh E, Gesty JE, et al. Upper airway and soft tissue structural changes induced by CPAP in normal subjects. Am J Respir Crit Care Med, 154(4 Pt 1): 1106-16, 1996.

(290) Randerath WJ. Therapeutic options for the treatment of Cheyne-Stokes respiration. Swiss Med Wkly, 139(9-10): 135-39, 2009.

(291) Berthon-Jones M. Feasibility of a self-setting CPAP machine. Sleep 16 (8 Suppl): S120-1; discussion S 121-3, 1993.

(292) Krieger J. Therapeutic use of auto-CPAP. Sleep Med Rev, 3(2): 159-74, 1999.

(293) Ayas NT, Patel SR, Malhotra A, Schulzer M, Malhotra M, Jung D, et al. Auto titrating versus standard continuous positive airway pressure for the treatment of obstructive sleep apnea: results of a meta-analysis. Sleep, 27(2): 249-53, 2004.

(294) Damjanovic D, Fluck A, Bremer H, Müller-Quernheim J, Idzko M e Sorichter S. Compliance in sleep apnoea therapy: influence of home care support and pressure mode. Eur Respir J, 33(4): 804-811, 2009.

(295) Buchanan P, Grunstein R. Positive Airway Pressure Treatment for Obstructive Sleep Apnea-Hypopnea Syndrome. Chapter 107, 1233-1249, Kryger, Roth e Dement, 5ª ed. 2011.

(296) Kushida CA, Chediak A, Berry RB, Brown LK, Gozal D, Iber C, et al. Clinical Guidelines for the Manual Titration of Positive Airway Pressure in Patients with Obstructive Sleep Apnea. Positive Airway Pressure Titration Task Force of the American Academy of Sleep Medicine. J Clin Sleep Med, 4(2): 157-71, 2008.

(297) Weaver TE e Sawyer AM. Adherence to continuous positive airway pressure treatment for obstructive sleep apnoea: implications for future interventions. Indian J Med Res. 131: 245-58, 2010.

(298) Issa FG e Sullivan CE. The immediate effects of nasal continuous positive airway pressure treatment on sleep pattern in patients with obstructive sleep apnea syndrome. Electroencephalogr Clin Neurophysiol, 63 (1): 10-7, 1986.

(299) Brillante R, Cossa G, Liu PY, Laks L. Rapid eye movement and slow-wave sleep rebound after one night of continuous positive airway pressure for obstructive sleep apnoea. Respirology, 17(3): 547-53, 2012.

(300) Marrone O, Salvaggio A, Romano S e Insalaco G. Automatic Titration and Calculation by Predictive Equations for the Determination of Therapeutic Continuous Positive Airway Pressure for Obstructive Sleep Apnea. Chest, 133(3): 670–676, 2008.

(301) Torre-Bouscoulet L, Castorena-Maldonado A, López-Escárcega E, Vázquez-García JC e Pérez-Padilla R. Agreement between 95th percentile pressure based on a 7-night auto-adjusting positive airway pressure trial vs. equation-based predictions in sleep apnea. J Clin Sleep Med, 5 (4): 311-6, 2009.

(302) Jokic R, Klimaszewski A, Sridhar G, Fitzpatrick MF. Continuous positive airway pressure requirement during the first month of treatment in patients with severe obstructive sleep apnea. Chest, 114(4): 1061-9, 1998.

(303) Morgenthaler TI, Aurora RN, Brown T, Zak R, Alessi C, Boehlecke B, et al. Standards of Practice Committee of the AASM; American Academy of Sleep Medicine. Practice parameters for the use of autotitrating continuous positive airway pressure devices for titrating pressures and treating adult patients with obstructive sleep apnea syndrome: an update for 2007. An American Academy of Sleep Medicine report. Sleep, 31(1): 141-7, 2008.

(304) Netzer NC, Juhász J, Hofmann M, Hohl K, Strohl KP e Küpper TE. The need for pressure changes in CPAP therapy 2-3 months after initial treatment: a prospective trial in 905 patients with sleep-disordered breathing. Sleep Breath, 15(1): 107-12, 2011.

(305) Bureau MP e Sériès F. Comparison of two in-laboratory titration methods to determine effective pressure levels in patients with obstructive sleep apnoea. Thorax, 55(9): 741-5, 2000.

(306) Goel N e Dinges DF. Behavioral and Genetic Markers of Sleepiness. J Clin Sleep Med; 7(5): Supplement S19-S21, 2011.

(307) Netzer NC. Necesitamos polisomnografías repetidas para cambiar la presión en los pacientes con CPAP? Arch Bronconeumol, 48(1): 1-2, 2012.

(308) Engleman HM, Asgari-Jirhandeh N, McLeod AL, Ramsay CF, Deary IJ e Douglas NJ. Self-reported use of CPAP and benefits of CPAP therapy: a patient survey. Chest, 109(6): 1470-6, 1996.

(309) Rakotonanahary D, Pelletier-Fleury N, Gagnadoux F e Fleury B. Predictive factors for the need for additional humidification during nasal continuous positive airway pressure therapy. Chest, 119(2): 460-5, 2001.

(310) Gagnadoux F e cols. Influence of marital status and employment status on long-term adherence with continuous positive airway pressure in sleep apnea patients. PLoS ONE, 6(8): e22503, 2011.

(311) **Rauscher U, Popp W, Wanke T, Zwick H**. Acceptance of CPAP therapy for sleep apnea. Chest, 100(4): 1019-23, 1991.

(312) **Poulet C, Veale D, Arnol N, Lévy P, Pepin JL e Tyrrell J**. Psychological variables as predictors of adherence to treatment by continuous positive airway pressure. Sleep Med, 10(9): 993-99, 2009.

(313) **Olsen S, Smith S, Oei T, Douglas J.** Health belief model predicts adherence to CPAP before experience with CPAP. Eur Respir J. 32: 710–17, 2008.

(314) **Kushida CA, Littner MR, Hirshkowitz M, Morgenthaler TI, Alessi CA, Bailey D, Boehlecke B, Brown TM, Coleman J Jr, Friedman L, Kapen S, Kapur VK, Kramer M, Lee-Chiong T, Owens J, Pancer JP, Swick TJ, Wise MS; American Academy of Sleep Medicine.** Practice parameters for the use of continuous and bilevel positive airway pressure devices to treat adult patients with sleep-related breathing disorders. Sleep, 29(3): 375-80, 2006.

(315) **Weaver TE e Grunstein RR**. Adherence to continuous positive airway pressure therapy: the challenge to effective treatment. Proc Am Thorac Soc, 5(2): 173-8, 2008.

(316) **Sabaté E, editor**. Adherence to long-term therapies: evidence for action. The magnitude of the problem of poor adherence. Chapter II: 7-9. World Health Organization, 2003.

(317) **Engleman HM, Martin SE e Douglas NJ**. Compliance with CPAP therapy in patients with the sleep apnoea/hypopnoea syndrome. Thorax, 49(3): 263-6, 1994.

(318) **Reeves-Hoche MK, Meck R, Zwillich CW.** Nasal CPAP: an objective evaluation of patient compliance. Am J Crit Care Med, 149(1): 149-54, 1994.

(319) **Weaver TE, Maislin G, Dinges DF, Bloxham T, George CF, Greenberg H, et al**. Relationship between hours of CPAP use and achieving normal levels of sleepiness and daily functioning. Sleep, 30(6): 711-9, 2007.

(320) **Kribbs NB, Pack AI, Kline LR, Getsy JE, Schuett JS, Henry JN, et al**. Effects of one night without nasal CPAP treatment on sleep and sleepiness in patients with obstructive sleep apnea. Am Rev Respir Dis, 147(5): 1162-8, 1993.

(321) **He J, Kryeger MH, Zorick FJ, Conway W e Roth T**. Mortality and apnea index in obstructive sleep apnea. Experience in 385 male patients. Chest, 94(1): 9-14, 1988.

(322) **Marshall NS, Wong KK, Liu PY, Cullen SR, Knuiman MW, Grunstein RR**. Sleep apnea as an independent risk factor for all-cause mortality: the Busselton Healthy Study. Sleep 31(8): 1079-85, 2008.

(323) **Young T, Finn L, Peppard PE, Szklo-Coxe M, Austin D, Javier Nieto F, et al**. Sleep Disordered Breathing and Mortality: Eighteen-Year Follow-up of the Wisconsin Sleep Cohort. Sleep. 31(8): 1071-8, 2008.

(324) **Punjabi NM, Caffo BS, Goodwin JL, Gottlieb DJ, Newman AB, O`Connor GT, Rapoport DM, Redline S, Resnick HE, Robbins JA, Shahar E, Unruh ML, Samet JM.** Sleep-disordered breathing and mortality: a prospective cohort study. PLoS Med, 6(8): e10000132, 2009.

(325) **Martínez-García MA, Soler-Cataluña JJ, Ejarque-Martínez L, Soriano Y, Román-Sánchez P, Illa FB, et al**. Continuous Positive Airway Pressure Treatment Reduces Mortality in Patients with Ischemic Stroke and Obstructive Sleep Apnea. A 5-Year Follow -up Study. Am J Respir Crit Care Med, 180(1): 36-41, 2009.

(326) **Campos-Rodriguez F, Peña-Griñan N, Reyes-Nuñes N, De la Cruz-Moron I, Perez-Ronchel J, De la Vega-Gallardo F, Fernandez-Palacin A**. Mortality in obstructive sleep apnea-hypopnea patients treated with positive airway pressure. Chest, 128(2): 624-33, 2005.

(327) **Krieger J, Kurtz D, Petiau C, Sforza E e Trautmann D**. Long-term compliance in obstructive sleep apnea and in snores. Sleep, 19(9 Suppl): S 136-43, 1996.

(328) Kohler M, Smith D, Tippett V e Stradling JR. Predictors of long-term compliance with continuous positive airway pressure. Thorax, 65(9): 829-32, 2010.

(329) McDaid C, Griffin S, Weatherly H, Durée K, van der Burgt M, van Hout S, et al. Continuous positive airway pressure devices for the treatment of obstructive sleep apnoea-hypopnoea syndrome: a systematic review and economic analysis. Health Technol Assess, 13(4): III-IV, XI-XIV, 1-119, 143-274, 2009.

(330) Albarrak M, Banno K, Sabbagh AA, Delaive K, Walld R, Manfreda J, et al. Utilization of healthcare resources in obstructive sleep apnea syndrome: a 5-year follow-up study in men using CPAP. Sleep, 28(10): 1306-11, 2005.

(331) Banno K, Manfreda J, Walld R, Delaive K, Kryger MH. Healthcare utilization in women with obstructive sleep apnea syndrome 2 years after diagnosis and treatment. Sleep, 29(10): 1307-11, 2006.

(332) Tan MCY, Ayas NT, Mulgrew A, Cortes L, Fitzgerald JM, Fleetham JA, Schulzer M, Ryan CF, Ghaeli R, Cooper P, Marra CA. Cost-effectiveness of continuous positive airway pressure therapy in patients with obstructive sleep apnea-hypopnea in British Columbia. Can Respir J, 15(3): 159-65, 2008.

(333) Jennum P e Kjellberg J. Health, social and economical consequences of sleep-disordered breathing: a controlled national study. Thorax, 66(7): 560-6, 2011.

Revisores

Dr. Renato Pirani Ghilardi, Unesp — Campus de Bauru (primeira parte)

Dra. Cibele Dal Fabbro (aparelho intraoral)

Dra. Fernanda Louise Martinho Haddad (tratamento cirúrgico)

Dr. Pedro Felipe Carvalhedo de Bruin (terceira parte, exceto tratamentos)

Dra. Lia Rita Azeredo Bittencourt, Unifesp (terceira parte, exceto tratamentos)